张军平　主编

国医大师院士怡集

医门问津

二

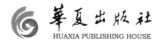

华夏出版社

HUAXIA PUBLISHING HOUSE

图书在版编目（CIP）数据

国医大师阮士怡集 / 张军平主编. -- 北京：华夏出版社有限公司，2023.3
（医门问津）
ISBN 978-7-5222-0475-8

Ⅰ. ①国… Ⅱ. ①张… Ⅲ. ①中医临床－经验－中国－现代 Ⅳ. ①R249.7

中国国家版本馆 CIP 数据核字（2023）第 012813 号

国医大师阮士怡集

主　　编	张军平
责任编辑	梁学超　颜世俊
责任印制	顾瑞清

出版发行	华夏出版社有限公司
经　　销	新华书店
印　　刷	三河市少明印务有限公司
装　　订	三河市少明印务有限公司
版　　次	2023 年 3 月北京第 1 版 2023 年 3 月北京第 1 次印刷
开　　本	787×1092　1/16 开
印　　张	13.25
字　　数	229 千字
定　　价	69.00 元

华夏出版社有限公司　　地址：北京市东直门外香河园北里 4 号　　邮编：100028
网址：www.hxph.com.cn　　电话：（010）64663331（转）
若发现本版图书有印装质量问题，请与我社营销中心联系调换。

《医门问津》
丛书编委会

主　编　张军平

副主编　朱亚萍　陈晓玉　徐士欣

主　审　阮士怡

编　委（按姓氏笔画排序）

丁　义	丁彬彬	丁越佳	马松文	马惠宁	王小玲	王小涵	王　子
王　丹	王亚楠	王成益	王丽蓉	王玥瑶	王　振	王晓景	王爱迪
王铭扬	王　强	王　媛	王媛媛	王　筠	毛鑫羽	方子寒	尹鹏林
田立俊	付焕杰	白晓丹	毕丽苑	吕仕超	朱　科	朱　琳	仲爱芹
任晓晨	任淑女	华改青	刘小芹	刘亚鹭	刘晓燕	刘婉莹	刘　琪
刘斯文	刘　璐	许晓敏	许颖智	牟　煜	严志鹏	苏　畅	杨立基
杨闻雨	杨　健	杨　萃	杨惠林	杨雅倩	杨颖溪	杨潇雅	李小妮
李光辉	李　伟	李延光	李良军	李　明	李南南	李艳阳	李　萌
李欲来	李渊芳	李　皓	肖　杰	肖　楠	吴美芳	邱志凌	邹　升
邹　昱	辛　颖	沈亚双	宋美莹	张仁岗	张文博	张　玉	张　宁
张光银	张延辉	张丽君	张男男	张　岑	张俊清	张　娜	张晓囡
张晓岚	张晓磊	张婉勤	张　琴	陆春苗	陈云志	陈馨浓	范国平
林　杨	林　超	季　帅	季　洁	周亚男	周　欢	周　敏	庞树朝
赵一璇	郝　阳	郝雅文	荣　杰	胡引闹	胡　玥	施　琦	姜萌萌
袁　卓	袁　鹏	耿小飞	耿彦婷	耿晓娟	贾秋瑾	贾惠雲	倪淑芳
徐　玲	徐媛媛	高　宇	高海宏	郭晓辰	郭晓迎	黄灿灿	黄娟娟
曹　阳	曹彦玲	曹澜澜	崔亚男	彭　立	葛其卉	葛源森	董正妮
董　玮	董　梅	韩辉茹	程　坤	谢盈彧	廉　璐	蔡奕晨	裴　丽
漆仲文	熊　鑫	翟昂帅	冀　楠	穆怀玉			

《国医大师阮士怡集》
（医门问津丛书）
编委会

主　编

　　张军平

副主编

　　施　琦　阮玮莉

主　审

　　阮士怡

编　委（按姓氏笔画排序）

丁越佳	马松文	王小涵	王云姣	王玥瑶	王　振
王晓景	王笑铭	王铭扬	王　媛	方子寒	尹鹏林
左一鸣	付焕杰	吕　昊	任晓晨	任淑女	刘小芹
刘亚益	刘　琪	祁含章	严志鹏	李文秀	李婷婷
李澳琳	杨立基	杨闻雨	杨颖溪	杨潇雅	肖　杰
辛　颖	宋美莹	张　宁	张　弛	张婉勤	陈馨浓
范　鹿	范雅洁	范新彪	尚文钰	周　欢	孟晨晨
赵一璇	胡蕾蕾	姜萌萌	耿小飞	贾云凤	倪淑芳
高东杰	郭晓迎	黄旭文	葛其卉	程　坤	谢盈彧
廉　璐	蔡奕晨	漆仲文	漫富婧	熊　鑫	冀　楠

寄思人员

张伯礼　王化良　张　培　何　聪　李艳梅　祝炳华
张军平　郭利平　段晨霞　徐宗佩　高秀梅　韩　煜
王竹瑛　马增华　冯　辉　宋　平　郝文洁　李　明
程　坤　耿晓娟

朱亚萍　陈晓玉　郭晓辰　荣　杰　庞树朝　丁　义
王小玲　任晓晨　周　欢　马惠宁　王晓景　王爱迪
辛　颖　谢盈彧　郝　阳　张延辉　张　琴　杨颖溪
漆仲文　陈馨浓　朱　科　袁　鹏　张　傲　施　琦
方子寒　李渊芳　刘　璐　付焕杰　白晓丹　张晓囡
王丽蓉　杨雅倩　贾秋瑾　王亚楠　刘婉莹　严志鹏
廉　璐　丁越佳　王　媛　尹鹏林　杨立基　杨闻雨
杨潇雅　葛其卉　冀　楠　耿小飞　马松文　王　振
王小涵　王玥瑶　刘小芹　肖　杰　张婉勤　郭晓迎
蔡奕晨

周清音　罗根海　陈宝贵　宗金波　毛静远　张其梅
刘　颖　李沐涵　史盼盼

阮玮瑛　阮玮莉　张馨幻

上篇　百年沧桑，一代儒医，躬耕践履济苍生

中篇　精勤医源，师古创新，灼灼学术耀杏林

下篇　薤露易晞，芳德勋后，桃李万众寄深思

上篇

百年沧桑，一代儒医，
躬耕践履济苍生

～ 第一章 ～

幼承庭训，胸怀济世

一、童年之梦，初识中医神奇

1921年春，枝叶繁茂的大槐树下，两个年约4岁的小孩正在玩"过家家"。男孩眉清目秀，蓝色布衣长袍洗得有些发白但依然干净整洁，一副用高粱秆皮和高粱秆芯做成的"眼镜"架在小鼻梁上，只见他用树枝做成一个小"秤"，将一些草叶、树叶、草根、小石子、小沙粒等分装在几个小火柴盒里，权作中草药，小女孩瞪大了眼睛望着小男孩，流露出崇拜与纯真。此时，小男孩一本正经地说："伸手过来，给你号号脉"，"伸出舌头来，看看舌头"，俨然一位"中医大夫"。女孩乖乖地配合着，最后男孩眯起眼睛，状如沉思，然后慢条斯理道："你肚子痛，是肚子里有虫，需要吃药打虫。"说话间，男孩取出一些草叶、树叶、小沙粒等，有模有样地用纸包好，递给小女孩，说："回去煮药，喝了药肚子就不痛了。"这位从小就梦想用中医药解除人类病痛的小男孩，就是日后的中医大家阮士怡先生。

1917年2月21日，阮士怡出生在河北省丰南县宋家营镇。丰南县，即今河北省唐山市丰南区，位于华北平原东部，南临渤海，北靠唐山，西接天津，距首都北京仅185公里。河北省自古以来名医辈出，远有金元时期刘完素、张元素、李东垣，近有清代王清任、张锡纯，在中医药发展史上笔墨浓重。阮士怡的曾祖父一辈是当地的书香富足人家，到祖父这辈时，家道中落。叔祖父阮鹤庭是当地知名的郎中，父亲经营一家中药铺，母亲勤俭持家，供家中两个男孩读书上进。

阮士怡自幼便受到中医药文化的熏陶。叔祖父阮鹤庭为人诊病时，总能在近旁看到一个少年聚精会神地听着、看着，那正是年少的阮士怡在默默学习叔祖父的医术。切脉、望舌、开处方，日复一日，时光很慢，而少年阮士怡沉浸其中，如获至宝。他也喜欢在父亲的中药铺帮忙，凭着灵机记性很快就熟识了药铺的中草药，可以背诵简单的

《中药药性 400 味》，如"人参味甘，大补元气，生津止渴，调荣养卫……"。阮士怡小小年纪就对中医药有了初步认识，既看到过药到病除、病人喜笑颜开地千恩万谢，也见过病入膏肓、医患皆手足无措地长吁短叹。人间的疾苦、中医药的神奇，深深影响着年幼的阮士怡，"长大做医生为病人解除病痛"的想法，就像一颗种子，深深地埋在他的心里。

二、乱世少年，体察人间疾苦

自清末以来，西洋学堂在各地兴办，丰南县地处沿海，开风气之先，是兴西洋之学较早的地区。洋学堂开办的课程在当时很具前瞻性，有算学、格致（即理科，包含物理、化学、天文等学科）、文学、历史、地理等。20 世纪 30 年代末，军阀割据混战，尤其是第二次直奉战争，造成华北地区社会动荡，给广大人民带来无穷的灾难。阮士怡在如此艰难的时局之下完成了初小、高小学业，原本 6 年的小学生涯多次被战乱中断，逃难是停课的主要原因。每次战争，都出现大量伤兵、溃兵，这些兵员虽然打仗一塌糊涂，但欺负老百姓却嚣张得很，跑到老百姓家里，吃饱喝足再把值点儿钱的东西洗劫一空。遇到这种情况，阮士怡只能跟随大人到处躲避。沿途逃难的人群苦不堪言，饥饿、劳累、恐惧导致人们身体极度虚弱，疾病更是令人们绝望到无以复加，因为一旦患病便凶多吉少。很多人一路饱受病痛的折磨，也有很多人昏昏入睡后，再也没有醒来。年少的阮士怡在颠沛流离中，历尽世间苦楚艰辛。

战乱过后的学习生活显得弥足珍贵，学堂是一座废弃的荒庙，教具也极其简单，学生年龄参差不齐，但学习热情极高。阮士怡天性喜静，每天用心听课，从不调皮捣乱，作业写得格外认真，课本和作业本也都被保护得干净又完整。他对待先生、同学彬彬有礼，成绩一直名列前茅，经常受到先生褒奖。在学习文化课的同时，阮士怡也学习卫生常识和礼仪，注重自己的行为举止，不断领悟为人处世之道。多年后，阮士怡回忆起小学生涯，谈到歌舞学习时，露出略微尴尬的笑意说道："最不善于学习歌舞，以致长大后每每遇到歌舞类活动都想方设法躲避，引来了不少批评。"

1933 年，阮士怡父亲辗转至苏州做药材生意。为了让阮士怡有个更好的学习环境，将他送入江苏萃英中学（现苏州市第五中学）学习。新的学习环境与课程，激发了阮士怡更高的学习热情，他如饥似渴地阅读各类书籍，《三国演义》《水浒传》《红楼梦》《红与黑》《冰心全集》等经典作品让阮士怡认识到了更加丰富多彩的世界，其中，《冰心全集》对阮士怡世界观的形成影响巨大。冰心先生的文字生动而形象地反映了近一个世纪来，中国动荡复杂的社会生活的某些侧面，令他深刻感受到在半殖民地半封建的旧社会、帝国主义、封建主义、官僚买办阶级压迫蹂躏中国人民的惨景，以及英雄人民、爱国青年奋起反抗、英勇斗争的画面。1935 年，中国历史上的一个灾年，广大地区旱涝交乘，又加风、雹、虫、疫、地震等多种灾害，灾民达 2059 万人。遭此国难，天下大乱，阮士怡被迫辍学，回乡教书。

三、志雪国耻，弃工学医鹄追梦

1935 年 12 月 9 日，爆发了著名的"一二·九抗日救亡运动"，北平大中学生数千人参与了抗日救国示威游行，反对成立"冀察政务委员会"，反抗日本帝国主义，要求保全中国领土的完整，掀起了全国抗日救亡新高潮。阮士怡的哥哥阮士奇当时在北京大学医学院学习，是参加学生运动的进步青年。不甘安逸的阮士怡渴望像哥哥那样投身热火朝天的学生运动，学习科学知识，探寻救国救民的道路。

1936 年，哥哥阮士奇将阮士怡带到北京，进入北京志成中学（现北京市第三十五中学）开始高中阶段的学习。北京志成中学是一座历史悠久的名校，培养出宋平、王光英、王光美、邓稼先、王岐山等著名人士。两年的高中生活，阮士怡完整地学习了高中阶段的现代科学基础知识，形成了学习科学、报效祖国的进步思想。

1938 年，阮士怡参加北京数理化会考，以优异成绩被北京大学工学院土木工程系和北京辅仁大学社会经济系同时录取。当时社会上流行"学会数理化，走遍天下都不怕"的"工业救国"思想，阮士怡选择了北京大学工学院。时值日本帝国主义全面侵华战争时期，中国抗日战争如火如荼，兵荒马乱之际，百姓身处水深火热之中，备受折磨。医疗公共设施极差，国人相对体弱多病，甚至被外国人讥为"东亚病夫"，阮士怡曾多次目睹日本浪人欺负中国百姓的情景。国人精神被奴役是主要方面，而体质差也是不争的事实。阮士怡反思："国难之时没有强健体魄何以御外侮强敌！"在哥哥的支持下，他毅然放弃工学专业，立志转学医学。阮士怡遂退学回家备考，于 1940 年考取北京大学医学院，以图大展鸿鹄之志，除民众之病痛，强国人之体质。自此，阮士怡开启了漫漫医学生涯。

阮士怡在北京大学医学院求学四载，时值日本侵华战争进入胶着状态，北平沦陷，医学院的管理及执教的教师大部分是日本人与德国人，使用的教材多是日语教材、德语教材，授课亦用日语、德语。出于对日本侵略中国、伤害中国人民的仇恨，阮士怡内心非常厌恶日语，对学习日语有很强烈的抵触情绪，语言不通导致入学后相当一段时间学习困难，跟不上学习进度。当时医学院规定，期末考试达不到 80 分，就要留级。阮士怡只好硬着头皮抓紧学习日语，补习功课，最终顺利通过考试。当年医学院执教的老师还有一部分是美国人、英国人，阮士怡喜欢听他们的课，课余喜欢跟他们交流，为日后学习英语，查阅英文资料打下很好的基础。

大学期间，阮士怡被派往北大医学院附属医院开始临床实习工作。他跟随高资历的医生出门诊，见识了大量慢性病的诊断和治疗方法。有一天，阮士怡接诊一位恶心、腹胀的患者，他问完病史便直接判断这是当时最常见的慢性胃病。他将患者带到老师面前，老师了解病史后进行了仔细地查体，发现存在肝区叩痛，肝下缘超过肋下 1 横指，再经过生化检查，最终诊断为肝炎。这次误诊对阮士怡刺激很大，从此他养成了诊断前必须对患者进行仔细查体的习惯。

阮士怡以住院医师的身份在医院工作和生活。在病房，实习医生一般分管 2～3 张床，他们需要掌握病人从入院，到检查、诊断、治疗，再到痊愈出院，还包括出院后的病历整理及必要的随访等系列工作。阮士怡一边工作，一边整理了大量的随诊记录。在病房工作期间常常有机会参与救治危重病人，阮士怡不仅学到急救药物和急救技术的应用，更掌握了危急重症的诊断及对病情演变和预后的判断，这为他今后在急症救治方面的技能提高打下了扎实的临床实践基础。

1944 年毕业后，阮士怡留校攻读硕士学位，导师畑邦吉是个对医学研究一丝不苟的日本人，非常重视基础研究。两年的研究生时光，阮士怡一半以上的时间在实验室随导师做实验研究，对实验室里的各种设施了如指掌，更掌握了实验研究项目的立项流程、方案设计、实验观察、结果分析、结论总结等关键环节。这对阮士怡在后来的从医道路上形成注重临床研究与科学研究相结合的风格影响巨大。

∽⦾ 第二章 ⦾∽

热血报国，扶危救厄

一、追求解放，交通员热血报国

1946 年，阮士怡研究生毕业，哥哥阮士奇邀请阮士怡夫妇到天津工作。新中国成立前，共产党地下组织加紧了收集情报、传递信息、发动群众、策反敌特人员、保护基础设施等工作，而国民党特务、警察组织则对共产党地下组织进行残酷的摧残破坏，斗争异常复杂尖锐。阮士奇是共产党地下交通站负责人，以医生职业做掩护，从事地下交通工作，阮士怡在跟哥哥的接触中，隐隐地感觉到阮士奇在做着神秘、危险而又光荣的大事。

1948 年春的一个深夜，一阵轻而急促的敲门声把阮士怡从梦中惊醒，他打开门，哥哥阮士奇急匆匆地说，有三个人需要他帮助隐蔽安顿。阮士怡后来才知道那天共产党地下组织发生重大变故，地下工作人员被迫分批转移、隐蔽、撤离。危急时刻，阮士怡跟着哥哥来到一座桥下，只见两男一女，穿着讲究，言谈举止非普通百姓。阮士怡二话没说，悄悄将三人带到铁路医院一间未启用的病房，安顿好吃住。第二天一早，阮士怡按约定赶去阮士奇家取来普通百姓的衣服给他们换上，等他回家做好饭再送来时，三人已悄无声息地走了。阮士怡赶紧把他们换下的衣服、留下的物品收好，拿回家洗净收藏起来，准备日后还给他们。

两天后的中午，阮士怡门诊结束后刚走出诊室，前日悄然离开的男士走了过来。看周围没人，他快速递给阮士怡一支钢笔让其尽快转交给阮士奇；以眼神向阮士怡示意门口的一辆自行车，说"车坏了，帮我修一下，明天来取"，说罢便转身走了。阮士怡知道要交给阮士奇的这支钢笔绝不是简单的钢笔，事不宜迟，他以最快的速度找到了阮士奇。阮士怡当时由于身体不好，忙了一上午没顾上喝水吃饭，精神又高度紧张，当他一溜儿小跑大汗淋漓地赶回医院上班时，差点虚脱过去。下午下班后，阮士怡找人修好了那辆自行车，不露声色地把车停回原处。第二天，那位男士再次来到医院，远远地对着阮士怡悄悄地伸了一下大拇指，骑上修好的自行车走了。阮士怡心领神会地笑了。

又过了几天，阮士奇来找阮士怡，手里提着一个包裹，让阮士怡带着包裹到一个小路口等之前见过的那位女士，并叮嘱他，不要说话，更不要问什么，递给她就离开。阮士怡一一照办，类似的传递工作以后又做了几次。新中国成立后，阮士怡才知道这三人都是共产党的地下党员，后来都成为天津市的重要干部，那位女士后来又请阮士怡诊病，交谈中得知她叫李增颉（原中共中央政治局委员吴德的夫人）。

新中国成立前夕的天津，笼罩在白色恐怖之中，国民党特务对共产党员和进步人士的迫害异常猖狂，很多共产党员一旦暴露，便就此消失了。铁路医院有一位女共产党员，因工作需要，常做发动群众的工作，尽管没有公开身份，但很多人都知道她是共产党员。一天中午，阮士怡正吃午饭，医院的一位医生气呼呼地进来，自言自语地说："我去告发她。"阮士怡一听，觉得问题严重，忙问"什么情况？告发谁啊？"原来因为一点小事，那位女共产党员得罪了这人，这人一时恼羞成怒要去国民党特务那里告发她，以借刀杀人。阮士怡反复劝说无效，眼见那人夺门而去，阮士怡顾不得多想，立即找到那位女共产党员，通知她赶紧离开。她敏锐地觉察到事态严重，立即打开抽屉，找出几份重要文件藏在身上，其他重要材料、物品装在一个包里交给阮士怡代为保存，并说改天会派人来取，然后趁楼道没人，从医院后门走了。阮士怡立即回到同一楼层的家里，刚把文件包藏好，便听到告密者带着3个大汉气势汹汹地闯进那位女共产党员的房间。特务们没找到人不死心，又挨门挨户搜了一遍，仍没有什么发现，只好悻悻地走了。次日，那位女共产党员派人取走了交给阮士怡代为保存的文件包。新中国成立后，那位女共产党员出任了北京某医院院长。有一次她到天津出差，还专程来看望阮士怡，两人谈起当年那惊险的一幕，仍十分感慨。

1948年底，中共东北野战军主力22个师加一个炮兵纵队约34万人包围天津，准备攻城，城内各种势力激烈交锋，一幕幕不见枪炮的博弈在各条战线进行得如火如荼。一天，阮士怡的大学同学金英爱（女，朝鲜族，中共党员）来找阮士怡，她说天津的解放指日可待，希望阮士怡组织同学发动群众，散发传单，保护医院及医疗设备。已有"交通员"经验的阮士怡积极响应并立刻行动起来。他先是把医院仅有的显微镜及化验室主要器具等护送到中共地下组织指定的地点；随即带着金英爱送来的宣传单找到在其他医院工作的同学，分别组织周围的进步人士，多次上街散发传单。一天傍晚，阮士怡带着一叠传单，沿街散发。突然，他发现一个形迹可疑的人，一直不近不远地跟着他。阮士怡第一感觉是遇到特务了，因为那段时间接连发生特务暗杀进步人士的事情，他立刻紧张起来。眼见天色渐黑，路人稀少，周围无相助之人，阮士怡咬紧牙关，攥紧双拳，紧走两步，捡起半块砖头，转身怒视那人，准备与之拼命。那人见状，先是一愣，紧接着慌忙地使劲摆着双手，结结巴巴地说："别误会，我不是坏人。我看你连续几天发传单很辛苦，想帮你一起发。"阮士怡一听，松了一口气，递给他一叠传单说："欢迎您加入，咱们分头去发吧！"多年后再次提及此事，有人问阮士怡当时是否害怕，阮士怡说："说不害怕是假，不过最后怕的是，当时没经验，万一真的是特务，伤害我一人事小，要是从我这条线上抓到真正的共产党员就是大事了。"

二、缺医少药，苦寻缚疾之策

到天津后，受到哥哥的引荐，阮士怡来到天津铁路医院，正式开始医疗工作。当时铁路医院的院长鼓励阮士怡从事内科临床工作。

回忆刚工作时的经历，阮士怡印象最深的有两条：一是"忙"，二是"缺医少药"。所谓"忙"是病人太多，应接不暇。他经常忙到下午 2 点还顾不得吃午饭，若是遇到急危重病，抢救后还得留观，他都会亲自观察病人的病情变化，白天晚上连轴转是经常的事。所谓"缺医少药"，"缺医"是缺少医生，缺值班医生还好克服，多加班能解决，关键是缺有经验的高资历医生，每每遇到疑难病症，阮士怡倍感压力。当时医疗条件相当简陋，医学资料匮乏，因此，请外院专家来会诊对刚刚独立行医的阮士怡是个极好的学习机会。"少药"更是影响疗效的关键，医生面对病人无药可用，当时流传一句顺口溜：伤风感冒 APC，大便干结泻利盐，横批：西皮氏粉。形象地反映当年缺医少药的困境。

1949 年初，天津解放，中共北方局接管天津。北方局下属的振华公司负责接管天津的工商企业，为解决广大人民群众的就医问题，振华公司成立了振华医院（现天津市第五中心医院前身）。新成立的振华医院医护人员严重不足，负责筹建振华医院的马壮科长几次登门邀请阮士怡去振华医院任职。当时阮士怡已在铁路医院小有名气，家也安顿在铁路医院，工作生活趋于稳定，不想调动，马壮反复劝说，最后诚挚地指出，天津刚解放，振华医院刚刚成立，希望阮士怡给予支持。最终，阮士怡同意加入振华医院。随即，阮士怡以饱满的热情参与到振华医院的医疗及医院筹建工作中。新成立的振华医院，病人多，门诊工作量大，与别处不同的是，振华医院员工的精神面貌，不论是医生、护士，还是后勤人员，都洋溢着当家做主的积极性和主动性。很快，阮士怡被任命为医院"行政主治医师"，不仅负责门诊的医疗，筹建病房，培训年轻的医生护士，还要指导药房以原料药物为基础，按《协定处方集》（由前山东齐鲁医院、北京协和医院编）配制内部制剂，剂型有片、粉、水、酊、膏、浸膏、油、浆等，范围涵盖内外用药，如：自制阿司匹林、硫酸镁、生理盐水、葡萄糖、颠茄合剂、西皮氏散Ⅰ/Ⅱ号等。很快，振华医院就初具规模，形成具有内科、外科、妇科、儿科、检验室、X线平片检查室，病床30张的综合医院。

振华医院的工作经历，使阮士怡不仅在内科常见多发病方面积累了丰富的治疗经验，抢救急危重症的水平大大提高，更是在医院筹建、病房管理等方面显示出超出常人的才能。

1953年，阮士怡意识到心脏病，尤其是心衰，严重危害人们生命健康，故而对研究心脏病产生了浓厚的兴趣，信心满满地开始了心衰的治疗研究。他开辟了一个六人病房，专收心衰病人，对每个病人细心观察，认真制定治疗方案，配合饮食等调理。半年多过去，阮士怡发现事与愿违，心衰病人的病死率极高，可用药物极少，眼看着病人备受心衰折磨，用药后病情反反复复，最终离世。阮士怡的自信心受到极大打击，一度产生退出临床的念头。随后阮士怡转去做生理病理及药物研究方面的工作，想要在实验室里彻底弄清楚心衰等疾病的奥秘，急切盼望研究出疗效显著、能根除疾病的良药。从那时起，研发新药，造福人类，成为阮士怡追求的一大梦想。

第三章

功勋建院，步入杏林

一、医院建设，鞠躬尽瘁彪史册

（一）现代中医医院的奠基者

解放初期，中央政府确立了"预防为主，团结中西医"的卫生工作基本原则。1955年，天津市贯彻党中央中医政策，成立天津市中医医院，并于1958年天津中医学院成立时更名为天津中医学院附属医院（现天津中医药大学第一附属医院）。党中央颁布的此项中医政策对阮士怡的影响极大，当时国内西医处于发展初期，很多内科疾病没有好的治疗方法，绝大部分化学药品国内无法生产，而西药远远不能满足社会需要，民间流传着"黄金有价药无价"的说法。在阮士怡感到苦闷彷徨之际，国家的中医政策像一股春风，吹散了笼罩在阮士怡心头的雾霾，十年的临床经历和医疗实践，加上幼年受过中医药文化的熏陶，使阮士怡对中医学产生了浓厚的兴趣。恰逢此时，筹建中医的工作负责人找到阮士怡，说经过组织考察，决定调阮士怡参与筹建天津市中医医院。阮士怡当即表示同意，决定去中医药领域开创自己的医学事业。事后，经过了解，阮士怡也犹豫过，身为西医，进入中医圈，前途未卜；当时天津的名中医都有自己的门诊，不愿去新成立的医院工作，使得医院人手奇缺；去中医院后工资低，收入减少也势必影响家庭生活。但在夫人的大力支持下，阮士怡还是义无反顾地投入到中医院的建设中。多年后，参与此事的人回忆，成立中医院之所以首选阮士怡，一是看中他是西医技术骨干，年富力强；二是他的事业心重、责任心强；三是他具有筹办医院的经验；最重要的是，他作为西医，不排斥中医。

1955年1月，阮士怡作为唯一的西医医生调入中医院，列席首批创建人之一。刚组建的中医院面临诸多困难，首当其冲便是人员配置。当时全院只有20余人，院长陆观虎，副院长赵寄凡。他们二位也仅有中医门诊工作经验，真正具备现代医院工作经历的仅阮士怡一人；另有几位新毕业的年轻医生和检验室、X 线平片检查室人员及 10 位护士，无一具有医疗工作经历。另外，医院设施与环境都十分简陋，全院只有一台陈旧的诊断 X 射线机，资金匮乏，院舍陈旧。陆观虎、赵寄凡两位院长将主要精力放在出门诊上，把医院建设及管理工作交给阮士怡负责。经过调查和分析，阮士怡提出早期医院建设方案：一是医疗工作先门诊后病房，在现有人员还难以支撑病房工作的情况下，先开中医门诊，等人员充沛一些再开急诊，最后开病房；二是现有人员先进修再上岗，新毕业的医生留 2 人跟随陆观虎、赵寄凡两位院长出诊，其余的去外院进修 3～6 个月，10 名护士留 1 人辅助门诊工作，其余 9 人派去外院进修；三是医护人员调入与培养相结合，医院最严重的问题是医护人员不够，尽管卫生局已做了很多工作，但短时间内依然无法调入大量医护人员，因此，必须自己培养人才。这段时间，医院各个部门都有阮士怡忙碌的身影，"除了后勤，其他所有事情都找阮士怡。"很快，医院各项工作有序展开，而阮士怡则独自承担起医院的急诊、会诊及危重症的抢救工作。也正因为有阮士怡撑起诊治急危重症的大旗做依靠，门诊各项医疗工作才放心大胆地开展起来，门诊病人逐渐增多，不久病房正式开始接收病人。仅一年多的时间，就建成具有明显中医特色，病床 100 张，分设内科、妇科、儿科的中医医院。"天津有中医院了！"广大市民奔走相告，中医院的口碑渐渐在天津市民中传播开来。

（二）开办"徒弟班"培养人才

为提高医务人员业务水平，解决人员不足这个大问题，医院先后举办两届"徒弟班"，聘请院内外知名中医、西医专家担任讲师，培养既精通中医、具有中医特色，又懂西医，能胜任病房医疗工作的人才。同时，医院又办了两个"护理班"，本来是培养一般的生活护理人员，因为缺少护士，后来经过培训，边学边干，这些护理员逐步转成护士，充实临床一线。阮士怡开始带"徒弟"，王竹瑛、马连珍为第一届徒弟，郭玉兰为第二届徒弟。随着徒弟班和护理班的结业，医院暂时缓解了人员的不足，逐步开设了病房。尽管开始收住的是些病情较轻的病人，但病人一旦住院，意味着病人把身家性命托付给了医院，医院和医护人员的责任压力陡增，阮士怡承担起了病房主管的重担。由于各类医疗技术人员医疗水平良莠不齐，阮士怡常常组织内部基本技能训练，以切身体会强调"查体"的重要性，手把手教年轻医生心肺的听诊、腹部的触诊、神经系统的生理病理反射等查体操作，阮士怡不厌其烦地反复指导、示范，直到年轻医生们能熟练操作。阮士怡每天最早出现在医院，处理大量烦琐的工作，大到急危重症的抢救，小到医生护士的排班，事无巨细，扮演着"全能战士"的角色。同时，卫生局加大"调人"工作力度，并制定特殊政策，吸引社会上的知名中医来院工作，何世英等人陆续加入中医院。随着有经验的医护人员的加入，诊疗水平大幅提升，社会知名度也显著提高。

（三）提高学术水平，打破门第观念

新成立的天津市中医医院，是唯一一家市属中医院，理应成为天津市中医事业的核心、体现中医医疗水平的一面旗帜。但现实是，当时天津大多数知名中医分散在社会上各自行医，不愿加入中医院。上级领导极为重视中医人才问题，多次指示中医院要想方设法吸引他们加入，共同推动天津市中医工作的开展。阮士怡分头拜访老中医，跟他们讲解国家的中医政策，介绍中医院的发展规划，描述天津乃至全国中医事业的发展蓝图。老先生们为阮士怡真诚、执着的工作态度所感动，纷纷表示愿为天津的中医事业尽一己之力。名老中医李曰伦更是激动地对阮士怡说："你作为一名西医医生，为我们中医的事牵线搭桥，呕心沥血！我全力配合，今后你组织的活动，不管我的诊所多忙，我也一定参加！"阮士怡见时机基本成熟，向卫生局建议召开天津市中医医院建设工作座谈会，邀请天津市知名中医参加，并得到上级组织的大力支持。通知一经发出，老先生们踊跃参加。座谈会上大家积极发言，献计献策，气氛热烈。李曰伦倡议天津市的中医们团结起来，加强学术交流，打破门第观念，携手促进天津中医事业发展，得到大家热烈响应。阮士怡发现，这些知名中医尽管不愿到中医院工作，但对参加这种公认的知名中医才有资格参加的活动非常积极。于是，他每月都举办1～2次这样的座谈会，座谈会逐渐成为天津中医界重要的议事平台。平时，老先生们各自忙于门诊，为了生计，加之学派不同，存在互相竞争，日久难免心生芥蒂。现在，借助这个平台，大家畅所欲言，不少人成为朋友。往日门派林立，互相戒备，甚至老死不相往来的局面逐渐被打破，迎来欣欣向荣共同发展的大好形势。

座谈会聚集了众多学有专长的老中医，阮士怡抓住机会，在座谈会的基础上又衍生出三项活动。一是专题讲座，分别邀请老先生们在医院举办讲座；二是组织会诊，每次组织三四位老先生对疑难病例进行会诊；三是组织新时代的"师带徒"。三项活动为中医院年轻医生提供了极好的学习机会，对医院快速提高学术水平起到重要作用。

传统师带徒是当时年轻中医师主要的学习途径，老师们的门派观念不可避免地传给徒弟，徒弟再传给下一代，代代延续。很多人囿于门派，认识片面，思维局限，阮士怡认为这是影响医院正常工作、阻碍中医发展的大问题，必须给予纠正。当时医院有两位中年医生，已具备一定学术水平和应诊能力，但两人暗中较劲，经常在工作上各执一词，互不服气。阮士怡发现，两人都非常敬佩李曰伦老先生。李老先生早年与张锡纯同时习医、业医，精通轩岐、越人之作，饱读汉唐、明清各家之书，尤崇仲景医圣之旨，临证数十年，治学严谨，辨证审慎，经验丰富，疗效卓著，是天津公认名医。一次会诊结束，两人均被李老先生的博学、气度折服。阮士怡趁机提议两人拜李老为师，李老点头应允，二人立即鞠躬拜师。从此二人以师兄弟相待，并在李老的指导下，学术上共学共议，工作上相互支持，均成为当代名医，一时传为佳话。

（四）编撰《中医内科学》，倡导治疗规范化

新成立的中医院，担任主要医疗工作的医生几乎都是曾在社会上单独开业的中医师，没有现代的医院管理制度和模式，多种原因造成医生之间存在较深的门派壁垒。当时，病房医生分别查房，经常出现周一查房医生开具的处方，刚吃 3 剂，周四查房的医生完全推翻原方，开出新的处方，使得治疗不顺畅，引起查房医生之间、上下级医生之间很多误会，甚至矛盾；日久，还会导致患者对医生的不信任。有一次，一位住院患者病情复杂，治疗效果也不理想，阮士怡组织院内的三位老中医一起为患者进行临床会诊。然而，老中医们由于根深蒂固的门派之见，各开了一张方子，这样的结果使阮士怡左右为难。最后，只能由阮士怡整合出一张处方给患者使用，临床会诊自然也没能起到作用。这件事促使阮士怡意识到，中医药界存在着严重的不团结问题，若任其发展，势必影响中医院的建设。如何在尊重中医各家学术争鸣的基础上建立相对统一的诊疗方案，使诊断治疗规范化？阮士怡陷入深深的思考。

内科的医生们学医从医背景比较复杂。有师承派，他们没上过学，跟师学医，学术上受老师影响很大；有"补习班"毕业，他们之中或是自学，或是简单跟师，也有上过短期中医培训班的，后来均统一参加补习班，并通过考试招入院；也有天津中医学院（现天津中医药大学）刚毕业留院的年轻医生。此时，担任内科主任的阮士怡分别找他们商谈，充分听取他们对医院尤其是病房诊疗工作的意见和建议。经过慎重考虑，阮士怡决定编写一本内科病诊疗方案的书，用作内科病诊断治疗指南，形成相对统一、规范的诊断治疗体系。阮士怡将这一想法报告给当时负责医院管理的"工宣队"，并获得支持。阮士怡马上组织不同医学背景的代表组成编写小组，借用天津市传染病医院的一间空房作为编写地点，每天处理完病房的医疗工作后集中编写。阮士怡根据多年临床工作经验，亲自制定出编写原则并拟定书名《中医内科》。书中遴选内科常见病种 26 个，每

种病列出证型，每种证型选出代表方药、常见的加减用药及现代药理研究。经过一个月的努力，终于完稿，并推广应用到临床。该书深受广大临床医生的欢迎及当时中医药管理者的关注，并于1973年由天津人民出版社正式出版。它不仅体现了中医治疗内科病的特色，也是天津市贯彻中央中医政策后首部中医著作，为中医治疗规范化做出表率。这本书的问世在国内引起巨大反响，在韩国、日本也颇受欢迎。

（五）医院的"救火队员"

阮士怡性格内向，与人为善，遇事不计较个人得失，即使受到不公平对待也是一笑了之，从不与人争执。但他在工作上从不推脱，很多紧要时刻，挺身而出，勇于担当。

一天，阮士怡正在"西学中"班上课，突然接到医院通知，要他火速赶回医院会诊，参加急救。阮士怡立马赶到医院妇科，原来是一位孕妇因"阴道出血"诊断为"早产"，住院保胎治疗，2小时前突然阴道大出血且血质异常，急请阮士怡会诊。阮士怡赶到一看，马上诊断为"葡萄胎"，需要刮宫止血，但医院还没开展这项技术。阮士怡马上联络其他医院，并安排救护车将孕妇转院手术。孕妇因长时间出血，命悬一线，幸亏抢救及时得以保命。孕妇及家属对阮士怡感激不已。

上消化道大出血是肝硬化的严重并发症，一旦发生，患者往往因大量失血而休克，甚至死亡。慢性乙型病毒性肝炎是肝硬化的主要原因，医生抢救上消化道大出血常因惧怕乙肝的传染性而缩手缩脚。一天下午，正在医生办公室看书的阮士怡突然听到有人喊：X床呕血了！阮士怡心里一惊，他最担心的事还是发生了。他知道这位患者是肝硬化腹水，且还是乙肝"大三阳"，查房时向住院医生做过重点分析，并反复叮嘱要注意两点：一是防止上消化道大出血，二是提防传染。阮士怡快步跑到患者床前，只见患者仰面躺着，口中鲜血直吐，血顺着脸上的纹路糊住了鼻子、眼睛。阮士怡推开围在病床的几位医生护士，一手将患者的头扭向一侧，一手"呼"地一下抹开堵住鼻孔、眼睛的鲜血，保持患者呼吸道通畅。顾不得戴手套，阮士怡一边安抚患者，一边将急救用的三腔管迅速从患者鼻腔插入，给予压迫止血，整套抢救动作一气呵成，准确快速。血止住了！患者的命保住了！类似的抢救事例很多。阮士怡处理急危重症的技术、勇于担当的精神，无不令人由衷赞叹！

阮士怡一生有两次"吃官司"上了法庭，有意思的是，这两次都是代替被告出庭，为同事"救火"。一次是因一位小女孩感染了痢疾，持续高热，白天在门诊开了药，可是吃药后病情不见好转，晚上又来看急诊。值班的年轻医生简单了解病情后，在未做进一步的检查的情况下，仅告诉患者是由于药效还没有显现出来，便让患者回家了。患者不放心便改去别的医院，在那里输液后第二天病情开始好转。患者家属认为夜班医生没给用药，耽误了病情，差点出大事，便一纸诉状把这位医生告上法庭。这位年轻医生非常紧张害怕，阮士怡说："你的做法肯定有失误，不应该这么草率，你需要好好反思。法庭，我替你去吧！"到庭后，阮士怡首先替值班医生向患者家属表示歉意，承认接诊后处置方式太过简单，又进一步解释白天用药的作用及服药需间隔时间等。阮士怡诚恳的态度及对病情的合理解释获得患者家属的理解，对方同意当庭撤诉。另一次也是发生在急诊，一位高热患者前来就诊，值班医生检查后诊断为感冒，开药后嘱患者回家休息、多喝水、按时服药。结果次日患者病情加重，再来急诊，经检查诊断为肺炎。患者认为夜班急诊医生误诊而延误治疗，使病情加重，把医生告上法庭。这位值班医生性格急、脾气爆，他坚决不认为自己的诊断治疗有错。开庭当天，阮士怡跟大家商量，为避免当庭争吵，导致事情复杂化，由阮士怡代为出庭。在法庭，阮士怡从医生角度，对当天的病情、检查结果、诊断意见、用药原则、治疗方案等进行了详细陈述，认为病情加重主要因为病情进展，但患者并不满意。法庭当庭难以判定，便委托卫生局组织医学鉴定。阮士怡带领那位值班医生，向鉴定小组提供当天的病历资料，并做了详细汇报。最终，鉴定结果认定值班医生无明显过错。后来经过法庭调解，患者撤诉，双方友好结案。

无论是处理医院的诊疗事务，还是调解同事与患者之间的纠纷，都能看到阮士怡冲锋在一线的身影。同事们暗自的话语"老阮，不软！"这是对阮士怡勇于"救火"的最好肯定。

二、研习中医，不惑之年入杏林

（一）拜师名中医

1956 年，阮士怡拜天津名中医陆观虎、赵寄凡为师，学习中医，随师侍诊，深得老师教诲，受益良多。在跟随老师临诊中，阮士怡认真思考，善于总结，对中医学的经方验治颇有心得。

陆观虎先生，系清代名医陆九芝后裔，出身名门，家学渊源，医学基础深厚。曾拜苏州名医李彤伯为师，从师习医多年，熟读《内经》《难经》《伤寒论》《金匮要略》《诸病源候论》等中医古典医籍，尽得其传，学业大进；又受其祖陆九芝影响，对伤寒、温病研究颇深，并有诸多独到见解；对《温病条辨》几番潜心研究，亦深得其中要领。

赵寄凡先生，自幼从师习医，继其父赵雅荪之业，曾得到当时"四大名医"之一萧龙友的指导。赵寄凡临床四十载，对伤寒病研究极深，擅长应用经方治疗三阴证，在津门有经方派"赵小包"之称。赵寄凡认为学习中医必从经典入手，他一生研读《伤寒论》，不仅能背诵条文，而且能参悟汲取个中精华，对书中的理、法、方、药运用灵活，辨证准确，每用即有成效。

在两位名医的指点下，阮士怡正式步入杏林，开始学习用中医思维临证行医。回忆起当年初学中医的情景，阮士怡谈道："由于我有西医的基础，诊断我是内行，治疗用中药，治疗效果很好，患者也越来越多。记得有一个患尿毒症的患者，由于身体的原因已无法做透析，来找我们。我就用中医的方法给他治疗，缓解了他的病情。还有一个支气管扩张的患者，吐血吐得很厉害。我用西医的方法诊断，又给他开了一些中药，三个月之后复查，他的病症有了明显的好转。学习之初，就能取得明显疗效，更坚定了我学习中医的信念，就此走上中西医结合的道路。"

跟师陆观虎、赵寄凡期间，阮士怡白天随老师出诊，详细记录病人症状、舌苔脉象、辨证用药及复诊时病人用药反应、老师点评等。经年累月，竟有好几本厚厚的临证笔记。后来阮士怡曾回忆此事，提到多年记录、收集的资料"文革"期间都丢失了，遗憾之情无以言表。在学习中医的那段时间，阮士怡夜夜挑灯苦读，仔细温习临证笔记，并查阅老师引用的经典，后在老师的指导下开始独立阅读中医经典。多年后，阮士怡回忆起自学经典经历："中医经典，比如《内经》，内容高深，道理玄妙。尽管内容晦涩难懂，需要反复领会其中的奥秘，但其理论博大精深，无出其右。"他深刻体会到，"学习中医就应该遵循'辨证求因，审因施治'的原则。临床诊病时，要善于辨证求因论治，以治其本"。阮士怡继承了陆观虎、赵寄凡两位老先生用药轻灵、善用经方的临证用药特点，处方用药，精致效佳，从无大方大剂，却每每奏效。

（二）响应"西学中"

1958年10月11日，毛泽东主席在当时的卫生部党组提交的《关于组织西医离职学习中医班的总结报告》上亲笔批示："尚昆同志，此件很好。卫生部党组的建议在最后一段，即今后举办西医离职学习中医的学习班，由各省、市、自治区党委领导负责办理。我看如能在1958年每个省、市、自治区各办一个70～80人的西医离职学习班，以两年为期，则在1960年冬或1961年春，我们就有大约2000名这样的中西结合的高级医生，其中可能出几个高明的理论家。此事请与徐运北同志一商，替中央写个简短的指示，将卫生部的报告转发给地方党委，请他们加以研究遵照办理。指示中要指出这是一件大事，不可等闲视之。中国医药学是一个伟大的宝库，应当努力发掘，加以提高。"毛泽东同志的相关批示迅速掀起西医学习中医的全国性热潮，促进了我国中西医结合事业的蓬勃发展。

1964 年，天津市第三期"西医离职学习中医研究班"即将开班，之前两届因为工作忙，阮士怡脱不开身，放弃了学习机会。这次阮士怡找到院长，表达想去学习的意愿。院长有些犹豫，因为中医院刚走上正轨，门诊病人和住院病人均持续增加，其中急危重症也明显增加。虽说已培养了一批能担任急诊工作的年轻医生，但在急危重症的抢救方面怕离不开这位当家人物。阮士怡明白院长的担忧，立即保证说："医院有需要，不管白天黑夜马上赶回医院。"院长最终批准了阮士怡离职学习中医的请求。

天津市第三期西医学习中医研究班，共 40 名学员，学员都是各医院有较高资历的医疗骨干。其中，有妇产科专家朱媚光、儿科专家周荣之、中国中西医结合风湿病学科奠基人王兆铭等。授课老师都是天津中医学院的知名教师。当时阮士怡已经 47 岁，在天津市医学界也已树立起自己的权威地位，为了系统学习中医，他重新化身普通学生，又认真开始了学习生活。

跟中医本科班一样，四部经典是"西学中班"重点学习内容。《内经》《伤寒论》《金匮要略》《温病条辨》是在中医发展史上起到重要作用、具有里程碑意义的四部经典巨著，对古代乃至现代中医都有着巨大的指导作用。阮士怡曾谈道："每次我读中医经典，都深受触动。古人能写出如此巨著，实在令人叹为观止。"阮士怡从研究文言文开始，认真听取老师们的讲解，再参阅各家注解，通过对经典著作的熟读与深入研究，并结合临床实践反复体验，领会到书中的理论充满哲学思想，正是指导临床治病的"道"。在他看来，这是现代医学理论所不及的。多年后，谈起在"西学中班"学习经典，阮士怡说："学习四大经典，为临床工作奠定了厚实的中医理论基础。其中，我最推崇的是《黄帝内经》，其次是《金匮要略》。现在我认为除了这两本经典，还应该加强对《神农本草经》的研究。中草药学是我们中医文化的瑰宝，《神农本草经》是东汉以前药物学的集大成之作，总结了许多药物的功效和炮制，并根据它们功效的不同，提出了上、中、下三品分类法，记载了药物的四气五味、方剂的君臣佐使、用药方法等，为古代药物学奠定了基础，值得对本书内容进行深入研究。青蒿素是个很好的例子，屠呦呦教授通过《肘后备急方》中'青蒿一握，以水二升渍，绞取汁，尽服之'的记载获得启发，带领团队潜心研究，并最终研制出抗疟药物青蒿素，荣获了诺贝尔奖。这是对我们中医药事业最大的鼓励和肯定。"

1966 年，阮士怡从"西学中班"结业，随即决定继续拜师学习。当时，天津名医众多，阮士怡首先拜访了老中医王季儒，并随其出诊学医。王季儒，天津著名中医，出生于中医世家，其曾祖、祖父、父亲均为名老中医，医德高尚，医术精良，曾拜当时京城四大名医之一的孔伯华为师。王季儒 17 岁开始随父亲正式学医，对《内经》《难经》《伤寒论》《金匮要略》《神农本草经》《本草从新》《温病条辨》《温热经纬》《瘟疫论》《寒温条辨》等多部中医论著均能熟读背诵，中医基础扎实雄厚，以善治温病闻名于世，世称"石膏王"。阮士怡连续跟诊数月，深受王老先生熏陶。之后，阮士怡又拜访了天津市其他几位名老中医，学习他们的辨证思路和用药规律，不断丰富自己的中医理论和临证实践能力。

∽◎ 第四章 ◎∽

衷中参西，勤于临床

一、四诊合参，借力现代科技

望、闻、问、切四诊是中医几千年来医疗实践的精华，是中医认识疾病的主要方法，只有四诊合参才能辨证立法准确，处方用药合理。四诊之中，阮士怡首重"问"诊，问诊不清就不能做出正确的诊断与鉴别诊断。阮士怡在临床治疗中，对"独诊其脉，不问病情"的做法，总是给予严肃批评。他认为脉诊固然重要，但仍需四诊合参，才能准确无误地辨证。在临床实践中，存在许多病情错综复杂、寒热虚实夹杂的病人，四诊合参尚难辨析，更何况独靠脉诊。中医辨证需要四诊合参，切不可有夸大、神化一面之论。舌诊是望诊的重要内容，是诊断疾病、辨证论治的重要依据，应在问诊之后再进行舌诊，以求诊断的客观性。为强调问诊、望诊的重要性，阮士怡带教时面对学生，常常特意把四诊说成"问、望、闻、切"，可谓用心良苦。

阮士怡在重视四诊合参的同时，非常重视结合现代医学检查。他认为现代医学检查是五官的扩展，借助现代检查，如 X 线平片摄影（X 光）、计算机断层扫描术（CT）、磁振成像（MRI）使我们的视野能扩展到人体内的状况，利用现代医学实验室检查结果，力求辨证施治的准确，更有利于对病情的把握和认识。例如，阮士怡在治疗胃脘痛时，首先通过四诊检查进行中医辨证，同时结合现代医学检查（如胃镜），以进一步明确疾病是胃炎、消化道溃疡或是其他消化道疾病。如是胃炎，给予相应的中医辨证药物治疗；如是消化道溃疡，再用一些敛疮生肌药，以促进溃疡愈合；如为较为严重的消化道溃疡或胃部肿瘤，则应考虑早期手术治疗，而后采用中医药治疗。

二、重视疗效，遵从药理成果

阮士怡极为重视现代药理研究，在辨证选方的基础上，他常结合现代中药药理进行加减，而取得较好疗效。阮士怡将自己的辨证处方用药分为三部分，首先，按照中医传统理论给予处方用药，如老年虚寒证胃脘痛（慢性萎缩性胃炎），处方选用黄芪建中汤，并以此处方用药为核心。其次，根据现代药理研究的最新成果给予治疗。如在上述处方中加用川贝母、乌贼骨（现代药理研究认为此二药具有保护胃黏膜的功能）、黄连（现代药理研究认为其具有抑制胃部幽门螺杆菌的功能）。再次，根据患者主症以外的次要症候予以加减用药，如胃脘胀满者加砂仁，便溏者加白术等。

以治疗肝气犯胃型胃脘痛为例，阮士怡认为该病多因情志不遂，肝失条达，进而横逆犯胃，胃失和降，瘀滞停涩，终成溃疡，病位多在胃与肝。基于辨病与辨证相结合，阮士怡举保护胃黏膜与抗酸类中药之功用，提出"行气开郁，活血散结，抑酸杀菌止痛"之治法。处方：白芍、茯苓、延胡索、郁金、乌贼骨（即海螵蛸）、浙贝母、煅牡蛎、半夏、厚朴、黄连。方中白芍味苦、酸，性平，入肝、脾经，重用以调和营血，柔肝止痛，现代药理研究显示其具有抗炎、预防消化性溃疡和促进溃疡面愈合的作用；延胡索味辛、苦，性温，入肝、脾经，郁金味辛、苦，性寒，归肝、心、肺经，二药入气分以行气解郁，入血分以祛瘀，气血同治，郁开痛止；茯苓味甘、淡，性平，利水渗湿，健脾和中，现代药理研究显示其可抑制胃酸分泌，降低胃酸浓度，防止溃疡发生；乌贼骨味咸、涩，性温，归脾、肾经，煅牡蛎味咸，微寒，入肝、胆、肾经，根据现代药理研究显示，二药含少量碳酸钙、硫酸钙、镁、铝、铁、硅等成分，具有止血、抑酸、收敛的特点，与软坚散结之浙贝母合用，可吸附蛋白酶，中和胃酸，保护溃疡面；半夏辛温，化痰止呕，为脾胃二经之要药；厚朴味苦、辛，性温燥善散，可行气运脾导滞以除胀；黄连苦寒，气味俱厚，入胃肠二经，清热解毒，现代药理研究显示其具有抑制和杀灭幽门螺杆菌的功能。诸药合用，抑制损害因素，又能增强防御机制。阮士怡这一处方用药方法在临床应用几十年，取得了较好的疗效。

阮士怡反复强调，中医学和西医学是两个不同的医学理论体系，是从不同的角度认识人体的生理规律和病理变化，但就其本质来讲，两种医学都是以人体的生理病理为研究对象，故两种医学之间又有着共同的生命科学研究基础。阮士怡认为，中西医各有所长，应取长补短，医生处方的习惯可以不同，但评价处方优劣的唯一标准是临床疗效。随着现代自然科学和一些新兴分支学科的发展，越来越多的结论证实，中医传统理论中的很多内容与现代科学相吻合。

三、高瞻远瞩，引领中医现代化

阮士怡受过系统的现代医学教育，又因家学渊源、工作经历深入探索中医药的文化宝库。如何科学研究中医，形成客观化的中药有效研究报告，阐明中药的作用机制，使大家更好地认识中医、理解中医，成了阮士怡在系统学习中医之后一直想要完成的工作。

早在 20 世纪 60 年代初，阮士怡倡导并组织了中医临床科学研究工作。他以中西医结合防治心血管病、老年病为主要研究方向，在 1963 年写下了一份关于"冠状动脉机能不全的中医辨证论治 10 年规划"的科研规划草案，内容包含题目来源依据、人力组织、研究方法、进度安排等具体的思路和要求。阮士怡时值不惑之年，对于科研设计的把握已臻成熟，寥寥两页纸便将一项历时十年的科研工作规划安排得纲举目张，井井有条，可谓是高屋建瓴，运筹帷幄。

以这份规划草案为蓝本，阮士怡逐步开展中医药辨治冠心病的理论与临床研究。阮士怡在前辈董晓初先生中医药治疗冠心病心绞痛的基础上继续深入研究，一边总结临床疗效，一边进一步进行药理与基础实验研究，开发了治疗冠心病心绞痛的"651 丸"。在总结了 268 例冠心病患者的临床资料之后，1979 年，在天津市首次召开了该研究的中医成果鉴定会，为使用现代化研究手段验证中药的有效性奠定了基础。

1982 年，天津中医学院成立了中医研究所，阮士怡便是创立研究所的骨干成员之一，担任研究所副所长及心血管病研究室主任。研究所刚开始组建时，科研仪器设备有限，经历过一段坎坷和艰难的时期。随着科研工作的开展及人才队伍的壮大，逐步得到了发展。后陆续组建了细胞培养室、血流变检查室、微循环检查室、生化检查室。组织了制剂室、药化室、药理室、病理室、统计教研室等多个部门，为中医药研究工作的开展创造了更为有利的条件。阮士怡极为重视实验室研究，积极提倡将现代医学方法和科学手段融入传统中医药的研究当中，对一系列中成药进行临床疗效观察及作用机制研究，取得了一批中西医结合防治心血管疾病的科研成果，中医研究所也成了当时天津市最早开展中医药科研工作的单位。阮士怡还时常鼓励研究生在精进中医临床技能的同时，积极进入实验室，锻炼科研思路与能力。

为推动中国科技体制的改革，变革科研经费拨款方式，国务院于 1986 年 2 月 14 日批准成立国家自然科学基金委员会。1987 年，国家自然科学基金首次开放填报，阮士怡递交了自己的第一份，也是天津中医药大学第一附属医院建院以来的第一份国家自然科学基金申请书——《中医中药"益肾健脾、软坚散结法"防治冠心病》。从此，无论是对医院的科研建设，还是对阮士怡个人的科研生涯，都迈出了坚实的一步，将自己毕生的临证经验和学术思想融入这一份标书中，得到了国家和医院的大力支持。

　　随着科研工作的不断发展及人才队伍的壮大，研究所和实验室建立后培养出无数优秀的学生并渐渐形成独立的研究团队和研究领域，获得省部级科技进步奖等诸多奖项，并研发了一批疗效肯定、安全可靠的中药制剂：倡导"益气养阴"法治疗冠心病，研制通脉养心丸，上市 30 余年，疗效显著；创立"益肾健脾、涤痰散结"法干预老年内科疾病，研制系列医院制剂，如补肾抗衰片、降脂软脉灵 I ~ Ⅳ号方药），造福患者；提出"软坚涤痰强心"法治疗慢性心力衰竭，研制新生脉散片，开辟了心衰治疗的新途径；提出"益肾健脾、涤痰复脉"法方药治疗心律失常。

第五章

授业有道，施术存仁

一、助力学术，循循善诱

（一）重视传承，桃李遍天下

20世纪60年代，阮士怡承担起天津中医学院本科教学和师带徒工作，他一生呕心沥血，教书育人，桃李满天下。1979年，天津中医学院开设了研究生教育，阮士怡作为首批研究生导师，积极地投身于培养研究生的工作中，他言传身教，把自己的科研思路、方法及临床经验毫无保留地传授给自己的学生。他经常嘱咐学生"要有创新思维，要勇于实践"。经阮士怡培养的13名研究生及数十名"师带徒"医生，后来在国内外生命科学的各个研究领域和教学、临床中均发挥着骨干作用，可谓人才济济。

天津中医药大学名誉校长、中国工程院院士、国医大师张伯礼在随阮士怡学习期间，培养出卓越的科研能力，后长期从事心脑血管疾病中医临床研究和中医药基础研究，是中医、中西医结合领域的领军人物。天津中医药大学第一附属医院心血管科主任王化良对阮士怡的学术思想进行深入研究，应用中西医结合治疗冠心病、心力衰竭、心肌病、心肌炎、风湿性心脏病、高血压病、糖尿病，在心血管疾病预防与治疗上均取得了较好成绩。北京大学第一医院中医、中西医结合科主任王学美在中药抗衰老、促智及抗胃肠道肿瘤方面进行深入研究。何聪从事老年疾病的临床、宣传教育等相关工作，对中医药治疗痴呆进行深入探索。张军平承袭阮士怡"益肾健脾、软坚散结"法治疗心血管疾病及衰老相关疾病的学术思想，指导临床和科研工作，以总结阮士怡治疗心病经验为起点，总结了津沽心病名老中医学术思想，搭建了中医药传承平台，对近年阮士怡提出的"育心保脉"理论思想进行了临床实践，以育心保脉法干预冠心病患者并获得良好疗效。韩煜以抗衰老为研究方向，将医学理论用于预防和对抗衰老领域中，将阮士怡抗衰老学术思想融入其所设计抗衰老保养的各类服务项目，更好地将中医对于衰老的认知以及中医药抗衰老的理念传播出去。李艳梅、祝炳华、段晨霞等在国外从事老年疾病的研究，为中医药防治老年疾病迈向国际做出贡献。徐宗佩从事中医药理论及古籍的研究。郭利平从事中西医结合防治心血管疾病等工作。高秀梅利用现代科学技术手段解明中医方剂配伍的规律和科学内涵，为中药临床合理配伍使用提供科学依据，开拓现代药物发现和研发思路，丰富临床治疗学和制药学的内容，提高临床疗效。

"师带徒"学员中包括天津市中医药研究院心内科主任医师马连珍，天津中医药大学第一附属医院心血管科主任医师郭玉兰、马昭明、马广信、王竹瑛、马增华等，均是新中国成立后，天津中西医结合事业发展之初的中坚力量。

进入 21 世纪后，阮士怡继续为中医药教育事业发光发热。他是第五批全国老中医药专家学术继承指导老师，天津中医药大学首批传承博士后导师，指导、培养了李明、程坤、耿晓娟等中医药的新生力量。

（二）最值得骄傲的学生

2019 年中秋节前的一个晚上，一位气度非凡的客人来到阮士怡家中。见到阮士怡，客人谦恭地问好："主任！"阮士怡面带微笑，频频颔首："伯礼！"看到随行的秘书一脸疑惑，阮士怡的女儿笑着解释，这是他们之间的习惯称呼。原来，这是天津中医药大学校长张伯礼前来探望恩师，而这套亲切又有趣的"见面礼仪"亦见证了二人长达 40 年的师生深情。1979 年，张伯礼考取时任天津中医学院附属医院内科主任阮士怡教授的研究生，从那时开始，张伯礼称阮士怡"主任"，阮士怡称张伯礼"伯礼"。阮士怡相继担任内科主任、医院副院长，后成为受人敬仰的国医大师；张伯礼由学生，逐步担任天津中医学院副院长、天津中医药大学校长、中国工程院院士、中国中医科学院院长，最终成为当代中医事业的领军人物。时光荏苒，而两人间的称呼未曾改变过。

回忆起当年报考阮士怡的研究生，张伯礼仍是无限感慨。当时学校要求每一名导师只能带一名研究生，而阮士怡已选定了王化良。但张伯礼早已被阮士怡的儒雅气质、大家风范所吸引，认定阮士怡就是自己的导师，执着地坚决要求拜阮士怡为导师。当时的教务长李少川教授，多次耐心地向张伯礼推荐其他几位导师，均被其婉言拒绝。波折盘恒数月，最后学校作为特例，批准阮士怡带 2 名研究生，张伯礼如愿以偿地成为阮士怡的学生。谈起老师的恩情，张伯礼说最终生难忘的是老师对他在学术发展上的"放任"。关于毕业论文选题，阮士怡希望张伯礼从中医药治疗心律失常或冠心病研究领域着手，这既是阮士怡的优势研究领域，也是张伯礼的专业方向，这个思路顺理成章。但张伯礼当时对舌诊着了迷，在选题的问题上举棋不定。因为他在基层工作时，曾发现一个肝癌患者舌下有一块紫色瘀斑，甚为新奇，查遍古籍，却没有发现相关详细记载。历经数年观察，张伯礼自觉舌下诊查内容丰富，包括舌底质、舌底筋脉、舌底小脉络及斑点，均有一定的变化规律，可为舌诊之补充，便想深入开展舌底诊的研究。经过长时间的反复思考，张伯礼怀着忐忑不安的心情，向导师提出了这个想法。阮士怡经过认真考虑，没有同意这个想法，他认为这个研究方向与专业不相符，有违规之嫌；另外，舌底诊没有先例，风险太高，万一不成功，将影响毕业。导师建议张伯礼重新认真考虑。又是一周的寝食难安、痛苦思索和艰苦抉择，多次沟通后，张伯礼仍难改初心。最终，阮士怡严肃地对张伯礼说："我不同意你这个选题，但我尊重你的选择，只是我没有这方面的经验，怕不能给你更多的帮助。你一旦定下来，就要认真地做下去，有困难我帮你，有问题我们商量。"几句话，让张伯礼眼含热泪，激动不已。阮士怡的包容、真诚、大度，让他一生难忘，也受益终生。谈到这一重要决定，阮士怡说：张伯礼眼界开阔、思维缜密、意志坚定，综合能力远超其学生身份。经过几番深谈，阮士怡认定张伯礼是匹难得的千里马，对其应该放开疆域，任其驰骋。

选定了课题，张伯礼在阮士怡的指导下，便开始查找文献、设计开题、人群流调、临床观察、试验研究、拍摄照片、统计处理、分析数据、写作论文等。课题涉及方方面面，工作量很大，经费却很少，要做实验还要协调关系，困难可想而知。张伯礼经常向阮士怡汇报课题进展，得到阮士怡的指导。部分患者要做眼底摄影，当时只有眼科医院开展了这项工作。因需要散瞳，病人不愿意接受这项检查，阮士怡亲自动员病人配合，又电话联系眼科医院领导，给予费用方面的照顾，最终顺利地完成了这项工作。多年后张伯礼说："没有导师的支持和帮助，课题是不可能完成的。"最后，当论文《舌底诊法研究——舌下脉络的观察与研究》完稿时，张伯礼听到老师最最温暖的评价："这是一篇非常好的论文，我看都够得上博士水平了。"正是这次研究工作，让张伯礼参悟到科研的真谛，掌握了科研的方法，品味了科研的艰辛，也收获了科研的乐趣。在这个研究的基础上，张伯礼毕业后进一步开展了舌诊文献数据库建立，取得了大量的舌诊研究成果，为他的科研生涯奠定了坚实基础。谈到对导师的评价，张伯礼引用《论语》中孔子学生颜渊对老师的评价："仰之弥高，钻之弥坚，瞻之在前，忽焉在后。夫子循循然善诱人，博我以文，约我以礼，欲罢不能，既竭吾才，如有所立卓尔。虽欲从之，末由也已。"

（三）灯光摇曳下的师徒情

1988年秋天的晚上，多伦道边，灯光摇曳，树影婆娑，一位老者和一位青年并肩漫步在人行道上。两人的身影和着灯光时长时短，两人时而轻声细语，时而凝重疑问，时而谈笑风生。这是阮士怡出完夜诊，弟子张军平陪他回家的温馨一幕。张军平回忆道："每次出完夜诊陪导师回家，是我聆听导师教诲的特殊时光。"一路上，老师介绍天津的风土人情，分析临证医案精粹，细说诊治病人的体会与感悟。海河冬封春融，几度春秋，正所谓"不积跬步，无以至千里；不积小流，无以成江海"，多年后，张军平主编的《国医大师阮士怡临证访谈拾粹》《国医大师阮士怡医案精粹》《国医大师阮士怡手稿集》出版发行，从不同角度系统展现阮士怡学术思想和临证医理，是研究传承阮士怡学术思想的重要文献，成为全国名老中医传承丛书的重要组成部分。

1987年，张军平以优异成绩考入天津中医学院，成为阮士怡的研究生。张军平初入医学研究之路，对现代医学的实验设计和基本技能一头雾水。他在阮士怡的指导下，开始从血管内皮细胞着手，探索中医药抗衰老的机制。阮士怡认为，血管老化是机体衰老的根源，若能保护好血管，脏器的营养灌注与废物排泄就一通百畅，人人长寿也就不是梦想了。从事细胞学研究工作是非常艰辛的，张军平先后通过培养血管内皮细胞、平滑肌细胞、心肌细胞、肾小球基底膜细胞等开展了实验研究。1988年冬天的一段时间，实验极其不顺利，张军平就住在细胞生物学实验室，昼夜观察。由于长期过度疲劳，精神压力大，营养及睡眠严重不足，张军平濒临崩溃。阮士怡及时察觉到问题。一天早晨7点刚过，阮士怡穿着长长的棉大衣来到实验室，帮张军平仔细梳理实验的各个环节，分析实验中遇到的难点，查找这些难点的原因和解决措施，并带来麦乳精、鸡蛋等营养品，要求学生保证基本的休息和营养。看着阮士怡肯定的眼神，张军平一扫颓废之状，重新看到了希望和曙光。后期的研究工作虽也有磕磕绊绊，但随之而来的问题都逐一解决了。硕士阶段掌握的操作技能和树立的坚定信念，成为张军平日后工作中敢于直面各种困难的动力源泉。

张军平研究生毕业后，留在天津中医药大学第一附属医院工作。1990年，医院从多伦道旧址搬迁到现在的鞍山西道314号。随着医院规模扩大和学科三级分化，医院成立了内科部，后期又分为内一部和内二部，乃至内科管委会。虽分分合合，张军平一直随阮士怡在心血管科、老年病科工作，长期随阮士怡查房、出门诊、做科研。先后完成了"益肾健脾、涤痰散结法"降脂软脉灵Ⅰ~Ⅳ号方药防治冠心病研究，"益肾健脾、涤痰复脉法"方药治疗心律失常的研究，"涤痰强心法"新生脉散片治疗慢性充血性心力衰竭的研究和"益肾健脾、涤痰散结法"补肾抗衰片延缓衰老的机制研究等课题，成为阮士怡学术思想的重要传承人之一。

二、研方制药，济世惠民

阮士怡主要从事心血管疾病及老年病的研究工作，但对内科其他疾病及妇科、儿科疾病的诊疗也积累了丰富经验。如根据"瘀血不去，新血不生"的理论，以活血补血中药治疗再生障碍性贫血；以扶正固本加改善微循环中药治疗萎缩性胃炎伴肠化及不典型性增生；根据"异病同治"理论，同样以扶正固本加改善微循环中药的治疗方法治疗肝炎患者；应用清热解毒及补气中药治疗支气管扩张急性发作；推荐周期性服药治疗痛经，清热解毒、软坚散结中药治疗早期甲状腺腺瘤等方面均取得良好疗效。对儿科常见病则主张保护上呼吸道，彻底消除炎症病灶，以免出现后遗症。

在心血管疾病治疗中，阮士怡遵循经典，又结合现代医学，提出了独特见解，形成新的辨治思维与方法。分别以"益气养阴"法治疗冠心病，研制了通脉养心丸；以"软坚散结"法治疗动脉粥样硬化，研制了补肾抗衰片与降脂软脉灵Ⅰ～Ⅳ号方药；以"软坚涤痰强心"法治疗慢性心力衰竭，研制了新生脉散片。这些中成药在治疗心血管疾病过程中均取得了良好的疗效。

（一）倡导"益气养阴"法治疗冠心病，研制通脉养心丸

阮士怡受张仲景《伤寒论·辨太阳病脉证并治》"心动悸，脉结代"的影响，在辨治心律失常时运用"益气滋阴、通阳复脉"法治疗，遵循心之阴阳两虚者以补阴通阳治之，以益气养阴法治疗冠心病。"益气养阴"中"益气"可调整机体的气机，促进血液的运行，将痹阻之脉疏通，改善冠脉循环，进而使心肌氧供平衡；"养阴"可以扶正、生津，津液得复，则心脉失养得以改善，心肌缺血得以补偿，缺氧得以纠正。以养阴护脉，宁心安神为原则，补心体，畅心用。心肾阴亏不足以濡养心神、制约心阳，致心神失养；而阴虚易生虚火，虚火上炎又可扰乱心神，内伤阴液；两者均可使心神受扰，故滋阴以清虚火，使心神得安。通脉养心丸便是基于此法而研制成的中成药。

通脉养心丸由地黄、鸡血藤、麦冬、炙甘草、制何首乌、阿胶、五味子、党参、醋龟甲、大枣、桂枝组成。方中炙甘草、党参补益心气，桂枝、鸡血藤通阳活络。心阳通，心气复，则血脉得以鼓动。生地黄、麦冬、五味子、阿胶、龟甲养阴补血，以充盈络脉。本方药具有益气养阴、通脉止痛的作用，适用于气阴两虚型冠心病，上市30余年，疗效显著。

（二）创立"益肾健脾、涤痰散结"法干预老年病，研制系列院内制剂

阮士怡认为冠心病等诸多内科疾病的发病均与动脉粥样硬化相关，若能做到延缓动脉粥样硬化的进程，不但可以防治冠心病，而且可以防治很多其他内科疾病。在动脉粥样硬化的病机上，阮士怡结合现代医学与传统中医理论，提出了"脉中积"理论，其发生的根本原因是脾肾亏虚。脾肾两脏为先后天之本，是冠心病发病过程中涉及的主要脏腑。阮士怡本着中医的整体观念及辨证论治原则，加之自己多年临床实践，提出以"益肾健脾、涤痰散结"法防治冠心病，在理论和临床两方面都取得显著突破。

治病必求本　肾是先天之根，生命之源；脾为后天之本，化生气血。人体健康不外先天之气充实、后天脾胃健运。古医籍对脾肾论述颇多，各有专著，近年来国内也分别对脾肾二脏进行了大量研究，但与动脉粥样硬化有关的论述尚少。通过临床实践，阮士怡认识到，人体脾肾二脏气血充盛，则能输水谷之精微以养五脏。所以提出"益肾健脾"法是预防多种疾病之源，是防治冠心病之本。

百病皆由于痰　古人云："惟气与血能生诸病，痰亦如之。夫痰者津液之异名，人之所恃以润养肢体者也……气脉闭塞，脘窍凝滞，则痰聚而有。"在临床中，阮士怡体会到人随年龄增长，津液由于多种因素而逐渐化生为痰，痰浊瘀阻脉络，致气血不畅而生百病。动脉硬化颇类似中医的痰瘀证，因此涤痰是治疗冠心病的关键。进入衰老前期，体内痰浊已成，留滞于脏腑，使人身体各种结缔组织增生，功能退化。血管也不例外，痰浊瘀阻脉络，阻滞血流，不通则痛，致冠状血管狭窄，而成冠心病，故涤痰是标本兼治之法。"结者散之"，对聚结之证要使其消散，痰涎瘀结日久，可以化热，痰热互结心下，胸脘痞满而痛，亦有痰因寒而壅滞者，是故冠心病已成，则宜施"软坚散结"法治之。

正气存内，邪不可干　高脂血症是冠心病的危险因素之一，却不是冠心病唯一的致病因素。根据中医理论，"恬淡虚无，真气从之，精神内守，病安从来"，如果能找出保护动脉内膜，保持良好中层弹性，并能改善微循环的方药，能够使气血通畅、脏腑调和，"虽大风苛毒，弗之能害"。据此，在研究方剂过程中又加了一些具有扶正固本功效的药味。

阮士怡以"益肾健脾、软坚散结"为法，拟定了组方，几经修改，制成了目前以茯苓、川芎、陈皮、肉桂、党参、龟甲（醋制）、石菖蒲、丹参、杜仲（盐炒）、菟丝子、夏枯草、制何首乌、海藻、昆布、桑寄生等18味药组成的补肾抗衰片，具有调和阴阳、扶正祛邪、益气轻身、填精补髓、强身健脑、益寿延年之效。在临床用以治疗冠心病、

高血压病、脑动脉硬化、老年性痴呆、慢性支气管炎、颈椎关节病、糖尿病及前列腺增生等多种增龄性疾病。此外，针对不同类型的冠心病患者，阮士怡研制了降脂软脉灵片Ⅰ～Ⅳ号方药。其中，"降脂软脉灵片Ⅰ"适用于慢性冠心病、心绞痛者，"降脂软脉灵片Ⅱ"适用于冠心病合并高血压者，"降脂软脉灵片Ⅲ"适用于慢性冠心病合并心律失常者，"降脂软脉灵片Ⅳ"适用于冠心病心绞痛痰瘀互结证病情较重者。这些中成药均作为天津中医药大学第一附属医院的院内制剂，取得了良好的临床疗效，造福患者。

（三）提出"软坚涤痰强心"法治疗慢性心力衰竭，研制新生脉散片

慢性心力衰竭是不同病因的心脏疾病发展到一定严重程度时，出现的一种临床病理综合征。根据心衰临床表现，多归于喘息、心悸、怔忡、水肿、痰饮等证候范畴。20世纪80年代，经过长期的临床实践体会，阮士怡认为慢性心力衰竭主要以心脏虚损为本，进而影响和造成肺脾肾及肝脏的虚损和血脉的瘀阻，因虚致实，痰浊阻络是其重要病机变化特征；在疾病的发展过程中，心功能由代偿到失代偿，心体勉力而行，主血脉之功能失序，心体失于濡养，体坚而失用，心气无力鼓动，痰瘀久滞致坚。阮士怡提出以"软坚涤痰强心"治疗慢性心力衰竭，取涤痰瘀、通血脉、强心之用，并依据此法研制出新生脉散片，临床收到了较好的效果。

新生脉散片以生脉散为基础而创制，党参、麦冬、丹参益气养血、滋阴生精；配伍北五加皮，祛邪胜湿强心；夏枯草、昆布、海藻、炙鳖甲软坚散结涤痰；杏仁、紫菀更增其涤痰之效；泽泻、云苓（即茯苓）利水消肿，宁心安神；马鞭草、刘寄奴通络利水消肿。全方合用，具有软坚涤痰强心的功效。近代药理学研究表明，北五加皮含有强心苷，其提取物有明显的强心作用。阮士怡通过临床研究验证新生脉散片临床疗效发现，其在改善慢性充血性心力衰竭患者的心功能方面具有与地高辛相似的作用，还具有改善心脏收缩功能、减慢心率、降低心肌耗氧量、减轻心脏负荷等临床作用。近年，新生脉散片获得了"重大新药创制"专项支持。

（四）提出"益肾健脾、涤痰复脉"法治疗心律失常

心律失常是临床常见病和多发病，可见于多种心血管疾病，致病机制复杂，是由多种原因引起的心脏电冲动频率、节律、传导及起源部位的异常。阮士怡观察到，当前临床上运用的抗心律失常药物，虽有抗心律失常作用，但常存在因使用不当而使患者心律失常加重或诱发新的心律失常的问题，在临床运用时难以掌控疗效与副作用。阮士怡基于中医理论指出，正气虚弱、痰浊阻络是其基本病因，提出了"益肾健脾、涤痰复脉"

法治疗心律失常。

鉴于此，1987年，阮士怡带领课题组申请了"益肾健脾、涤痰复脉"方药治疗心律失常的临床及实验研究的科研课题。根据中医学基础理论和临床经验，结合现代中药药理研究，组成了具有"益肾健脾、涤痰复脉"作用的方药，用于治疗各型心律失常。研究表明，"益肾健脾、涤痰复脉"方药对各型心律失常均有较好的疗效，尤其对脾肾虚损、痰浊内停型室性早搏和缓慢型心律失常的疗效更为显著。在基础研究中，本方药能明显缩短乌头碱所致的家兔心律失常持续时间和减轻其严重程度，较维拉帕米组具有明显的优势。

三、年虽鲐背，科普惠民

阮士怡退休时，已近鲐背之年，仍倾心于临床。门诊患者络绎不绝。阮士怡始终保持着谦虚、谨慎的态度，急患者之所急，想患者之所想，诊病从来都是事无巨细，亲自问诊，详加诊察，耐心向患者讲述病情，并科普相关疾病知识。每个患者的相关化验检查都一一过目，看不清楚的内容必由弟子代为叙述。每次出诊，往往从早上8点到中午近1点钟才能结束。出于多方面考虑，阮士怡每次门诊量控制在15人次左右，但每次都有远道而来，或没有挂上号的危重患者，需要临时加号就诊。有时候患者太多，弟子们不忍继续加号。阮士怡得知后，总是用商量的口吻说"病人来了，就给加一个吧"，这无不让晚辈们既感动又心疼。遇到患者由于情绪郁结，急于倾诉，阮士怡总是会耐心倾听，不忍打断；每有经济条件差的患者就诊，阮士怡多不收诊费，还予以便利条件就诊。

阮士怡门诊之余，从没停止过对中医药事业的思考。他晚年将研究与思考的重心逐渐从心血管疾病转向老年疾病，并曾在采访中说道："之前我研究的课题是心脑血管疾病，而且越研究越感到临床治疗有效果。这些年，中国快速步入老龄社会，老年人逐年增加，所以我的研究方向转向了老年病。我认为，长寿固然重要，但更重要的是健康。我行医这么多年，也研究了这么多年，我的感悟就是，医生的目的是努力让患者保持健康。当然，谁都希望长寿，只不过我的意思是保持健康的长寿，这样的晚年生活才幸福，才丰富多彩，而不是没有质量地活着。我建议加快开办老年病中医医院，能充分发挥中医治疗老年病的优势。我所提倡的老年病医院，是能够集治疗、康复、护理为一体的专业中医医院，能专收老年病患者，让他们能得到中医的专业护理，安享晚年。通过研究中医中药，让中国老年人的身体变得更加健康，生活更加有质量，当然，这样也会减少家庭的负担。"其实早在20世纪80年代,阮士怡便意识到积极开展老年性疾病的预防与保健工作的重要性,当时便提出应当建立老年疾病专科,研究治疗衰老相关疾病。这一主张,促成了天津中医药大学第一附属医院老年病科的成立。

阮士怡认为,中医治疗老年病有其系统的理论,可以按照老年人的体质和老年病病理的原则进行治疗。百姓虽对其中蕴含的整体调节、未病先防、养治结合、综合调理等理念有所了解,却不能很好地融入具体疾病的防治。因此,除出诊外,阮士怡为《天津日报》《今晚报》《天津科技报》《天津老年时报》《开卷有益·求医问药》《家庭中医药》等报刊撰稿,内容包括养生、疾病调护、药物使用等,将学术研究内容及治病理念转化为通俗易懂的语言,以便百姓能够更好地预防疾病。

正是因为阮士怡医术精湛,医德高尚,多年来一直广受患者爱戴。2014年,阮士怡荣获"国医大师"称号。同年,《国医大师阮士怡学术思想研究》出版,年底,98岁高龄的阮士怡不再出诊,但他一天也没闲下来,仍然每天阅读书籍、报刊,关心中医药发展的动向,并在家中、工作室为弟子授课。

阮士怡在接受采访时说:"中医药能帮病人解除疾苦,我喜欢中医,我的生活也离不开中医。作为一个医生,(我)毕生都离不开病人。谈不上对医学事业的贡献,仅仅是为促进人类健康事业尽一点绵薄之力而已。"

中篇

精勤医源，师古创新，
灼灼学术耀杏林

～⑨ 第一章 ⑨～

学贯古今，理论创新

　　阮士怡教授深谙"治病必求于本""正气存内，邪不可干""邪之所凑，其气必虚"等中医治病理念，并将其融入疾病治疗中，形成了"软坚散结法治疗动脉粥样硬化""益气养阴法治疗冠心病""育心保脉法治疗心系疾病"等新学术思想。

一、学术思想初形成：益气养阴治疗冠心病

　　中医论治冠心病首见于《金匮要略》，以阳微阴弦论其病机，将胸痹心痛的病机归为上焦阳气不足，阴寒之邪得以上乘阳位，故发为胸痹。其治疗多以瓜蒌薤白半夏汤类方为主，以图通阳化痰。单纯使用通阳化痰、活血化瘀之法，虽能很好地控制临床症状，但对于一些年老体弱的患者，病情时常反复，十分棘手。20 世纪 60 年代，冠心病在我国尚不是主要的循环系统疾病，其发病特点也与现在的冠心病稍有不同。患者大多因年老体衰、情志不调、思虑过度致病，而嗜食肥甘厚味者少见，证候以虚为主要特点，尤其是气阴两虚兼有血瘀者为多，而痰浊瘀阻者少见。阮士怡教授受到天津名老中医董晓初先生的影响，认为心气不足、阴血虚弱是冠心病的病机之一，益气养阴之法在临床中往往可获佳效。

　　心主血脉，气为血之帅，气行则血行。气是人体生命活动的动力，气与血两者互相依存，虽可分而实不可离，且在脉中运行周流不息。若心气不足，心阳虚衰则不能鼓动血脉，则运血无力，血行缓慢；阴血虚弱，则血脉失于濡养，络脉空虚失荣，脉络不通，久之则使痰浊瘀血胶固于脉壁，形成脉中癥积，导致心脉痹阻。故"益气养阴"中"益气"可调整机体的气机，促进血液的运行，将痹阻之脉疏通，改善冠脉循环，进而使心肌氧供平衡；"养阴"可以扶正、生津，津液得复，则心脉失养得以改善、心肌缺血得以补偿，缺氧得以纠正。具体而言，又分为养阴护脉、滋阴清热、补阴通阳。

养阴护脉 心系疾病的发生主要是心"主血脉"和"主神明"这两大生理功能发生紊乱而导致的。冠心病患者多由思虑过度、五志损伤而导致心阴暗耗、心阴不足，阴虚化热，内扰心神，而出现心悸。在心悸的发生发展过程中，神的作用不容忽视。心主神明，心藏神，神舍心，若心失所养，神亦失所养。心之形质受损，必然会引起心神不宁之证。加之现代人生活压力大，日常应酬多，且饮食偏于肥甘厚味，多思多虑，即易导致心之形质受损，同时心主神明的功能亦会受损。故治疗时，应从"形"和"神"两方面着手，以养阴护脉、宁心安神为原则，补心体，畅心用。此处的"脉"，既指脉道，又指脉象。因心悸患者常可见到脉率和脉律的变化，如《伤寒论》中"脉按之来缓，而时一止复来者，名曰结。又脉来动而中止，更来小数，中有还者反动，名曰结阴也；脉来动而中止，不能自还，因而复动，名曰代阴也"，"涩脉细而迟，往来难且散，或一止复来"。可知护脉当指调节脉率与脉律，使其恢复正常。同时，心律失常发生时心排血量就会相应减少，血流速度减慢，从而影响心、脑、肾的灌注，血中的血小板更容易附壁。如果此时血管内皮已有损伤，就有形成动脉粥样硬化或附壁血栓的风险。因此培补正气，维护血管内皮功能的正常也至关重要。阮士怡教授从治未病的层面出发，在治疗冠心病，尤其是伴随心慌悸动等症的病人时，既要考虑到冠心病本身发生的原因，去除本病病因，又要考虑到兼证所致的后果，预防发生进一步传变。

滋阴清热 阴阳失调是疾病发生的原因，就冠心病而言，即心肾阴虚，虚火妄动，扰动心神。心肾阴亏不足以濡养心神、制约心阳，致心神失养；而虚火上炎可扰乱心神，内伤阴液，两者均可使心神受扰，所以滋阴是治疗的关键。《证治准绳·杂病·神志门·悸》言"……则求其属以衰之，壮水之主以制阳光也"，阴阳调和，心阴得复，虚火自灭，养血复脉，使心有所养，神有所归，心神安定，悸动自平。临床上主要针对冠心病中气阴两虚、阴虚火旺等证型的治疗。其中，心阴、心阳的病理状态与其相互的平衡关系被破坏，在疾病的发生发展中显得尤为重要。一旦心的阴阳平衡被打破（主要原因是心阴亏损、心阳偏亢的问题），心阴亏损造成心阳独走于外，阴阳之气不相顺接，就会导致阴虚阳亢的病理状态。临床可见心悸、失眠、头晕、烦热盗汗等症状。就脉道而言，脉中癥积日久，郁久化热，导致斑块破溃。现代研究也证实，心肌梗死的发生，往往与易损斑块相关，而斑块的易损性与局部的炎症相关，这与中医所说的热毒十分相似，故清热解毒法在冠心病的治疗中，占有重要地位。斑块易损虽与热毒相关，但究其根本仍与阴虚有着密切的关系，故以滋阴清热为要。总之，大多数患者以心肾阴虚为本，虚火热毒为标，本虚标实为其总的病机特点，采用滋阴药物与清热药物并重，在此基础上进行加减，临床每获佳效。

补阴通阳 张仲景在《伤寒论·辨太阳病脉证并治》中有关于"心动悸，脉结代"的记载，心律失常运用"益气滋阴、通阳复脉"法治疗，遵循心之阴阳两虚的原则，须补阴通阳，以炙甘草汤为主，配伍炙甘草、人参、大枣，以补脾气、益心气，资气血化生之源；麦冬、阿胶、麻仁养心血、充血脉、滋心阴，共为君药；佐以生姜、桂枝辛行温通，通血脉、温心阳。诸药共用，温而不燥，使阴阳调和，气血充足，则脉结代、心动悸，皆得其平。现代中药药理学研究显示，炙甘草汤除了抗心律失常作用较为显著之外，还能起到正性肌力的效果，使冠状动脉血液供应增加、心肌缺血状况得以改善，心肌缺氧耐受力显著提高。

阮士怡教授在长期临床过程中领悟到，炙甘草汤具有较好的改善心肌缺血作用，故以本方为基础方，增滋阴药物以补阴，助血脉生化之源；加温阳药物以通阳，开心阳不振之痹。法阴阳互根互用理论，阴中求阳，达阴阳双补之效。

二、学术思想深探索：补肾软坚防治动脉粥样硬化

中医治病从整体出发，辨治心系疾病不拘于心，防治心系疾病需要兼顾五脏的调护。阮士怡教授在长期的医疗实践中，遵从《内经》之"整体观念""治病必求于本"思想，临证治疗中时刻顾护机体的正气，重视"先后天之本"——以益肾健脾为所长，提出"益肾健脾"的扶正之法。支撑人体生命能量的主要来源是脾胃受纳运化的水谷精微之气，脾胃为全身气血生化之源，周身气血旺盛有赖于脾胃功能的正常。五脏之中，肾为先天之本，"主水，受五脏六腑之精而藏之"，肾精肾气的盛衰不仅关系到人体生长发育的正常与否，更关系到五脏六腑的滋养或虚衰。阮士怡教授在辨清脾肾生理功能的基础上认为，若脾肾功能失调，脾失运化，肾精不足，则精不化气，气不生精，脏腑失荣，功能紊乱，进而产生瘀血、痰浊等致病因素。

但是阮士怡教授对于"治病求本"理念又不仅仅拘泥于"扶正固本"，而是更注重在疾病治疗过程中，抓住疾病邪正斗争病理变化中的关键环节。他在实验研究中结合现代医学知识，对心系疾病尤其是冠心病的发生发展过程中动脉粥样硬化的病理机制有了深刻的认识。冠心病发病环节中动脉粥样斑块在血管中的生成、进展，与疾病的发生、发展密切相关。解决斑块的生成与进展问题是该病治疗的关键环节之一。在既往的中医学理论中，对于该病的阐述主要集中在胸痹心痛，其发病机制主要着眼于气滞血瘀、痰瘀互结于心脉，处方立法多以行气活血或化痰逐瘀。阮士怡教授将中医、西医理论相结

合，认为冠心病的根本原因为冠状动脉发生粥样硬化引起，主要病理变化为内膜脂质沉积、灶性纤维性增厚及粥样斑块导致的血管腔狭窄。阮士怡教授结合西医对动脉粥样硬化的研究及中医学理论，认为动脉粥样硬化为一类血管内增生性疾病，类似于中医的积证，只是其所在部位在脉壁，虽触之不及，实为有形。他就此提出了"脉中积"的理念，认为粥样斑块是血脉中之"癥积"，其为痰为瘀，为有形之邪凝滞脉中，具备中医"癥积"之特点，可用"消"法治之。人随年龄增长，脾气渐虚，津液不能顺畅输布全身，却易炼液为痰；气阴两虚，运血无力，脉道失濡，瘀血滞留脉中，痰浊瘀阻脉络致气血不畅而生百病。体内痰浊已成，盛于脏腑，使人体各器官结缔组织增生，而功能退化，血管亦不例外。痰浊阻于脉络，阻滞血流，不通则痛，致冠状血管狭窄致病。据此，阮士怡教授提出益肾健脾、软坚散结之法。

1. 补肾软坚之法

（1）益肾健脾 《景岳全书》曰："心本乎肾，所以上宁者，未有不由乎下，心气虚者，未有不由乎肾。"肾中阳气虚衰，不能鼓动五脏之阳，在心则为心气亏虚，心阳不振，血脉失于温煦，而痹阻不畅。临床治疗中欲养心阴，当滋肾阴；欲温心阳，当补肾阳。临证应重视补肾固本，治当强调补肾助阳，强心通脉，常用何首乌、淫羊藿、桑寄生、补骨脂、杜仲等温补滋润之品。现代药理研究显示，何首乌具有抗动脉硬化，消除动脉粥样硬化斑块的作用；淫羊藿、桑寄生、补骨脂能增加冠状动脉血流，改善心肌缺血，提高机体免疫功能及调节脂质代谢，增强抗氧化能力，延缓衰老。脾属土位，居于中焦，交通上下，为气机升降之枢纽，因此，常从中焦脾胃论治胸痹。健脾以益气活血、祛痰散结通脉。常用药为绞股蓝、白术、茯苓、党参、甘草等。多种健脾药可调整神经－内分泌－免疫网络，促进胃肠消化吸收功能，改善微量元素的能量物质代谢，不仅通过调节脂质代谢而减轻血管压力，还能改善脂质过氧化损伤以减轻内膜损伤、脂质沉积及血管平滑肌细胞的增殖，从而达到阻抑动脉粥样硬化形成之效。

（2）软坚散结 软坚散结法属于"八法"中消法的范畴，常用于治疗瘿瘤、瘰疬、癥瘕等。将有形实邪互结的病理变化归纳为"坚、结"二字，临床辨证中以"坚、结"为要。劳倦内伤，七情失度，或饮食不节，导致脾胃损伤，运化失权，津液停聚则为痰浊，故有"脾为生痰之源"之说。冠心病常见于体肥善食、痰湿素盛之人，常合并高脂血症、糖尿病、代谢综合征等，此类患者常脾胃虚弱，不能运化水谷精微，湿聚为痰。内生之痰循经上注心脉之中，"积"于脉壁，痹阻胸阳，瘀滞心脉。《素问·至真要大论》曰"坚者削之""结者散之"，因此，在健脾的基础上施以涤痰软坚散结之法。常用瓜蒌、半夏、夏枯草涤痰散结，并能降血脂、扩张冠状血管、清除血管内斑块；鳖甲、海藻味咸，功能软坚散结，降低血清胆固醇，减轻动脉粥样硬化，还能抗凝血、抗血栓、降低血液黏稠度，改善微循环。

凡是有形实邪结滞之证，均可以酌情运用软坚散结法进行治疗。软坚散结法虽所治之证繁多，但临床辨证应以"坚、结"为要。"坚、结"除指临床症状上能触及结块的坚硬、坚固之外，更强调病程中所发生的结聚、聚集的病理变化。临床观察可发现很多疾病虽没有表现出明显的"坚、结"症状，但同样适用软坚散结法。"坚、结"之证归属于中医"积证"范畴，《灵枢·百病始生》指出积证的形成与痰湿、瘀血关系密切，"汁沫与血相搏，则并合凝聚不得散，而积成矣"；"凝血蕴里而不散，津液涩渗，着而不去，而积皆成矣"。《景岳全书》也对积证的病变过程及临床特征有记载："盖积者，积垒之谓，由渐而成者也。……由此言之，是坚硬不移者，本有形也，故不移者曰积。""坚、结"之证的形成实则是病变部位痰浊、瘀血的结聚、聚集，痰浊、瘀血病理产物的形成与脏腑功能失调关系密切，尤以脾、肾为重。饮食不节、情志失调、劳逸失调等饮食及生活方式的改变，最终导致脾肾受损，百病皆生。肾为五脏阴阳之根本，脾为气血生化之源，脾肾亏虚，损及脏腑，脏腑失养、功能失调，内生痰浊、瘀血等病理产物，终致痰瘀互结。阮士怡教授抓住痰瘀互结这一关键病机，将软坚散结法用于动脉粥样硬化的治疗，临床收效显著。

行气化痰以"软、散"　痰瘀互结多见于疾病的中后期，血脉之结的发生，起初多为"痰气交阻"，此时"软、散"之法的关键在于理气化痰以软坚。津液的运行离不开气的推动作用，气机郁滞，致津聚成痰，临证选用海藻、昆布、绞股蓝、瓜蒌等化痰软坚之品的同时，常酌加香附、降香、延胡索等行气之品。

化瘀解毒以"软、散"　随着病情的发展，痰气交阻必定影响血液的运行，此时病机多演变为血瘀或痰瘀互结，治疗中"软、散"之法的关键则在于活血化瘀与化痰软坚并重，临证除运用化痰软坚类中药外，常加用丹参、郁金、鸡血藤、莪术等活血之品。已有大量现代药理学研究表明，上述药物具有抗凝、抗血栓的功效，对改善血流状况具有显著的效果。当痰阻血瘀日久，生热酿毒，终致痰热瘀毒互结为患，此时软、散之法的运用，应在化痰软坚、活血化瘀的基础上，辨证加用清热解毒以散结，临床常酌用夏枯草、丹皮、生地黄等清热解毒、凉血活血之品。

扶正补虚以"软、散"　脾虚是生痰之根本。疾病之初以补为通，故对于体弱脾虚者，常加用炙黄芪、茯苓、白术等补气健脾之品，以达"脾健运则痰湿得消"的目的。后期常伴随着正气耗伤，"至虚之病反见盛候"，气血阴阳的亏虚不仅不利于"结块""积聚"的消散，亦是导致其发生的重要因素，故在辨证运用软坚散结法的同时，根据脏腑气血阴阳亏虚的具体情况佐以扶正，临证常加用当归、桑寄生、淫羊藿等扶正之品，从而达到补虚以散结的目的。

借"正咸能软坚之功也"（《本草经疏》）使用味咸之品，以达到使邪实积聚逐渐变软进而消散的目的。在心血管疾病中，软坚类中药常被用于动脉粥样硬化、心肌纤维化等疾病的治疗。阮士怡教授常用的软坚类药物有炙鳖甲、海藻、昆布等。鳖甲和海藻常相须为用，两者均味咸、性寒，《神农本草经》中云，鳖甲"主心腹癥瘕坚积"具有滋阴潜阳、软坚散结之功；海藻"主……破散结气，痈肿癥瘕坚气，下十二水肿"，配伍合用具有化痰软坚、利水消肿的功效。但早在《黄帝内经》中就提到"血病无多食咸""多食咸则血脉凝涩""味过于咸，大骨气劳，短肌、心气抑，脉凝泣而变色"。阮士怡教授认为对于心脑血管疾病患者应该限制咸味药物及食物的摄入，食咸不利于对血压的控制，并且加重肾脏的负担。因此，临床使用软坚类药物时，强调"有故无殒，但取无过"。处方用药也常常只取一到两味软坚之品，这样既应用了其软坚散结之功，又避免对心血管系统产生副作用。

2. 补肾软坚之用

阮士怡教授提出的补肾软坚法，目前主要用于动脉粥样硬化相关疾病及衰老相关疾病的预防与治疗。动脉粥样硬化是一种与增龄、衰老相关的退行性病变，血管内皮细胞功能异常是动脉粥样硬化发生的始动因素之一，起始于血管内皮细胞衰老引起的一系列功能障碍。衰老是一个连续非匀速的递进性过程，在生命的早期阶段即已开始，表现为易受损和难恢复的状态。增龄、高血压、糖尿病、血脂紊乱等均可加速内皮复制性衰老过程，表现为端粒进行性缩短、保护性自噬减弱、ROS 聚集、炎症激活、NO 信号系统受损等。这些内容与动脉粥样硬化的发生密切相关，因此，阮士怡教授认为动脉粥样硬化是衰老的具体表现之一，其发生发展亦促进衰老的发生。此外骨关节疾病也是衰老的常见疾病，亦有对补肾软坚法治疗骨关节疾病进行研究。

（1）心脑血管疾病　补肾软坚法广泛应用于冠心病心绞痛、心律失常、高血压病、中风等心脑血管疾病临证治疗中，其代表方补肾抗衰片（系补肾软坚方药的中成药制剂）能够明显改善肾虚痰瘀型冠心病心绞痛患者胸痹心痛症候，具有良好的抗氧化、抗酪氨酸硝基化作用，而活性氧自由基和活性氮自由基可能是"痰"的物质基础。对补肾软坚方药的系列研究，进一步证实了"脾虚生痰，痰瘀互结"是心脑血管病的病理基础，而补肾软坚法具有减轻动脉粥样硬化类疾病的作用，成为指导防治心脑血管疾病的一个重要应用理论。

在基础研究方面，证实补肾软坚法可从抗氧化、抗硝基化、抗炎等外因机制发挥稳定斑块的作用，同时可以从抑制内皮细胞凋亡、改善内皮物理架构减小其通透性等角度阐释其针对内因的部分起效机制，一定程度上验证了补肾软坚法在保护内皮中的作用。

（2）2型糖尿病　中医认为脾失健运、痰浊内蕴是2型糖尿病的基本病机，且具有以下特点：阴虚为本，燥热为标，病变脏腑在肺脾肾；气阴两伤，阴阳俱虚；阴虚燥热，变证百出；血瘀致病；浊毒致病。随着社会经济迅猛发展，生活节奏加快，生活方式与膳食结构均发生巨大变化，内生痰瘀、脾肾亏虚所致的消渴患者日益增多。以益肾健脾、软坚散结为核心理念的补肾软坚法在治疗糖尿病中发挥重要作用。

补肾软坚法方药具有降低糖尿病患者空腹血糖的作用，并能在一定程度上稳定患者的血糖。且补肾软坚法是中医扶正祛邪、辨证施治理论和整体观念的集中体现，其毒副作用小、治疗范围广、一方多效，可以起到整体调理的作用，又可以很好地改善患者的临床症状。

脂代谢异常是2型糖尿病中重要的危险因素，在疾病发生、发展过程中起着重要的作用；胰岛素抵抗是2型糖尿病重要的发病基础之一，表现为胰岛素靶器官对胰岛素反应性及敏感性下降，出现糖代谢异常。两者常同时存在，还可使β细胞的分泌功能发生障碍和凋亡，即脂毒性。此外，它与动脉硬化密切相关，最终发展为心、脑、肾等大血管疾病及微血管疾病。因此，糖尿病合并高脂血症患者在降糖的同时还要强化降脂。两者具有相同的病机，均属本虚标实之证，本虚为脾肾亏虚，标实为痰瘀互结。补肾软坚法方药具有健脾益肾、涤痰降浊、活血散结之功效。动物实验结果显示，补肾软坚方药具有直接抑制炎症的作用，且不依赖于血脂水平。

临床在常规西药治疗的基础上配合使用补肾软坚方药，可更好地实现机体血糖水平稳定，在改善躯体中医症候的同时，在一定程度上可调节免疫功能紊乱及糖脂代谢水平，弥补单纯应用西药不足之处。

（3）骨关节病　肾主骨生髓，骨关节疾病以"肝肾亏虚，脾失健运"为本，风、火、痰、瘀为标，故治当补肾生髓、化痰逐瘀并进，宜滋补肝肾、化痰开窍、活血通络。现代医学认为骨关节病是一种多因素疾病，以不同方式涉及关节多种组织成分（软骨细胞、胶原、软骨下骨及滑膜），在老年人群中极易致残，早期的预防和治疗显得尤为重要。目前，现代医学明确的病理过程尚不清楚，但与软骨老化、机械因素（微损伤的累积、下肢力线对位的改变等）、遗传和生化因素等密切相关。

颈椎病以颈椎退行性变为主要病变基础，同时伴随椎间盘病变，可能出现因压迫血管、神经所导致的一系列临床症状。受椎动脉颅外段血流影响引起的眩晕称为颈源性眩晕，多为椎动脉在穿行颈椎横突孔过程中受压，椎动脉发育异常，或有粥样硬化，颈部交感神经受刺激引起椎动脉痉挛，供应前庭神经核和迷路的动脉细小，椎动脉血流受心率、血黏度、血压变化等的影响。椎－基底动脉供血情况和血流变在使用补肾软坚方药治疗前后有明显改变，其不失为一种治疗椎动脉型颈椎病的良药，值得进一步推广应用。

三、学术思想再研究：育心保脉预防心系疾病

随着对心血管疾病的深入研究，心血管疾病的治疗理念不断更新，从强心到养心，从扩血管到通血管。阮士怡教授在20世纪末提出了"育心保脉"的理念，将心血管疾病的治疗转为预防、调护，并对育心保脉理念进行了进一步的阐释。

1. 育心

育心，不局限于养心，而是兼具养心和使心生发、生长之意；既滋养心之气血，又助心之生长生发，以延缓心之衰老。就现代医学角度而言，育心的目标在于增强心脏本身的功能，增加冠状动脉血流，提高心肌对缺血缺氧的耐受力。治法主要包括通心阳、化痰滞、培心气。

通心阳 阳为心本脏之气，"心"作为人身之阳，主阳气以温煦，其阳气不但维持自身的生理功能，而且推动血液运行，温养全身，维持人体生命活动。阮士怡教授擅用桂枝、薤白以温通心阳。用桂枝，一则取其通阳利脉，一则取其通阳利水。因此，应用桂枝并不仅仅针对胸痹一证，而是着眼于整个心脉系统的健康。用桂枝改善心脉系统的整体功能，既能改善胸痹的症状，又能通心阳、助血运。薤白通阳辛散，长于散壅解郁，往往与瓜蒌、桂枝合用，以期达到通心阳以消胸中痰滞的作用。阳气痹阻是胸痹的重要成因，若阳气痹阻，温通失煦，血脉凝涩，心脉失养，则发为胸痹心痛。故治疗上除应考虑通阳外，还应当适当加以豁痰化浊之法，以除胸中痰滞，方能使胸中阳气得以舒展。阮士怡教授临床多用瓜蒌、草豆蔻、佩兰，取其化胸中痰滞、化湿畅达气机，以展胸阳。

培心气 随着人体的衰老，心气逐渐不足，鼓动无力，导致血液运行缓慢，瘀血、痰浊停滞脉中，附着于脉道，血脉瘀滞，不通则痛。心气充足，则瘀血、痰浊无处停

留，则不会发展为冠心病。如果可以通过补益心气，使其恢复帅血运行之功能，达到血脉流畅的目的，则痰浊、瘀血等病理产物无处停留，冠心病发生发展的机会大大减少。阮士怡教授常用党参、黄芪以培补心气。党参可以补中气而不燥，鼓清阳而不热，其药性平和，故尤其适合老年患者的长期服用。黄芪是最为常用的补气药，各种疾病气虚之证均可应用，补一身正气，正气强则邪气无所侵。

2. 保脉

"保"在此有保护、抚育的意思，旨在保护脉道的同时又激发血管新生，从而维持血管生理功能。保脉的目标在于保护血管结构和功能的完整性，以维持相对平衡的状态，延缓动脉粥样硬化的发生发展。主要适用于冠心病发病前期，或是有家族史、高危因素的潜在心血管病患者。具体治法主要包括调气舒脉、清热和脉、化浊保脉。

调气舒脉　气血之间关系密切，气滞则影响血液运行，气机不畅，气行郁滞，气郁而血行不畅，瘀血乃成。在冠心病发病前，很多患者就存在气机郁滞导致心脉挛急的症状，心脉拘挛日久则会损伤心脉本身的功能和形态，导致痰浊瘀血停留于脉道，出现心脉痹阻的现象。故调气舒脉是冠心病未病期的重要治法。阮士怡教授于理气药中选香附、郁金、枳壳三品以调气舒脉。香附虽为理气之品，又兼有活血之功，能够推陈出新，与益气之品合用，虽理气而不耗气；郁金理气兼有化痰活血的功效，可祛除冠心病未病期患者气滞、血瘀、痰凝等病理因素；枳壳理气性缓，主胸膈之病，故阮士怡教授临证喜用枳壳，以图缓攻气滞。

清热和脉　老年冠心病患者年老体虚，阴气渐衰，阴血亏虚，易受热毒煎熬，血液浓稠黏滞，瘀血渐生，瘀久化热，损伤心脉；亦有脾失运化导致痰浊内生，痰浊凝滞易阻碍气机，郁而化热，热损心络而发病。现代研究中有诸多证据表明，炎症反应参与了动脉粥样硬化的形成和进展。结合目前冠状动脉粥样硬化炎症反应学说，清热药对延缓冠脉病变有积极作用。阮士怡教授结合现代药理研究，选择白鲜皮和虎杖两味药。白鲜皮本为皮肤科常用药，阮士怡教授认为以中医"比类取象"的哲学方法来看，内皮损伤可与皮肤损伤相联系，故在皮肤科常用药中选白鲜皮一味以期能够改善内皮功能。虎杖解毒化湿，陶弘景谓虎杖"主暴瘕"，这里的"瘕"即我们常说的瘕聚，为气聚而成，这与患者因各种原因导致的冠状动脉痉挛而非斑块有着相似之处，故阮士怡教授在冠心病早期，喜用此药以改善动脉功能，进而缓解痉挛所致的胸痹症状。

化浊畅脉　"饮食不节，过食肥甘""环境污染""情志因素"及"肾的排浊能力下降"导致血浊的产生，"浊邪"重而黏滞，秉湿邪之性，血浊日久不得清化，津液正常循行必然会受到影响，乃聚而成痰。而痰饮停聚不行又可反污于血，加重血浊病理状态。血中秽浊积聚，久则变"稠"变"黏"，进一步发展则阻塞脉道，形成"痰瘀互结"的状态。可见清化血浊是早期干预冠心病进展的重要方法。血浊的形成与脾失健运、浊邪不能顺利排出有密切关系，故阮士怡教授善于用茯苓健脾利水，用泽泻泄肾中浊气，从血浊形成之脾和血浊排泄之肾两个层面分别治之。

四、学术思想终升华：养生的理想状态是健康且长寿

1. 遵循《黄帝内经》，防患未然

阮士怡教授对于《黄帝内经》尤为推崇，认为其成书不仅为中医理论体系奠基，也标志着中医养生理论的全面形成。他将"上工治未病"作为自己的养生指导思想，主张"无病早防，有病早治"，指出预防疾病，养重于治。

根据自己几十年的临床经验和切身体会，阮士怡教授发现中老年人患心脑血管疾病和消化系统疾病偏多，70岁以上人群大多患有不同程度的慢性胃炎。中医认为气血两虚是百病之源。肝主疏泄，又主藏血，很多老年人退休后活动少，常感寂寞，易生郁闷，精神情绪的失调导致肝郁气血失调，使得心脑血管的供氧供血不足，血液运行不畅，从而引发一系列疾病。而消化系统疾病，很多老年人年轻时已有之，早期无任何不适，加剧期可发生膨闷胀饱、打嗝、嗳气、进食后微感疼痛等症状。饮食不节，或过食营养滋补品，导致消化系统功能障碍，易引发高血脂、脂肪肝、慢性胃炎、消化道溃疡或便秘等。此系列疾病已成为很多老年人的健康杀手，轻者缠绵痛苦，重者引起中风或心肌梗死，更甚者发生癌变。因此，阮士怡教授一直主张养生防病决不能限于老年，老年人五脏六腑俱已退化，此时养生为时已晚。养生之道一定要自孕胎开始，按时期与年龄进行养生，这样才能保持晚年身体健康。

阮士怡教授指出，心脑血管疾病的预防主要在于适量运动，饮食要强调合理配膳，以防止动脉硬化，保持良好的微循环功能。胃病除与情绪有关，还与食品有很大关系，由于各种化学物品如农药、化肥的大量应用，使得"防止环境、饮水、食物污染，讲求食品卫生"成为现今生活中不容忽视的一个问题。他认为养生的关键首要是心情愉快、生活有节、饮食规律，经常保持阴阳平衡，气血畅通，这样可使全身各个器官如心、脑、肾、肠、胃等功能不衰。身体强健，自然能长寿。

2. 养护正气，重在脾肾

阮士怡教授根据《黄帝内经》提出的"治病必求于本""正气存内，邪不可干""邪

之所凑，其气必虚"等理论，认为人体患病的原因除了"邪盛"的一面外，"正虚"往往更是疾病发生的本质因素。他提出预防疾病的关键在于养护正气，若人体内正气充足旺盛，邪气难侵，人体就不易发病，注意把正气保持在一个比较好的状态，就相当于增强自身体质，提高身体免疫力。如动脉粥样硬化，其本质是人类随增龄发生的一种不可避免的动脉管壁退行性病理变化，与脂质沉积关系密切，治疗多从降脂入手。但因内皮细胞的损伤及功能障碍是动脉粥样硬化发生的始动环节，故维护血管内皮结构和功能的完整性在防治动脉粥样硬化性疾病中具有重要的意义。如果能保证动脉血管内皮（即"正气"）不受损伤，本身不退化，表面光滑，即使血脂（即"邪气"）高一点，也侵犯不了它，就不会形成粥样硬化。

阮士怡教授工作的后期一直致力于研究心血管病和老年病。《黄帝内经》中有女子"七七"、丈夫"八八"的关于衰老进程的论述，结合自己多年的临床经验，阮士怡教授认为45岁是人体健康与否的转折点。此时人体的脏腑功能衰退，内分泌紊乱，较易罹患各种疾病。他指出寿命跟人体的肾、脾二脏关系密切，因肾为先天之本，是元气之根；脾为后天之本，是气血生化之源。此外，血管功能的正常更是一项不可缺少的条件，因为它是将气血运送至全身各处的通路。所谓"足受血而能步，掌受血而能握，指受血而能摄"，说明了血液循环的重要性。只要血液循环好，脏器供血充足，功能就不会退化，可在很大程度上减缓衰老的进程。阮士怡教授认为，只要血管不硬化，内科的疾病就可解决一半，人的体质就会增强，寿命就可以大大提高。

在以上理论的指导下，阮士怡教授研制的补肾抗衰片可以说是他在抗衰老研究方向上一生临证经验的体现。此药功效以益肾健脾、涤痰散结为主，由丹参、何首乌、夏枯草、茯苓、海藻、龟甲、石菖蒲、砂仁、淫羊藿、桑寄生等组成，是经天津市卫生局批准，在临床上广泛使用、治疗动脉硬化疗效肯定的院内制剂，能有效治疗动脉硬化，其作用机制已在前期研究中从氧化应激、炎症反应等角度得到初步阐明。阮士怡教授曾提倡把某些具有抗动脉粥样硬化作用的中药有效成分加入日常食品，如面粉、饮料中，人们从45岁开始吃，这样通过食疗就可以有效干预血管硬化。饮食调节也可用于延缓动脉硬化，首先要多吃绿叶菜，再吃一定量的海产品，如海鱼、海虾或藻类食品海带、裙带菜等。

3. 顺应自然，天人合一

老子云："人法地，地法天，天法道，道法自然。"阮士怡教授认为人生活于自然中理应顺应自然，他注重"顺四时而适寒暑"，根据气候变化增减衣服。在自然面前，人们不仅要做到与天气相应，也要有效地避免不利因素，掌握自然界的变化规律，并适应之。"春夏养阳，秋冬养阴"，就是要顺应季节变化，春夏之时保养阳气，秋冬之时保养阴气，以增强人体对外在环境变化的适应能力，减少疾病的发生。人只有与自然和谐统一，才能达到天人相应；人们的养生观只有建立在这种整体观念的基础上，才会发挥其独特价值。

《素问·上古天真论》中讲："上古之人，其知道者，法于阴阳，和于术数，食饮有节，起居有常，不妄作劳，故能形与神俱，而尽终其天年，度百岁乃去。"说明要"度百岁"，就要懂得"道"，要取法于阴阳变化的道理应用于生活。

具体而言，在饮食方面，阮士怡教授认为日常食物中包含了人体所需要的营养，不主张额外进食补品。他平时较为注重饮食均衡，不喝饮料，不吃零食，不吃辛、辣等刺激性的食品，而且不沾烟、酒。阮士怡教授建议人到中年以后，应控制饮食及体质量，多吃蔬菜、水果、杂粮、豆制品，少吃动物脂肪及辛辣食物，戒烟限酒。在起居方面，阮士怡教授基本上是晚上十点睡觉，早晨七点起床。熬夜与晚起的生活方式违反了自然的节奏，即有悖于一日之中阴阳之气升降浮沉的规律，这是造成正气耗损的重要原因。因此，避免熬夜、规律合理的作息是十分必要的。在运动方面，时年95岁高龄的阮士怡教授并未刻意去打太极拳或做健身操，但在每天早上起床后和晚上睡觉前自己都各做10分钟左右的小幅肢体活动。他表示经常散步、游泳、打太极拳、唱歌、跳集体舞等既可以锻炼身体，又可以陶冶情操。但是也要注意劳逸结合，运动要适量，时间不要过长，以免内伤脏腑，外劳肢节。同时，运动不应单是体力的，也包括脑力"运动"。阮士怡教授每天坚持读书、看报、思考及写作等，使脑部也"运动"起来。他说勤动脑不仅能使人精神焕发，思维敏捷，保持良好的心理状态，还可以起到延缓健忘的作用，对预防老年痴呆有一定好处。

4. 心境平和，随遇而安

阮士怡教授素性恬淡随和，很少大喜大悲。他指出养生首先要从养神做起，最重要的养神方法是"恬淡虚无"，慎忌五志过激，因五志过激最耗人体正气。朱丹溪云："气血冲和，百病不生，一有怫郁，诸病生焉。"应谨记《黄帝内经》教诲："恬淡虚无，真气从之，精神内守，病安从来。"因此，恬淡是最重要的修心方法，是防病的第一要旨。此外，中医常说"怒伤肝，喜伤心，思伤脾，忧伤肺，恐伤肾"，其含义就是情志太过与不及，都可导致气血运行失常，脏腑功能失于平衡。只有心态平和，才不会伤及五脏，这是养生的一种重要方法。在老年阶段，人的内分泌调节功能和免疫力下降，更容易发生严重的疾病，因此老年人平时特别要注意对精神、情志的调摄，保持思想上的安定、清净，使人体的真气和顺。

阮士怡教授认为自己能够长寿还有一个很重要的因素，就是他拥有"随遇而安"的心态。他特别指出"随遇而安"并不是消极地"得过且过"，而是无论环境发生怎样的变化，你都没有怨天尤人、自暴自弃，仍是尽力做好目前能做的事，把握住每一个到来的机遇，并随着变化调整你的步调。回顾阮士怡教授的从医之路，也并非一帆风顺。他早年自北大医学院毕业后在西医医院从事内科临床工作10余年，直至1955年天津成立中医医院时奉调协助建院，并成为当时的业务骨干力量。阮士怡教授说既然来到中医医院，那么也要学习中医理论，以更好地为患者解除病痛，于是拜陆观虎、赵寄凡二位院长为师，并参加了"西学中"班的系统教育。后来，他又陆续跟随当时天津市几位有名的老中医学习，逐渐丰富了自己的中医理论和临证实践经验，使自己的中医水平有了很大的提升。回首往事，阮士怡教授不禁感叹："人在世上会遇到很多意想不到的事情，免不了心里不痛快，但我比较善于开解情绪，很快就会忘记。不计较得与失，无论遇到什么不平的事，我都不去多想，我的性格就是严于律己，宽以待人。"他是这样说的，也是这样做的。

孔子指出"仁者寿"，"大德者必得其寿"，强调仁德是长寿的基础。唐代孙思邈是有名的长寿医家，亦十分重视养性修德，他在《备急千金要方》中多次强调养德的重要性，"养生之道，重在养神；养神之要，重在养德"，"性既自善，百病不生"，认为良好的品德有助于身心健康，胜于一切灵丹妙药。阮士怡教授认为，宽容待人是一种美德，也是处理和改善人际关系的润滑剂。宽容就是以仁爱之心待人，不仅能使人心宽体泰、气血调和，而且对于群体的结合、社会的和谐也是很有积极意义的。

第二章

文以载道，心系病辨治撷萃

一、践行经典，究疾病源流

（一）从"治病求本"辨治心血管病经验

阮士怡教授认为，辨治疾病需要抓住主要矛盾，而不同疾病、同一疾病的不同阶段，其"本"各异。正如清代周学海《读医随笔·评释类》所言："治病必求于本，所谓本者，有万病之公本，有各病之专本。"因此，"本"应有本于病机、本于病因，或本于本脏之分。

1. 本于病机——心系疾病重脾肾，兼有痰浊宜软坚

病机反映了疾病邪正斗争的病理变化本质，治病求本首要是探求病机，正如刘完素《素问病机气宜保命集·病机论第七》所言："察病机之要理，施品味之性用，然后明病之本焉。"阮士怡教授在临证辨治时善于抓住疾病的病机，从整体出发，辨治心系疾病不拘于心，认为防治心系疾病需要兼顾五脏的调护，尤其重视脾、肾二脏。支撑人体生命能量的主要来源是脾胃受纳运化的水谷精微之气，脾胃为全身气血生化之源，周身气血旺盛有赖于脾胃功能的正常，正如《明医杂著》中提到"若人体脾胃充实，营血健壮，经隧流行而邪自无所容"。五脏之中，肾为先天之本，"主水，受五脏六腑之精而藏之"，肾精肾气的盛衰不仅关系到五脏六腑的滋养或虚衰，更关系到人体生长发育正常与否。在辨清脾肾生理功能的基础上，阮士怡教授认为若脾肾功能失调，脾失运化，肾精不足，则精不化气，气不生精，脏腑失荣，功能紊乱，进而产生瘀血、痰浊等病理产物，并据此提出"益肾健脾，软坚散结"法防治心血管疾病。

动脉粥样硬化是冠心病和许多内科疾病的共同病理基础，延缓动脉粥样硬化的发生不仅可以预防冠心病的发生，同时也可以延缓衰老。冠心病多与中医学"胸痹"相关，其病机为"本虚标实"，"本虚"虚在脏腑亏虚，根本为脾肾虚损，"标实"为瘀血、痰

浊互结于血脉之中，阻塞脉络。故在治疗胸痹时，多针对病机采用益肾健脾治本、软坚散结治标的法则。

验案举隅　患者，女，66 岁，2014 年 4 月 3 日初诊。主诉：间断心前区疼痛 2 年余，加重 2 个月。现病史：患者 2012 年 2 月 16 日无明显诱因出现心前区疼痛，于天津市某医院行冠状动脉造影示：左前降支弥漫性狭窄，右冠状动脉弥漫性狭窄，远端完全闭塞，确诊为冠心病，于右冠状动脉置入支架 1 枚。至今心前区间断疼痛，近 2 个月加重，伴有左侧背部疼痛，胸闷憋气，气短喘息，心悸时作，偶有汗出，头晕耳鸣，腰酸腰痛，纳可，寐欠安，多梦，大便两日一行。舌暗红，苔白，脉弦细。西医诊断：冠心病，支架植入术后。中医诊断：胸痹，气虚血瘀证。治法：益肾健脾，活血化瘀。处方：绞股蓝 10g，炙鳖甲 30g（先煎），海藻 10g，丹参 20g，当归 10g，女贞子 20g，枸杞子 15g，降香 10g，炙黄芪 20g，淫羊藿 10g，补骨脂 10g，火麻仁 10g，炙甘草 10g。7 剂，水煎服。1 周后患者复诊，心前区及背部疼痛发作频次减少，程度较前明显缓解，见效守方，继服 7 剂。半年后随访，患者病情平稳，可从事日常家务。

按语：《金匮要略》对于胸痹病机有述，曰"阳微阴弦，即胸痹而痛，所以然者，责其极虚故也。今阳虚知在上焦，所以胸痹、心痛者，以其阴弦故也"。脏腑亏虚的根本乃脾肾虚损，肾阳乃一身阳气之源，心阳得之于肾阳，肾阳不足，无以温煦心阳，胸阳不展，气滞血瘀，痰浊由生。本案患者支架术后本虚为主，证属气虚血瘀，治以益肾健脾为主，活血化瘀为辅。方中淫羊藿、补骨脂、枸杞子、女贞子补肾温脾，绞股蓝、炙鳖甲、海藻软坚散结，炙黄芪、当归、丹参、降香益气活血化瘀，全方补肾温脾不敛邪，散结消瘀不伤正。

2. 本于病因——谨守病因辨虚实，祛邪还需固正气

"治病必求本"的第二层诠释便是"本于病因"。《素问·至真要大论》论"必伏其所主，而先其所因"，《备急千金要方·征四失论》载"夫欲理病，先察其源"，明代张景岳言"起病之因，便是病本"。阮士怡教授在临证时不仅悉查患者症状，更重视疾病发生的原因，强调"辨证求因，审因论治"，祛除致病因素对疾病的预后至关重要。现代自然环境、社会环境与以往大有不同，噪声污染、光污染、雾霾、转基因食品、滥用保健食品、工作压力过大、生活节奏快等均可以成为新的致病因素。临床上许多患者除主症外无其他不适表现，也有患者临床表现繁多而无章，辨证论治解决主要矛盾后却难以奏效或反复发作，究其根本在于病因未除，源头殃害。所以阮士怡教授在诊病过程中重视问诊及细察起病之因，注重消除病因，而非单独针对疾病本身施治。

情志致病和不良生活习惯是现代老年病和心血管疾病的重要致病因素，如冠心病伴发焦虑、抑郁，情绪波动导致高血压病患者血压波动或心律失常反复发作，膏粱厚味引发高脂血症、2型糖尿病等。七情太过或不及可影响脏腑气血运行，发为胸痹心痛、心悸、眩晕、不寐等，即如《杂病源流犀烛·心病源流》所论"七情失调可致气血耗逆，心脉失常"。在"生物-心理-社会"医学模式下，心血管领域提出"双心"医学模式，旨在关注心理疾病和心血管疾病的相互作用。阮士怡教授在发现有情志因素致病时，除了嘱患者调畅情志、精神内守、淡泊名利外，在处方用药上常使用宽胸解郁散结之品如石菖蒲、郁金、延胡索、厚朴等，安神定志之品如远志、生龙骨、生牡蛎、合欢花、珍珠母、酸枣仁、首乌藤等。不规律的作息习惯及膏粱厚味、饕餮酒食等有碍脾胃运化，使气血生化乏源，所以在祛除病因的同时，阮士怡教授亦会嘱咐患者注意调和气血，怡养性情，规律生活，劳逸结合。

验案举隅 患者，女，67岁，2013年6月13日初诊。主诉：间断头晕6年余，加重1周。现病史：患者高血压病史6年，头晕间作，血压最高180/90mmHg，规律服用替米沙坦片每日80mg、酒石酸美托洛尔片每日25mg，但血压控制不理想。近1周无明显诱因出现头晕加重，伴有目眩心慌，晨起血压150/96mmHg左右，未诉胸闷胸痛等不适。平素畏寒肢冷，纳可，寐欠安，夜尿1次，大便每日一行。舌暗红，苔白腻，脉弦细。脑CT、尿常规、肝肾功能均未见异常。刻诊血压：170/90mmHg。西医诊断：高血压病。中医诊断：眩晕，痰浊中阻证。治法：健脾降浊，调和气血。处方：当归10g，白芍20g，茯苓10g，夏枯草15g，半夏6g，白术15g，天麻15g，远志10g，山楂10g，泽泻30g，炙甘草6g。7剂，水煎服。7剂后，患者头晕缓解，守法守方，连服14剂，患者血压平稳，头晕消失。

按语： 眩晕的病因无外乎"虚""风""痰"。《灵枢·卫气》认为"上虚则眩"，肾精不足，髓海空虚，或气血亏虚，脑窍失养，发为眩晕；血虚生风，或阳亢动风，发为眩晕；朱丹溪则提出"无痰不作眩"，认为痰浊中阻，清阳不升，蒙蔽清窍，脑失所养，发为眩晕。阮士怡教授综合历代医家观点，认为眩晕非单一病因所致，因于肝风者，平肝潜阳、熄风定眩；因于痰浊者，健脾化浊、健脾和胃。同时，眩晕非仅由实邪所致，多伴有气血亏虚、肾精不足，故同时予以调和气血、填精益髓，祛除致病因素不忘固护正气。本案眩晕证属痰浊中阻，除痰蒙清窍症状外，尚有畏寒肢冷等虚寒证表现，系痰阻脉络、气血不畅，故治以健脾降浊、调和气血。方中当归、白芍、白术养血和血，健脾益气；半夏、茯苓、泽泻健脾祛湿；夏枯草软坚化痰，上药同用起到化痰祛湿、健脾和胃作用，从根本上治疗眩晕；加远志宁心安神，炙甘草调和诸药。

3. 本于本脏——辨清脏腑分喜恶，益气涤痰复脉律

辨证论治是中医学的精髓，是治病求本过程的体现，脏腑辨证是以脏腑病位为纲结合病性的具体辨证方法，是各种辨证方法的落脚点，所以治病求本的另一层含义是要本于本脏腑的生理功能。通过脏腑生理功能失常所表现的证候确定病位，辨清虚实，是处方用药的重要依据，即如《血证论》所言"脏腑各有所主……业医不知脏腑，则病原莫辨，用药无方"。阮士怡教授在临证过程中发现，脏腑生理功能各异，其病理表现在寒热虚实各有偏重，有但见一证便知病位脏腑所在，然而人体是以五脏为中心的有机整体，各脏腑之间联系络属，相互影响，绝非单一脏腑致病，而相互之间又有缓急轻重之分，需明确病位所在脏腑。此外，脏腑各有喜恶，如肝喜调达恶抑郁、脾喜燥恶湿、肺喜润恶燥，所以在辨清脏腑病位所在时，还应注重顺应脏腑生理的喜恶。

胸痹、心悸、不寐等心系疾病的病位在心，而病因病机各异。心藏神，主血脉，为五脏六腑之大主，受肾精肾水之济，脾胃水谷精气化生之营血滋养，得以血脉充足畅达四末，以化神养神，正常发挥心的生理功能，故阮士怡教授认为，其病机根本之脏多在脾、肾。如在心律失常的辨治过程中，认为其病机为正气虚弱、外舍于心，发病与心、脾、肾三脏相关，故治疗上以益肾健脾为主，辅以涤痰化饮，以复脉律。

验案举隅　患者，男，74 岁，2013 年 12 月 12 日初诊。主诉：心慌 5 年，加重 1 周。现病史：患者 2009 年无明显诱因出现心前区不适，诊断为心律失常（频发室性期前收缩、心动过缓）、冠心病，置入支架 1 枚，置入后症状好转。2011 年至 2013 年 12 月间断心慌，伴汗出、尿频，自行服用速效救心丸或硝酸甘油数粒后可缓解，近 1 周心慌频发。糖尿病病史，现空腹血糖 11mmol/L。纳可，寐安，大便黏腻不成形，小便有泡沫。舌紫暗，苔黄腻，脉弦缓结。2013 年 11 月 19 日查 24 小时动态心电图示：窦性心律、心动过缓，房性期前收缩、偶成对、偶呈短阵房性心动过速，多形室性期前收缩、偶呈三联律、偶成对，间断 S－T 段下移、间断 T 波低平或双向。西医诊断：心律失常，冠心病（支架植入术后），糖尿病。中医诊断：心悸，痰浊瘀阻证。治法：益肾健脾，涤痰散结。处方：炙鳖甲 30g（先煎），海藻 15g，细辛 3g，丹参 30g，绞股蓝 10g，银杏叶 10g，淫羊藿 10g，肉苁蓉 15g，钩藤 15g（后下），知母 15g，女贞子 20g，夏枯草 15g，牡丹皮 15g。7 剂，水煎服。服药后患者心慌减轻，连服 14 剂，症状明显缓解，遂改"益肾健脾，涤痰复脉"之中成药守效。

按语：方中炙鳖甲、海藻、绞股蓝、夏枯草涤痰软坚散结，淫羊藿、肉苁蓉、女贞

子平补肾阴肾阳，细辛、丹参活血祛瘀、温通心阳，钩藤、知母滋阴平肝清热，上药同用共奏益肾健脾、涤痰复脉之效。

（二）基于"正气存内，邪不可干"辨治冠心病经验

阮士怡教授认为，"正气存内，邪不可干""邪之所凑，其气必虚"，疾病发生的根本原因在于正气不足，不能固护人体。阮士怡教授认为正气的内涵概括起来有两层，一是指构成人体和维持人体生命活动的精微物质，如精、气、血、津液等；二是人体脏腑组织的正常生理功能。而物质和功能两者是相互联系、相互依存的，任何一方都不能脱离另一方而单独存在。故阮士怡教授认为冠心病之发病与正气不足相关，责之于精、气、血、津液不足及脏腑功能失调。

1. 正充形固

冠心病之病位在心，心为君主之官、五脏六腑之大主，主血脉。而人体各脏腑生理功能的维持有赖于精气、血、津液等物质基础，肾主藏精，为先天之本，脏腑之本，内藏元阴元阳，《景岳全书·传忠录·命门余义》论"五脏之阴气，非此不能滋，五脏之阳气，非此不能发"。脾胃为气血生化之源，后天之本，化生水谷精微和津液以濡养周身。心受肾所藏精、肾水之济，脾胃运化之水谷精微化生营血、津液滋养。精、气、血、津液充足，心有所养，则可主血脉，发挥其正常生理功能，维护心血管健康。故阮士怡教授认为，冠心病与脾、肾相关，此二脏康健、功能协调是心血管健康的重要条件。

2. 正虚邪生

中医的发病学说，既重视致病因素的外因条件，更注重人体正气这一内在因素，强调外因通过内因而起作用，这种具有辩证思想的发病学说经过长期实践检验并具有现实指导意义。正如《医学真传》中所言"人体本无病也，凡有所病，皆自取之，或耗其精，或劳其神，或夺其气，种种皆致病之由"。因此阮士怡教授认为，脾肾功能失调导致精气、血、津液等精微物质不足，使水、湿、痰、饮、瘀血等邪气产生而瘀阻血脉是冠心病发生的根本。

若肾阳虚，则五脏阳气失于温煦、推动，心阳不足则鼓动无力，行血亦无力，则瘀血内生，痹阻脉络。肾阳虚衰不能温煦脾阳，脾肾阳虚，阴寒内盛，则痰浊易生。痰阻血脉，而生本病。肾阴虚则五脏失于滋养、濡润。肾阴虚不能上济于心，心肾不交，心火独亢，灼伤营血而成瘀。

《素问·至真大要论篇》载"诸湿肿满，皆属于脾"，《医宗必读》言"脾土虚弱，清者难升，浊者难降，留中滞膈，瘀而成痰"。过食肥甘厚味损伤脾胃，或素体脾虚，不能运化水液，则水湿停滞体内，酿饮成痰。痰饮水湿停滞亦会加重脾气虚弱，则后天之本失养。《灵枢·五癃津液别》云："五谷之津液和合而为膏者，内渗入于骨空，补益脑髓，而下流于阴股。"指出膏脂与津液同源，属津液之稠浊者。若脾虚则运化、受纳功能障碍，膏脂不得运化而入血脉发为浊脂，阻于脉络，导致本病。

3. 扶正祛邪，重"治未病"

阮士怡教授认为冠心病属于本虚标实，脾肾两脏之虚为本，因其功能失调所产生之气滞、血瘀、痰凝属标。故治疗当根据本虚、标实的不同情况以扶正祛邪，分而治之。在治疗冠心病时，阮士怡教授不独治心，需结合病因病机，重视补肾、健脾，以强健人身之本，固护正气，驱邪外出。《黄帝内经》曰"上工不治已病治未病"，中医重视治疗未病，即未病先防、既病防变。通过保护和增强正气，达到预防疾病发生和演变的目的，这也是中医诊疗的特点之一。

阮士怡教授认为治疗冠心病应该注意保护脾胃气血生化之源，使人之气血源源不断，血脉充盈，运行畅通，滋养全身。平补肾阴肾阳，使五脏之阴阳得以温煦、滋养，发挥各自生理功能。以此扶助脾肾，固护正气，起到治疗和预防冠心病恶化的作用。对于标实之邪，其常常痰瘀互结，固结于血管内壁，单独运用活血化瘀、宣痹涤痰药物往往达不到很好的疗效。阮士怡教授认为在方中需用"软坚散结"之药物，以帮助活血化瘀、宣痹涤痰药物更好地发挥效力，起到更好的治疗效果。故根据阮士怡教授多年临床经验，总结出"益肾健脾、涤痰散结"之法治疗冠心病。以益肾健脾治脾肾亏虚之本，固一身之正气；以涤痰散结治痰瘀互结、血脉痹阻之标。药用：绞股蓝15g，醋鳖甲30g（先煎），丹参20g，茯苓15g，川芎10g，女贞子20g，枸杞10g，补骨脂10g，海藻15g，炙甘草10g。方中绞股蓝味甘苦、性寒，入脾、肾经，能益气健脾化痰，补精滋先天而益后天；茯苓味甘，入脾经，能健脾补中，助绞股蓝之功；鳖甲味咸，入肾经，滋阴潜阳、合海藻则涤痰软坚散结；丹参、川芎活血化瘀；女贞子、枸杞、补骨脂滋阴补肾温脾，阴阳双补。主方用药精致，少用大辛大热和滋腻之剂，药性平和，通畅气机，能够防止痰湿形成。

验案举隅　患者，男，81岁，2013年5月23日初诊。主诉：胸闷、憋气2年余，近1周加重。现病史：患者胸闷憋气2年余，多于劳累后加重，近1周无明显诱因症状明显，时有心慌气短，背部沉重。冠状动脉CT血管造影（CTA）示（2011年4月13日查）：①右冠近段中－重度狭窄，左前降近段 50% 狭窄；②冠状动脉单支起源异常，圆锥支单独开口于右窦。血压：110/70mmhg。未诉头晕头痛，血压平稳，双下肢轻度浮肿。纳少，寐安，夜尿一次，大便二三日一行。舌黯红，苔薄白，脉弦细无力。西医诊断：冠心病。中医诊断：胸痹，心肾阳虚证。治法：温补阳气，健脾软坚。药用：绞股蓝 10g，醋鳖甲 30g（先煎），丹参 20g，赤芍 20g，红花 6g，女贞子 20g，山萸肉 10g，巴戟天 10g，淫羊藿 10g，党参 15g，五味子 10g，砂仁 3g（后下）。7 剂，水煎服。

患者年过半百，肾气自半，精血渐衰，肾阳虚衰，则不能鼓舞五脏之阳，肾阴亏虚，则不能润养五脏，心脉失于温养而发为胸痹。心肾阳虚型胸痹表现为阳气虚衰，胸阳不振，气机痹阻，血行瘀滞，痰瘀互结致心悸而痛，胸闷气短，动则尤甚，自汗，面色㿠白，神倦怯冷，四肢欠温或肿胀，舌质淡胖，边有齿痕，苔白或腻，脉沉迟细。结合本案，患者为心肾阳虚证。方中鳖甲用量最大，为君药，用以软坚散结，消除阻滞脉络之痰瘀；丹参、赤芍、红花活血化瘀，祛除瘀血，使血行畅通；巴戟天、淫羊藿滋补肾中阳气，温煦五脏六腑，促进脏腑正常生理功能的发挥；山萸肉、女贞子滋补肾阴，平补阴阳，缓和补阳药之燥热之性，补而不峻；五味子，补肾平喘，治疗肾虚导致的虚喘；党参、砂仁、绞股蓝，健脾益气，温中行气，使脾气得以健运，运化水湿痰浊，化生水谷精微，滋养全身。上药共奏温补阳气、健脾软坚的功效，从根本上治疗胸痹。

2013 年 5 月 30 日二诊：患者仍自觉胸闷、憋气，活动后发作，偶有心慌，无心前区疼痛，上楼时喘息难耐，无头晕，口干欲饮，周身不适缓解，听力减退。纳欠佳，寐安，大便日一行。舌红，苔薄，脉弦。

患者胸闷憋气症状仍明显，故初诊方去赤芍、红花，加大丹参用量为 30g，去山萸肉、巴戟天、淫羊藿等平补肾阴肾阳之品及党参、砂仁补中药物，加海藻 15g、夏枯草 15g，增软坚散结的功效，加茯苓 10g 健脾利水消肿，首乌 10g 补肝肾、强筋骨、填精益髓。

2013 年 6 月 6 日三诊：药后症减，憋气明显好转，活动后胸部闷痛，无气短，周身疲乏，精神状况好转，夜间偶有口干欲饮。纳可，寐安，夜尿频，大便日一行。舌红，苔薄白，脉弦细。

患者症状好转，故以二诊方去软坚散结之海藻、夏枯草，加用桑寄生 15g、枸杞子 15g、炙黄芪 20g 增加补肾益气的功效，加赤芍 20g 清热凉血。

按语：在冠心病的遣方用药上，各医家常运用活血化瘀、燥湿祛痰药物以祛其血瘀、痰浊之标实，往往能取得一定的疗效。而阮士怡教授多在患者发病期，使用活血化瘀或行气祛痰药物，与软坚散结药物相配伍。软坚散结药物的使用，使瘀血、痰浊等有形之邪得以软化，再配以活血化瘀或行气祛痰药物，能更有效地祛除瘀血、痰浊，更好地缓解症状。配以滋补肝肾、平补肾阴肾阳、健运脾气的药物，以固其根本，取得较好的临床疗效。本阶段以祛邪为主，兼以扶正。缓解期，以滋补肝肾阴血、补脾益气的药物为主，配以少量涤痰散结药物。本阶段以扶正为主，祛邪为辅。据此法遣方用药能获得很好的临床疗效；同时，阮士怡教授应用现代药理学研究证实，"软坚散结"中药复方对实验性高脂血症和动脉粥样硬化的防治效果明显。

（三）基于"整体观"辨治心血管疾病临床经验

中医学重视整体观，天人合一，认为人体与外界环境是一个统一的有机整体，而人体本身则又是这一巨大系统的缩影，也是一个统一的有机整体。所以中医学的整体观念包括两方面的内容：一是认为人体本身是一个有机的整体；二是认为人与自然界，即外在环境，也保持着统一的整体关系。从整体观来认识和研究人体的生理、病理，以及对于疾病的诊断和治疗是中医学的特色与优势，是临床救治患者应该把握的灵魂所在。

1. 整体出发，尤重温补肾阳

五脏六腑为一有机整体，生理状态下相互滋养、制约，维持动态平衡；病理状态下相互影响，交相为害，终致多脏受累。阮士怡教授在治疗心血管疾病时提倡"治心不拘于心，五脏并重，治病求本"，并在此基础上结合临床经验，提出"肾为先天之本，肾气不足则精不能化气，气不能化精，脏腑功能紊乱可产生血瘀、痰结等致病因素，形成痰瘀互结之证，为心血管疾病的主要病机"。正如张景岳所云："然命门为元气之根，为水火之宅，五脏之阴气非此不能滋，五脏之阳气，非此不能发。""五脏之病，俱能生痰……故痰之本无不在肾。"朱丹溪亦云："善治痰者，不治痰而先治气，气顺则一身之津液亦随气而顺。"所以阮士怡教授认为温补肾阳在治疗心血管疾病中的作用尤为重要，常在辨证论治的前提下，酌情加入补骨脂、肉苁蓉、鹿角霜、紫石英等温补肾阳之品。

2. 重视情志，防治"心心病变"

人的心理活动，中医学将其统称为"情志"，它是人在接触和认识客观事物时，人体本能的综合反映。合理的心理保健是人体健康的一个重要环节。中医学理论认为在正常情况下，七情活动对机体生理功能起着协调作用；但情志太过或不及则会影响脏腑气血的功能而导致疾病的发生。阮士怡教授认为在当今社会环境中，心血管疾病患者发病的诸多病因已经发生了改变，而情志因素是其中不可忽视的重要因素；反之，心血管疾病也会引发或加重患者的情志问题。情志因素可影响机体正常的生理功能，使患者仅有胸闷憋气、胸痛、气短等心血管疾病的症状，或兼有脏器的病理改变；而心血管疾病则可能使患者产生焦虑、抑郁等不良情绪。调畅情志在治疗心血管疾病中不可或缺，故常使用宽胸解郁之品如郁金、石菖蒲，安神定志之品如生龙齿、煅牡蛎、酸枣仁等。

3. 天人相应，用药不拘古方

阮士怡教授认为天人相应不单指人与自然环境相适应，还包括人与社会环境相适应，而方剂的产生正是天人合一的结果。古之医家、方家正是在疾病、患者、时令、社会等诸多综合因素的作用下研制出了一系列经方、验方，故而方为应时而生，应时而变。阮士怡教授强调现代人生活环境较之古人已经发生重大变化，不可再生硬地套用古方，而应学习古方中体现的组方原理和智慧。阮士怡教授在总结名医经验的基础上，大胆创新，结合现代人发病特点，重视药物的现代药理作用，遣方用药，自成一派。

验案举隅 患者女，55 岁，2010 年 4 月 1 日就诊。患者患高血压病近 5 年，血压波动于 170 ~ 130/90 ~ 80mmHg，平素情绪不稳定，易激动，头晕，时有心慌，夜间尤甚，多梦，大便一日二三行，月经后期、量少、色暗，舌红，脉弦细数。考虑患者仍处于围绝经期，且病程日久，肾阳受损、肝阳上亢、气血不和，治宜调和气血、滋阴柔肝，兼以温补肾阳、安神定志。药用：当归 15g，生地 20g，白芍 30g，川芎 10g，益母草 15g，补骨脂 10g，郁金 10g，香附 10g，天麻 20g，生龙齿 30g（先煎），紫石英 15g（先煎），白术 20g，白豆蔻 6g。服药 7 剂后，患者诸症减轻，原方加减继服 7 剂，患者血压稳定在 140 ~ 130/90 ~ 80mmHg，未诉头晕心悸等不适，纳寐可，二便调，嘱继服补肾抗衰片以巩固治疗。

中医的魅力在于整体观，整体观的核心在于"合一"，遣方用药须与人、病、时相应，即与人、病、时"合一"。阮士怡教授从整体观出发治疗心血管疾病的学术思想，渊源于《内经》，形成和丰富于数十年的临床实践。通过学习阮士怡教授将整体观念应用于临床的经验，不仅能够帮助我们在临床上更好地探索疾病发生发展规律、指导用药，更重要的是能够引导我们探索中医理论应用于临床的思路。

（四）从脾肾立论治疗冠心病经验

阮士怡教授认为冠心病当从中医脾肾虚损立论，用"益肾健脾、涤痰散结"之法，标本同治。现将其经验介绍如下。

1. 病因病机

"胸痹心痛"首见于《金匮要略》，其有言"夫脉，当取太过不及，阳微阴弦则胸痹心痛，所以然者，责其极虚也。今阳虚知在上焦，所以胸痹心痛者，以其阴弦故也"。

《医宗金鉴》曰："阳微，寸口脉微也，阳得阴脉为阳不及，上焦阳虚也；阴弦，尺中脉弦也，阴得阴脉为阴太过，下焦阴盛也。"提示上焦阳气不足，阴寒之邪得以上乘阳位，故发为胸痹。其治疗多以瓜蒌薤白半夏汤类方为主，以通阳化痰。阮士怡教授在多年的临证中发现，单纯使用通阳化痰、活血化瘀之法，虽能很好地控制临床症状，但对于一些年老体弱的患者，病情常反复发作，十分棘手。结合临床经验，阮士怡教授认为胸痹之本在于脏腑虚衰，尤以脾肾亏虚为主。随着年龄增长，人体脏腑之气日益衰退，尤以脾肾为主。肾为先天之本，脾为后天之本，生命形成于肾而延续于脾。脾肾亏虚，日久损及心肺之阳，则上焦阳虚，成为胸痹的先决条件。又因脾肾皆主水液运化，此二脏亏虚，水液运行失常而为湿浊痰饮，痰浊乘胸阳之虚上犯，亦为胸痹发作的重要因素。故欲要治疗胸痹以求佳效，应当从脾肾亏虚入手，方能得到稳固的疗效。

2. 治法处方

胸痹之本在于脏腑虚衰，尤以脾肾亏虚为主，其标为痰浊停滞、瘀血内阻，故治疗当从脾肾立论以治其本，兼顾其标。阮士怡教授提出以"益肾健脾、涤痰散结"法防治冠心病的理论，其主旨在于防治结合。通过益肾健脾来固护正气，起到扶正治本的效果；运用涤痰散结来行气化痰活血，达到标本兼治的目的。基础方：绞股蓝15g，炙鳖甲30g（先煎），丹参20g，茯苓15g，川芎10g，女贞子20g，枸杞子10g，补骨脂10g，海藻15g，炙甘草10g。方中绞股蓝味甘、苦，性寒，入脾经，能益气健脾化痰，滋先天益后天；茯苓味甘，善入脾经，能健脾补中，助绞股蓝之功；鳖甲味咸，入肾经，滋阴潜阳，合海藻涤痰软坚散结；丹参、川芎活血化瘀；女贞子、枸杞子、补骨脂滋阴补肾温脾，阴阳双补。主方用药精，少用大辛大热和滋腻之品，药性平和，通畅气机，防痰湿形成。

3. 用药特点

阮士怡教授治疗冠心病之基础方补中寓消，以消为补，消不损正，消补平衡，标本兼治，遣方用药中同时含补肾助阳、益气健脾、涤痰散结与调血止痛四法。

（1）补肾助阳法　《景岳全书》曰："心本乎肾，所以上宁者，未有不由乎下，心气虚者，未有不由乎肾。"肾中阳气虚衰，不能鼓动五脏之阳，在心则为心气亏虚，心阳不振，血脉失于温煦，而痹阻不畅。临床治疗中，欲养心阴，当滋肾阴；欲温心阳，当补肾阳。临证应重视补肾固本，治当强调补肾助阳、强心通脉，常用桑寄生、淫羊藿、何首乌、杜仲、补骨脂等温补滋润之品。现代药理研究显示，何首乌具有抗动脉硬化、消除动脉粥样硬化斑块的作用；淫羊藿、桑寄生、补骨脂能增加冠状动脉血流，改善心肌缺血，提高机体免疫功能及调节核酸代谢，增强抗氧化能力，延缓衰老。

（2）益气健脾法　健脾以益气活血、祛痰散结通脉。《金匮要略·胸痹心痛短气病脉证并治》曰："胸痹心中痞，留气结在胸，胸满，胁下逆抢心，枳实薤白桂枝汤主之，人参汤亦主之。"唐代孙思邈《备急千金要方》曰："心劳病者，补脾以益之，脾王则感于心矣。"明确提出了调脾以治心的法则。脾属土位，居于中焦，交通上下，为气机升降之枢纽，因此，常从中焦脾胃论治胸痹，常用药为绞股蓝、白术、茯苓、党参、甘草等。研究表明，健脾药可调整神经-内分泌-免疫网络，促进胃肠消化吸收功能，改善微量元素的能量代谢，不仅通过调节脂质代谢而减轻血管压力，还能改善脂质过氧化损伤以减轻内膜损伤、脂质沉积及血管平滑肌细胞的增殖，从而达到阻抑动脉粥样硬化形成之效。

（3）涤痰散结法　劳倦内伤、七情失度或饮食不节，导致脾胃损伤，运化失权，津液停聚则为痰浊，故有"脾为生痰之源"之说。冠心病常见于体肥善食、痰湿素盛之人，常合并高脂血症、糖尿病、代谢综合征等，此类患者常脾胃虚弱，不能运化水谷精微，湿聚为痰。内生之痰循经上注心脉之中，"积"于脉壁，痹阻胸阳，瘀滞心脉。《素问·至真要大论》曰"坚者削之""结者散之"，因此，在健脾的基础上施以涤痰软坚散结之法。常用瓜蒌、半夏、夏枯草涤痰散结，并能降血脂、扩张冠状动脉、清除血管内斑块；鳖甲、海藻味咸，功能软坚散结，能降低血清胆固醇，减轻动脉粥样硬化，抗凝血、抗血栓、降低血液黏稠度，改善微循环。

（4）调血止痛法　脾主统血的功能实际是气的固摄作用的体现。中医学认为，心主血脉，气为血之帅，气行则血行，血液运行于脉中，全凭气的推动，如气虚推动乏力，将导致血行不畅。《读医随笔·承制生化论》曰："气虚不足以推血，则血必有瘀。"若心气不足、心阳衰则不能鼓动血脉，导致心脉痹阻，脉络不通。故用益气药可调整机体的气机，促进血液运行，将痹阻之脉疏通，改善冠状动脉循环，进而使心肌对氧的供求平衡。养血以行血，使气旺血足，脉道自可充盈调畅。药用党参、黄芪、当归等，重在补气养血和血，以达到祛瘀生新的目的。《本草汇言》谓川芎"中开郁结，血中气药，气善走窜，虽入血分，又能去一切风、调一切气"。《本草便读》谓丹参"功同四物，能祛瘀生新……性平和而走血"。此二者合用则活血祛瘀，从现代药理研究角度出发，其能扩张冠状动脉，增加冠状动脉血流量，改善心肌的血氧供应，降低心肌的耗氧量；同时改善血液流变性，降低血小板表面活性，抑制血小板凝集，预防血栓形成。

　　验案举隅　患者，男，56 岁，2014 年 3 月 13 日初诊。患者胸闷气短 5 年余，活动后有背部不适感，偶伴有心前区疼痛。时潮热汗出，汗后畏寒加重，偶有头晕，头部右侧自觉胀闷感，腰背畏寒喜暖，四肢不温，足部湿疹频发。纳可，寐差易醒，大便干溏不调。舌暗红，苔白微腻，脉左弦细、右沉弦。心电图示：ST 段及 T 波异常，前侧壁、下壁心肌缺血；心脏彩超示：主动脉硬化，左室舒张功能减低，左室壁运动欠协调，三尖瓣反流 I 度。冠心病病史 3 年余，冠状动脉造影示：LAD 狭窄 > 50%。血压 80/120mmHg。西医诊断：冠心病、心肌缺血；中医诊断：胸痹，脾肾亏虚、痰浊内蕴证。治以益肾健脾、涤痰散结。处方：绞股蓝 10g，茯苓 10g，夏枯草 10g，法半夏 6g，川芎 10g，丹参 10g，香附 10g，补骨脂 10g，刺五加 10g，五味子 10g，紫石英 20g（先煎），豆蔻 6g。7 剂，水煎服，每日 1 剂。2014 年 3 月 20 日二诊：患者背部不适感及心前区疼痛较前减轻，仍自汗频出，伴潮热感，下肢及腰背部畏寒，若遇寒或进冷食后即出现腹泻症状，不必服药，得温则舒，移时好转。纳可，寐安，二便调，舌红，苔薄白，脉沉细。初诊方去五味子、夏枯草、法半夏，加淫羊藿 10g、熟地黄 15g、山萸肉 10g、泽泻 30g、鳖甲 30g（先煎）、海藻 10g。继服 7 剂。2014 年 3 月 27 日三诊：患者自觉服药后症状减轻，服前 4 剂后效果尤明显，无心前区不适，背部僵直、畏寒均大为改善。守二诊方加减，患者诸症平稳，嘱 2 日 1 剂以巩固疗效。

　　按语：本案辨证为脾肾亏虚、痰浊内蕴。肾藏元阴元阳，为水火之宅。肾属水，心属火，二脏相互影响、相互制约，水火既济，则阴阳平衡，五脏相安。《灵枢·本神》曰："肾气虚则厥，实则胀，五脏不安"，肾阳为一身命门之火，肾阳虚会导致脾阳虚，脾胃运化功能失职，气血乏源，而心主血脉，气血不足则心脉失养，不荣则痛，入夜阳入于阴，阴不制阳，而寐难安。心肾阳虚，阴寒之邪上乘于胸则见胸闷、心痛短气。肾阳虚衰，水液代谢输布失常则见足部湿疹频发，大便干溏不调。阳虚卫外不固，故见汗出、喜暖畏寒之症。痰浊弊阻日久，血行不畅而生瘀，故见舌暗。治以益肾健脾、涤痰散结之法，佐以理气消瘀。方中绞股蓝益气健脾，刺五加、茯苓善入脾经，健脾补中；半夏、夏枯草涤痰理气；补骨脂、紫石英、五味子温肾助阳；舌暗红，乃血瘀之象，遂用川芎、丹参、香附行气化瘀止痛。诸药合用，共奏益肾健脾、涤痰散结、理气消瘀之功。二诊中，仍遗留自汗、畏寒、腹泻等典型的命门火亏、下元虚衰症状，故续用健脾药物，增大补肾药比重，加淫羊藿、山萸肉、熟地黄等补肾固涩填精药物，针对病本，溯本求源，以求远效；同时运用海藻、鳖甲软坚散结。

（五）从"脉中积"理论治疗冠心病冠状动脉粥样硬化经验

阮士怡教授将现代医学中粥样硬化斑块形成的病因与中医学"癥积"相结合，提出了"脉中积"的概念，并以"软坚散结法"治之，取得了显著的疗效。

1. "脉中积"的提出

阮士怡教授在实验研究的基础上，结合中医理论和现代医学知识，认为冠心病虽病位在心，但究其具体解剖形态，实为脉道之中有明显的粥样硬化斑块产生，有形实邪阻滞了脉道的畅通，在心则发为"不通则痛"。动脉粥样硬化斑块在冠状动脉中的形成、进展与冠心病的病变发展密切相关，延缓斑块形成与维持斑块稳定是治疗该病的关键环节。阮士怡教授认为，冠状动脉管腔中的斑块与中医学中积证相类，只是所在部位不同，此类积块形成于脉壁，虽触之不及，实为有形之邪。阮士怡教授根据冠心病的病理特点提出了"脉中积"的概念，认为粥样斑块是脉中之积聚，或痰湿，或瘀血，为有形之物凝滞脉中，符合"积聚"的特征。如《景岳全书·积聚》曰："盖积者，积垒之谓，由渐而成者也，……诸有形者，或以饮食之滞，或以脓血之留，凡汁沫凝聚，旋成癥块者，皆积之类，其病多在血分，血有形而静也。"随着年龄的增长，脏腑亏虚、情志不遂，抑或感受外邪、损伤脉络，就会内生痰湿，瘀血阻滞，或热毒结聚，壅于心脉则会阻塞脉内血流，使心失所养，最终发为胸痹心痛。

2. "脉中积"的发生发展规律

所谓"脉"，即血脉、脉络系统，为人身气血运行的通道，由脉及络，支横别出，层层分级，内联五脏六腑，外络皮毛肌腠，形成体内密闭的循环系统；血液和营气随脉道循行，遍布周身，发挥濡养功能，使得全身组织器官维持正常生理功能，正如《灵枢·本脏》所言"经脉者，行血气而营阴阳"。血和脉的关系紧密相连，血濡脉、脉载血，只有血液充盈、脉管通利方能运行气血、濡养四肢百骸。因此，阮士怡教授认为，病理上血与脉亦可相互影响。具体而言，血中病理产物堆积是"脉中积"发生的始动环节，正气不足为病情进一步发展的内在关键因素。

"脉中积"形成的始动环节为病理产物堆积，主要为血中的痰饮、瘀血留滞附着于脉道管壁。随着现代社会发展与生活水平的提高，人们的生活和饮食习惯也有所改变，嗜食肥甘厚味、辛辣炙煿之品，饮食不节损伤脾胃而痰浊内盛；熬夜、过劳导致气血运化失调，加剧痰浊、瘀血等病理产物的生成。血中有形实邪的产生，导致血液黏稠度增加，血流缓慢，更易造成脉络壅滞，如《素问·痹论》所云："在于脉则血凝而不流。"

因此，血中痰浊、瘀血是"脉中积"形成的主要病理因素。此外，阮士怡教授遵《黄帝内经》"正气存内，邪不可干"之义，认为人体正气不足，则脉道不充、脉壁不固，无法抵御血中痰瘀的侵袭，而使血液运行迟滞，加剧了痰浊、瘀血等有形实邪停于脉道，最终导致"脉中积"的形成。

基于此，"脉中积"的形成可分为三个阶段：初始人体正气不足，血中痰浊壅盛，附于脉道形成积聚，相当于现代医学的高脂血症、斑块前期，尚未形成粥样斑块，"积"以痰浊结聚为主；继而气机不利，瘀血渐聚，痰瘀互结阻塞脉道，相当于纤维粥样斑块的形成，"积"以瘀阻脉络为主；脉中积聚郁久化热，形成疮疡，火热妄动致已成癥瘕积聚糜烂、破裂，甚至完全阻塞脉道，相当于易损型斑块及急性冠脉综合征的发生，"积"以热毒蕴结为主。

3. 软坚散结法分阶段治疗"脉中积"

软坚散结法属于八法中"消法"的范畴。《医学心悟·卷一·医门八法》指出"消者，去其壅也。脏腑筋络肌肉之间，本无此物而忽有之，必为消散，乃得其平。……及其所积日久，……块因渐大，法从中治，当祛湿热之邪，消之软之，以底于平"，可见对于积聚致病，当以软坚散结法消散。据此，取"坚必软之，结必散之"之意，以软坚散结法为"脉中积"的基本治疗大法。用药方面，阮士怡教授常以炙鳖甲、海藻、昆布等咸寒之品为基础。药之四气五味，宗天地阴阳，辛甘为阳，酸苦咸为阴，咸走阴分，直入阴血凝结之处，故软坚散结药物多为咸味之品。咸能软坚，直达病所，正如《类经》所云"血亦水化，咸以属水，咸与血相得，故走注血脉"，并在辨证的基础上，配伍行气化痰、活血逐瘀、清热凉血之品，共同作用于血中之聚、脉中之积。

（1）化痰散结　发病初期多为血中痰浊痹阻。患者多因饮食不节，脾失健运，湿浊内生，聚而为痰，《素问·至真要大论》记载"太阴在泉，……民病饮积，心痛"，痰浊即为"脉中积"的发病基础。现代研究发现，血脂异常与冠心病痰浊证密切相关，血脂等指标可作为冠心病辨证分型的辅助诊断依据。阮士怡教授认为，本阶段主要病机在于痰邪停滞、痹阻心阳，散结之法在于化痰通痹。临证多选用化痰之品，如海藻、瓜蒌、浙贝母、绞股蓝等，以消痰软坚、化痰散结。老年冠心病患者往往本虚标实，因"脾为生痰之源"，临证之时加入党参、茯苓等健脾化痰之品以健脾化湿，则痰浊得消。

（2）逐瘀散结　随着病情发展，痰浊痹阻易致血行瘀滞。冠心病常呈慢性发作，久病入络成瘀，正如《临证指南医案·积聚》所云"初为气结在经，久则血伤入络"。又如《灵枢·百病始生》所论"凝血蕴里而不散，津液涩渗，著而不去而积成矣"，此时更易形成痰瘀互结，结聚而成"脉中积"，散结之法在于活血散结、祛痰逐瘀。阮士怡教授对活血药物的运用比较灵活，以丹参、桃仁为主药祛痰化瘀，辅以川芎、当归、赤芍等物，此取四物汤之意，以养血活血。若病程日久，再加灯盏花、银杏叶、荷叶等兼活血通络之效。

（3）清热散结　现代人的生活节奏快、压力大，易致火热之邪内生；不良的生活方式，不仅加快冠心病的发生，还大大增加了急性事件的发生风险。现代研究发现，这与斑块的不稳定性相关，活跃的炎症反应是易损斑块的主要特征。有研究进一步表明，由炎症导致的动脉粥样硬化斑块局部温度升高增加了斑块的不稳定性，因此，从清热凉血解毒的角度论治"脉中积"，对于稳定粥样硬化斑块、预防病情急性恶化有着重要作用。阮士怡教授针对本阶段热毒蕴结证，认为散结之法在于清热凉血、解毒散结，常用连翘、夏枯草以散结解毒，牡丹皮、赤芍以凉血活血，可谓"凉血不动血，散结不伤正"。

验案举隅　患者，男，81岁，2013年5月23日初诊。主诉：胸闷憋气间作2年余，加重1周。患者2年前无明显诱因出现反复胸闷憋气，劳累后加重，2011年4月13日行冠状动脉CT血管造影（CTA）示：右冠状动脉近段中－重度狭窄，左前降支近段50%狭窄。近1周症状明显加重。刻诊症见：胸部闷痛、背部沉重，伴心慌、气短，无咳喘咯痰，无夜间阵发性呼吸困难。纳少，寐安，小便调，大便二三日一行，双下肢轻度浮肿。舌暗红，苔薄白，脉弦细。西医诊断：冠心病。中医诊断：胸痹，痰浊痹阻、胸阳不振。治以化痰散结、通阳宣痹。处方：炙鳖甲30g（先煎），绞股蓝10g，党参15g，砂仁3g（后下），丹参20g，赤芍20g，红花6g，女贞子20g，山萸肉10g，巴戟天10g，淫羊藿10g，五味子10g。7剂，水煎服，每日1剂，早晚分服。

2013年5月30日二诊：患者服药后静息时症状缓解，活动后仍胸闷、憋气，后背疼痛缓解，诉晨起口干欲饮，纳少，寐安，大便干，一二日一行。舌红，苔薄白，脉弦细。初诊方去巴戟天、淫羊藿、炙鳖甲、红花，加瓜蒌30g、茯苓15g、知母10g、天冬10g。7剂，水煎服，每日1剂，早晚分服。

2013年6月6日三诊：患者服药后胸背部疼痛消失。但因近日劳累，活动后仍见胸闷憋气，偶有心慌，上楼时喘息难耐。口干症状缓解，纳可，寐安，大便一日一行，舌红，苔薄，脉弦。在初诊方基础上加海藻15g、夏枯草15g、茯苓10g。14剂，水煎服，每日1剂，早晚分服。

2013年6月20日四诊：服药后症状减轻，现胸闷憋气均明显好转，心慌、气短近日未作。纳可，寐安，夜尿频，大便一日一行。舌红，苔薄白，脉弦细。处方以三诊方加枸杞子 15g、槲寄生 15g、炙黄芪 20g。7 剂，水煎服，每日 1 剂。2 个月后随访，患者无胸闷憋气，心悸、气短未作。

按语：案中患者冠心病诊断明确，且年老体衰，脾肾亏虚，水液运化失司，脾虚湿盛，聚而生痰；肾虚阳衰，血行无力，滞而为瘀，痰瘀互结积于脉中，痹阻心脉，而发胸痹心痛之症。初诊方中炙鳖甲、绞股蓝化痰散结以清脉中痰阻，党参、砂仁健脾化湿以绝生痰之源；丹参、赤芍、红花活血化瘀；淫羊藿、巴戟天补益肾阳；山萸肉、五味子固精收敛。全方既散痰瘀互结之标以化痰散瘀止痛，又固脾肾阳虚之本、益肾健脾以温煦心阳，寒热平调，标本兼顾，共奏益肾健脾、软坚散结之效。二诊患者仍有活动后胸闷憋气等不适，并见口干欲饮、大便干、舌红等伤阴之象，故去温补肾阳之品，加瓜蒌清热涤痰、宽胸散结，增知母、天冬滋阴增液。三诊患者因劳累复发胸闷憋气，为痰浊未尽，故复用初诊方药，再加海藻以增化痰散结之力，茯苓助健脾利水之效，夏枯草清热散结以稳固疗效。四诊患者服药后症状减轻，故加用炙黄芪、枸杞子补气益精，巩固疗效。

（六）基于育心保脉理论辨治心力衰竭经验

1. 阮士怡教授对心力衰竭病机认识的变化

阮士怡教授对心衰病机的认识共历经两个阶段。

第一阶段，阮士怡教授早年认为心力衰竭主要影响血液循环系统和水电解质代谢。心主血脉，心气亏虚，无力鼓动血液在脉管里运行，则周身血行不畅而生瘀血，"血不利则为水"，故可进一步产生水湿痰饮，临床见水肿、小便不利等症；水湿、痰饮、瘀血等病理产物上犯上焦清阳之位，阻碍气化，则见心悸、喘息加重等症状，即以心气亏虚为本，痰浊、水饮、瘀血等病理产物停聚为标。基于此种认识，阮士怡教授创立了"软坚涤痰强心"法，在强心复气化的基础上，祛除病理产物，与西医强心、利尿、扩张血管的治法相近。

第二阶段，阮士怡教授逐渐认识到强心仅是暂时恢复心胸之气化，改善临床症状，并未从根本上解决心血管系统衰退的问题，且久服药物有透支心脏储备的弊端，故病情多见反复。因此，阮士怡教授从病机上回归"治病必求于本"的理念，重视心之本体和心之功用，提出"心－脾－肾三脏一体观"，突出脾、肾二脏亏虚对心血管系统老化的重要影响，心力衰竭病位在心但并不局限于心，用以阐释心力衰竭的发生。《医述》言"心主脉，爪甲不华，则心力衰竭矣"。心主血脉，藏神志，为五脏六腑之大主、生命之主宰。心受脾、肾二脏共同生化血液，使之循行于经脉之间。肾为先天之本，有资助其他四脏之功，故"五脏六腑之阳，非此不能发，五脏六腑之阴，非此不能滋"。脾为后天之本，化生水谷精微以养四脏，所谓"中央土以灌四傍"。先、后天之本的盛衰决定了人体各个脏腑的盛衰，脾肾一亏，心必受累，表现为心气亏虚，运血无力；若再逢外邪侵袭、饮食不节、情志失调、劳倦内伤等因素，则心脏不胜其力而功能衰减，进一步发生痰浊、水饮、瘀血等病理产物的停蓄，加重心脏负荷，出现喘息、心悸、水肿等临床表现，治疗不及时则危及生命。可见脾肾亏虚是心气亏损的始动因素，亦是贯穿于心力衰竭全过程的重要病机。

综合以上两阶段认识，阮士怡教授提出"育心保脉"理论，认为心力衰竭的治疗当以养心之体、助心之力、强心之用，结合保脉、通脉之法调治，以求心安脉畅。

2. 育心保脉理论内涵

"育"有养育、培育之意。"育心"不应局限于"养心"，其兼具养心与使心生发、生长之意，是集养心体、助心力、强心用于一体，既滋养心之气血，又助心之生发，强心之功能以恢复"心主血脉，主藏神"正常功用，使心生血、运血、摄脉有序，血行脉中，脉为心之体，血为心之用，脉畅血和则心神皆安。育心之法是针对心脏本身功能，通过提高心肌细胞对缺血缺氧的耐受能力，改善心肌能量代谢，减少细胞凋亡和坏死，维持细胞结构，改善心肌舒缩功能和心室重塑，使心脏泵功能正常发挥。

"保"即保护、抚育，旨在保护脉道的同时又激发血管新生。"保脉"包括益肾健脾保护血管内皮的"保脉"之法和软坚散结祛除痰瘀互结之象的"通脉"之法，以期通过益肾健脾药物来培补后天之本，达到充沛心气、减缓心血管衰老，促进血管内膜修复，保护脉道；通过软坚散结药物减少脂质沉积，保证血脉畅达，以维持血管结构完整性和功能正常化。

3. 育心保脉治疗心力衰竭

（1）益气养阴培心气——育心之体　心气亏虚乃心力衰竭发病之本。心气是推动和调控心脏搏动及血液运行的主要动力，心气充沛，则血脉充盈流畅、心体得养；心气不足，则心搏无力、血液运行失畅，运血无权，无以濡养五脏及四肢百骸。心力衰竭作为多种心脏疾病终末期表现，病程日久，久病多虚，更易耗伤心气。阮士怡教授尤其强调心气的充足，常用党参、黄芪、麦冬、五味子作为益气养阴之选，调整气机，气足则血旺而运行有力，以育心之本体。党参、黄芪补中益气，能改善血流动力学，改善心脏收缩和舒张功能，提高钙瞬变峰值、缩短回落时间。麦冬可补心气、养心阴、清心热，又兼除烦安神之效，减轻心脏负荷，加强心肌收缩力，显著提高耐缺氧能力，增加冠脉血流量和心排血量。五味子益气生津，降低心肌细胞线粒体通透性，抑制由血管紧张素Ⅱ诱导的心肌成纤维细胞增殖。

（2）温通心肾通心阳——助心之力　《素问·六节藏象论》指出"心者，生之本……为阳中之太阳"。心居上焦，性属阳脏，主阳气而温煦，心阳鼓动以温通周身血脉，血液充沛，阳气养神，则神旺而聪慧精明。肾阳为"命门之火"，《难经》云"命门者，诸神精之所舍，原气之所系也"，有温养脏腑的作用。肾阳为先天之阳，心阳为后天之阳，二者共同温煦人体，互生互用，通达血脉经络。肾阳不足，可损后天心阳，以致失于温煦、推动、激发之力。心阳虚损，无力推动血脉运行，导致先天肾系血供不足而无法得到后天阳气的补给，治疗需温通心肾，以助心之力。阮士怡教授常用附子、淫羊藿、巴戟天、桂枝、薤白。其中附子上助心阳、中温脾阳、下补肾阳，能够有效改善射血分数，缓解心力衰竭。淫羊藿、巴戟天是常用温补肾阳药对，补肾壮阳，鼓舞心阳，可通过抑制心肌细胞凋亡，改善左心室功能，逆转心室重塑。桂枝温通心脉，补助心阳，促阳气化生，改善心脉系统的整体功能。薤白作用与桂枝相似，但更长于散壅解郁，同时有通阳辛散的特点，以期达到通心阳、消胸中痰滞的作用。

（3）涤痰利水保心体——强心之用　痰饮停聚是心力衰竭发病之病理基础，水湿泛溢肌肤是心力衰竭患者的外在表现。心力衰竭患者心之本体受损，心脉气机不畅使血脉不行，津液水湿不化而阻滞血络，脉道不通则水湿津液停聚，水液上凌心肺则引发咳喘，水液外溢肢体肌肤腠理则发为水肿。另一方面，心气虚衰可侵犯人体阳气，日久伤及脾肾之阳，终致胸阳不振，不能温通机体血脉，阳虚不能运化水液而形成痰饮，痰浊内结于胸中，痰湿瘀浊窃踞胸中阳位，壅痹心阳，进而出现气短、胸中满闷不舒等症状。痰浊易阻碍人体阳气，加重病情发展，如此形成恶性循环。《血证论》曰"血积既久，其水乃成"，提示脉中血行不畅，日久形成血瘀，最终也可导致水湿形成。故治疗时采用"涤痰利水强心"之法，改善心力衰竭症状。阮士怡教授常用泽泻、茯苓、防己利水以消肿，加瓜蒌化胸中痰瘀，加香加皮、葶苈子利湿强心。药理学研究表明，利水类药物可改善水钠潴留状态，祛邪实以顾护心阴。瓜蒌化胸中痰瘀，使胸阳得以舒展，且能滋养心肌细胞、提高心肌抗缺血缺氧的能力。香加皮、葶苈子利水消肿。香加皮中含有多种强心苷类成分，能提高心肌收缩力和左心室收缩压，所含杠柳毒苷，具有强心、利尿、消肿作用，可用于心力衰竭的治疗。葶苈子具有洋地黄样强心苷和利尿作用，可增加心脏输出量、减轻心脏负荷，葶苈子提取物可通过抑制肾素－血管紧张素－

醛固酮系统过度激活而防止心室重塑。

（4）益肾健脾——保脉体 《医学衷中参西录》记载："心者，血脉循环之枢机也。"心血是"心主血脉"发挥正常功能的物质基础，脉道是气血运行的通路，血脉畅通是心主血的保证。阮士怡教授认为血和脉充，则心脉、心血互为体用，故治疗需要通畅血脉，保护血管结构和功能。慢性心力衰竭患者常兼夹其他疾病，人体各脏腑功能均有不同程度的降低，尤以脾肾明显。脾虚可致精微不布，脾为湿困，运化不利，水饮内停，上凌于心肺而发为喘满；脾虚亦可导致气滞，瘀滞化而为火，由此灼津为痰，影响气机升降。张景岳云"心本乎肾，所以上不宁者，未有不由乎下，心气虚者，未有不由乎精"，提示肾为水火之宅，内寄元阴元阳，肾阳不足，心阳亦衰，血脉失于温煦，运行不利，心失所养，发为疾病；同时肾阳虚，不能制水，水气上泛，形成水饮凌心。总之，脾肾亏虚，使气不化精，精不化气，气血运行失常，酿生痰瘀，痰瘀互结，阻滞心络。因此宜通过益肾健脾来固护正气，起到扶正治本的效果，保护脉体，使脉道畅达，心脉得养。阮士怡教授常用肉苁蓉、桑寄生、淫羊藿、补骨脂、绞股蓝、茯苓、白术等益肾健脾。补肾类药物可以降低血脂，保护血管内皮细胞，对于防止和减轻血管硬化和衰老有较好的作用。肉苁蓉可以提高超氧化物歧化酶活性，抑制平滑肌细胞增殖，降低过氧化脂质含量，发挥抗动脉粥样硬化和抗氧化的作用。桑寄生、淫羊藿、补骨脂能促进血管内皮的增殖、生长和迁移，诱导新血管生成，增加冠状动脉血流，改善心肌缺血，增强抗氧化能力，延缓衰老，增加心肌收缩力，从而减轻心力衰竭症状。

（5）软坚散结——通脉道 心力衰竭机体气机失调，气不化津导致津液停聚，进而凝结成痰饮，阻滞脉道，使血行减慢，日久积而为血瘀；心失所养，心体受损，心主血脉的功能受限，血液运行迟缓，壅塞脉道，聚而成瘀。由此痰瘀为患，痹阻脉络，并相互影响，胶着缠绵难愈，最终导致人体气机阻滞，气血津液代谢失调，脏腑功能减退。此外，瘀血、痰饮均为阴邪，易伤阳气，脉中痰瘀停滞日久使阳气愈虚，机体易受外邪侵袭，进一步损伤正气，使病情加重。痰瘀结聚、日久不化是心力衰竭发病的重要病理基础。阮士怡教授常用软坚散结之品如鳖甲、夏枯草、海藻、石菖蒲、荷叶等药以祛痰化瘀通脉。鳖甲咸寒，能攻坚，又不损气，取其软坚散结以消痰瘀；夏枯草可消肿散结，防止脉中积滞；海藻可消痰软坚，其活性物质具有抗血小板聚集、降低血脂作用，对于改善微循环、保护心肌等有积极作用；石菖蒲、荷叶可保护血管的内皮细胞，抗氧化和抗衰老，减轻心肌细胞损伤。诸药共用，具有化瘀涤痰、通络护脉之功，可减轻或消除脉中停滞的有形实邪，顾护血管内膜。

验案举隅　李某，男，53岁，2014年7月2日初诊。主诉：胸闷间断发作1年余，近3日加重。现病史：患者2009年于天津中医药大学第一附属医院诊断为冠心病、急性冠状动脉综合征、心功能Ⅲ级，经住院治疗后症状缓解。1年前无明显诱因出现胸闷，间断发作，时有心前区疼痛，就诊于某三甲医院，查氨基末端脑钠肽前体（NT-proBNP）：1816pg/mL，诊断为心力衰竭，予对症支持治疗，心力衰竭症状缓解出院。未规律服药。近3日患者胸闷憋气加重，伴活动后喘息、气短，双下肢轻微水肿，夜间平卧时憋醒，偶有心前区隐痛及腰酸背痛，乏力，盗汗，健忘，心烦，纳可，夜寐欠安，二便调，舌淡白，苔白腻，脉沉细。血压：135/88mmHg，心率：62次/分。辅助检查：心脏彩色多普勒（2014-06-26）示：左心房前后径45mm，左心室舒张期内径63mm，右心房内径46mm，EF41%，左心增大，左室收缩功能减低。冠状动脉CT（2014-07-01）示：左前降支、左回旋支、右冠状动脉、后降支多发混合性斑块，伴管腔节段性狭窄。西医诊断为：冠心病，心力衰竭。中医诊断为：心衰病，心气亏虚、痰浊闭阻证。处方：党参15g、黄芪15g、麦冬10g、桂枝6g、白芍30g、附子10g（先煎）、葶苈子20g、防己20g、茯苓15g、炒白术10g、绞股蓝6g，14剂，水煎服，日1剂，早晚分服。加用西药：培哚普利片4mg，每日1次；比索洛尔2.5mg，每日1次；螺内酯片20mg，每日2次；氢氯噻嗪片25mg，每日2次；伊伐布雷定7.5mg，每日2次。

2014年7月16日二诊：患者喘息、气短、憋气明显改善，仍有夜间憋醒，近1个月内出现一过性心前区隐痛2次，可自行缓解，盗汗，乏力，心烦，纳可，寐安，二便调，舌红，舌根部苔腻，脉沉细。血压：130/92mmHg，心率：72次/分。处方：黄芪15g、麦冬10g、白芍30g、丹参30g、刺五加15g、红景天10g、葶苈子20g、防己20g、茯苓15g、绞股蓝6g、鳖甲30g（先煎）、夏枯草15g、海藻10g，14剂，水煎服，方法同前。停服西药。

2014年7月30日三诊：患者憋闷、喘息感明显好转，未发心前区隐痛，夜间未出现憋醒，汗出减少，纳可，寐欠安，二便调，舌淡红，苔白腻，脉沉细。血压：133/90mmHg，心率：68次/分，NT-proBNP：185pg/mL。处方：黄芪15g、党参20g、玉竹20g、丹参30g、白芍30g、刺五加15g、葶苈子20g、茯苓15g、绞股蓝6g、桑寄生10g、淫羊藿15g、砂仁6g（后下），14剂，水煎服，方法同前。半年后随诊，患者诉偶发心前区不适，不影响日常生活，无胸闷，无憋气，无不良心血管事件发生。

按语：心力衰竭是不同病因引起器质性心血管病的综合征，阮士怡教授根据《中国心力衰竭诊断与治疗指南2014》采取"ACEI、β受体阻滞剂、利尿"治疗方案，同时加用促进心肌能量代谢的药物。本案病属心力衰竭病，诊为心气亏虚，痰浊闭阻心脉，乃虚实夹杂、本虚标实之证。心气心阳不足，不能推动营血及津液运行，致使津液凝聚成痰，盘踞心胸，阻滞脉络；心之阴血亏虚，脉道失于濡养，故而滞塞不利。一诊予以益气养阴、温通心阳、涤痰强心之法，重在恢复心之气化，舒展心胸气机，祛除盘踞之病理产物，达到强心之功。方中党参、黄芪益气养阴，培补心气，以达养心育心之意；附子、桂枝温通心阳复气化，助心气以行血脉；佐以麦冬、白芍养阴血；葶苈子、防己、茯苓泻胸中之水邪，标本兼顾，重在复气化以"强心"；绞股蓝、白术健脾化痰祛湿，健运中焦，以防痰饮化生，使血脉清利，固本清源。二诊时患者心气心阳渐复，胸中水邪亦减，故喘息、憋闷明显改善，但仍有夜间憋醒，且心前区隐痛2次，盗汗，乏力，心烦。治当原法进退，于初诊方去附子、桂枝、炒白术之温燥，以免耗伤阴血，加丹参、刺五加、红景天加强活血之力，用鳖甲、夏枯草、海藻软坚散结之品，以祛痰化瘀通脉，缓解疼痛症状。三诊时患者诸症均有好转，故二诊方去防己、鳖甲、夏枯草、海藻等祛邪之品，减缓强心之力和软坚散结之功，选用玉竹、丹参、桑寄生、淫羊藿、茯苓、绞股蓝、砂仁等药保护脉体。玉竹、丹参乃玉丹荣心丸之意，其中有效成分丹参酮ⅡA可以改善心肌纤维化，玉竹总苷可明显改善心肌舒缩功能，保护受损心肌细胞，延缓心肌重塑。桑寄生、淫羊藿、茯苓、绞股蓝、砂仁益肾健脾以固护正气，可起到扶正治本、保护脉体的效果，使脉道畅达，心脉得养。患者病情控制平稳，全方以育心之体、保脉之功，巩固疗效，以图缓效。

二、临证察微，探诊病思路

（一）心-脉-血论治冠状动脉粥样硬化性心脏病思路

心-脉-血是一个有机的整体。在中医学中，心主血，具有生血和推动血液运行的功能；心主脉，具有统摄调节脉道的作用；心之滋养，又有赖于脉道通利，血液的滋养。阮士怡教授结合冠心病的生理病理，认为血浊大量产生阻塞脉道，进而导致心失所养，出现胸闷、胸痛等症状。其中，血浊是冠心病的始动因素，脉道不畅是冠心病发病的核心病理改变，其最终结果是心失所养，因此，在立法处方上也应当从这三方面入手。从"心-脉-血"的角度，对阮士怡教授从脾肾论治冠心病这一思想做系统阐述。

1.血浊为冠心病的始动因素

血液的变化，如血脂、血糖是影响冠心病发生发展的重要因素。而中医学将血液中不能为人体供给养料，反而容易引起血液流动不畅或沉积于脉道而形成痰、瘀等病理产物的物质称为"血浊"。血浊形成的原因很多，如劳逸失度、进食高热量、高脂肪食物过多、平日运动量少等。从中医角度来看，这些生活习惯极大地增加了脾胃运化饮食水谷的负担；嗜食肥甘厚味则阻碍脾胃运化功能，使得水谷不生精微反化血浊；过劳而致脾气虚弱不能充分运化水谷而成血浊；少动而使人体气机不利，阻碍脾气的转运功能，进而成血浊；长此以往，血浊停滞于脉，则形成动脉粥样硬化斑块。

关于血浊的治疗，阮士怡教授认为既要考虑血浊的成因，也要考虑血浊的排泄。血浊的成因主要是脾失健运、痰湿内阻，那么治疗上就要健脾以助运化，从源头上减少血浊的产生，同时要注意健脾与利湿兼顾，利湿以助排浊；《黄帝内经》云"浊阴出下窍"，血浊的排泄也要经脾之通调水道，肾与膀胱之气化作用，从下窍而排出。因此，肾的排浊对血浊的排泄起着重要作用。综上所述，对血浊的治疗当健脾利湿、益肾排浊。故治疗上，阮士怡教授常选用健脾利湿之茯苓与泄肾浊之泽泻。茯苓健脾利湿，导浊生津，以此增强脾运，使血浊得以运化，而不停于脉道。泽泻，去旧水，养新水，"去脬中留垢"，有降胆固醇和抗动脉粥样硬化的作用。此二药从脾肾着手，既减少血浊之生成，又促进血浊之排泄，相互配合，相辅相成。

2. 脉病为冠心病发病核心

血浊是冠心病的始动因素，但是血浊最终能够引起冠心病，主要是因其能够形成痰、瘀等病理产物而附着于脉道，使脉道不畅，以致心失所养，发为冠心病。对于脉道不畅这一因素，多年来，中医更多地强调活血化瘀之法，认为血瘀是造成冠心病的根本所在，血活方可脉畅，也才能使心肌的供血恢复。而阮士怡教授在看待冠心病症结方面，借鉴了西医对冠心病的研究和认识，与前人的从血论治不同，阮士怡教授更强调从脉论治，并认为"脉病"是冠心病的核心所在，是引起冠脉病变、发生心血瘀阻、导致心肌缺血的重要原因，因此在治疗上强调首先从脉论治。

阮士怡教授认为脉道受损与人体正气不足密切相关，他强调"正气存内，邪不可干"，血脂升高虽然是动脉粥样硬化的始动因素，但血管内皮受损才是疾病发生发展的关键。若人体正气充足，内皮细胞就不易受到高脂的损伤而进展为动脉粥样硬化，因此，补益正气、改善血管内皮的抗病能力就成为治疗冠状动脉粥样硬化的关键所在。那么，如何提高冠状动脉的抗病能力？阮士怡教授认为冠心病是增龄性疾病，其发生发展与人体的衰老有较为密切的关系。中医学理论中肾气不足导致衰老的学说一直被人们所认可，据此阮士怡教授提出以补肾之法预防冠状动脉粥样硬化的发生发展。在用药方面，阮士怡教授注重阴阳双补，再根据患者症候有所侧重，常用五子衍宗丸化裁而成三子补肾养心汤，该方由女贞子、枸杞子、五味子组成，其中女贞子、枸杞子补益肾精，五味子补心血而敛心气，三药合用能补肾而养心，且方中药物均具有降脂、稳定斑块的作用。温补肾阳则仿二仙汤之意，以淫羊藿、巴戟天为常用药物，大便秘结者加肉苁蓉，形成新二仙汤，以温肾而助元阳，方中药物有抗氧化、抗凋亡的作用。二方合用，随证加减，平调肾之阴阳，以期通过补肾抗衰之法，保护脉道完整通畅。

3. 心为冠心病疾病的本脏

冠心病作为最常见的心血管疾病，其病位在心，无论其证候是心血瘀阻、气滞心胸、痰阻心脉，还是气阴两虚，最终都会引起心之本脏的病变，而出现胸痛、胸闷等心病的临床症状，故言其病位在心。结合西医学，心即心脏，冠状动脉发生的功能或结构变化均可导致"心失所养"，影响心肌供血，引起心肌细胞缺血缺氧等病理变化，进而出现"心"相关的症状。因此，补心养心使其抗缺血缺氧的能力进一步增强，就是减轻心肌缺血所引起症状及病理变化的重要方法，能够防止因长期缺血所引起的心肌重塑，对改善冠心病预后起着至关重要的作用。

阮士怡教授创造性地提出育心之法，以此来改善心失所养的病理状态。所谓育心，即含有养育、生长、生发的意义，其法不同于养心，并非单纯的补养，同时还应顺应心的生理特性，即"心为阳脏"，故治疗上要注意宣通阳气。因此，育心法是补养心气、宣通心阳、涤荡胸中痰滞的多法结合，其中补养心气为基础，宣通心阳为根本，涤荡胸中痰滞为宣通心阳之辅助，诸法合力以达到育心之目的。主要包括补益心气的党参，宣通心阳的桂枝，以及"洗涤胸膈中垢腻"（《本草衍义补遗》）之瓜蒌。党参，性平和，润燥合宜，能"鼓舞清阳，振动中气"（《本草正义》），有耐缺氧、增加心肌收缩力的作用。桂枝，性温，能温通心阳，助阳化气，能扩张血管、抗血小板聚集。瓜蒌，润而不燥，有抑制脂质过氧化、延缓衰老、抗心肌缺血的作用。此三药相辅相成，互为呼应，共奏育心之功。

（二）"益肾健脾、涤痰散结"法防治动脉粥样硬化探讨

"益肾健脾、涤痰散结"法是由阮士怡教授秉承《黄帝内经》"正气存内，邪不可干""治病必求于本"等理念创造性提出的用于心系疾病治疗的根本大法，蕴含着"未病先防""寓防于治""防治结合"的战略思想。从内皮保护和斑块逆转角度入手，以现代医学理念为支撑，深入探讨"益肾健脾、涤痰散结"法的理论内涵和起效机制。

1. 益肾健脾，固护内皮筑藩篱，"防"重于"治"

（1）动脉粥样硬化是一种与增龄、衰老相关的退行性病变　最新的一项纳入10885

位观察者的长达 11 年随访的前瞻性研究，证实在排除年龄自然增长的情况之外，过早出现斑秃、白发、面部皱纹、耳垂折痕等衰老标志，其 10 年缺血性心脏病的绝对风险显著升高，且随表观衰老标志的增加呈递增趋势。而关于增龄导致动脉粥样硬化风险增加的问题早已受到关注，2003 年由国际动脉粥样硬化学会发布的《预防动脉粥样硬化性心血管疾病临床指南》已明确将年龄列为动脉粥样硬化的"主要独立危险因素"，并指出"动脉粥样硬化斑块的负荷随着年龄的增长呈进行性加重"。但更确切地说，需要我们付诸努力的是如何延缓衰老，因为年龄的增长无法逆转，衰老才是一切老年病的根源，增龄也是因为导致了衰老才被我们作为危险因素对待。陈可冀院士倡导要"老得好""健康 / 成功老年化"，"老得快""老而衰"才是病变的土壤。归根结底，动脉粥样硬化的发生起始于血管内皮细胞衰老所伴随而来的功能障碍。内皮衰老分子层面的证据已在体内被揭示，有研究者发现人体内冠状动脉粥样斑块表面衰老相关的 β - 半乳糖苷酶染色呈强阳性，经免疫组化鉴定为内皮细胞，而在病变轻微的乳内动脉却没有此现象，提示内皮衰老参与了动脉粥样硬化的发生。衰老是一个连续非匀速的递进性过程，在生命的早期阶段即已开始，大体表现为易受损和难恢复的状态。增龄、高血压、糖尿病、血脂紊乱等均可加速内皮复制性衰老过程，表现为端粒进行性缩短、保护性自噬减弱、ROS 聚集、炎症激活、NO 信号系统受损等。同时，内皮前体细胞（EPC）因伤、老耗竭导致内皮修复和血管再生能力低下；衰老信号通过 exosome、microRNA 等媒介又可在邻近细胞间通讯传递，反馈性放大衰老的进程。所谓"正气存内，邪不可干；邪之所凑，其气必虚"，内皮薄弱，即使正常的血液成分也可能成为粥样硬化病变的促发因素。

（2）内皮功能障碍触发动脉粥样硬化的"生"和"变" 以 NO 生物利用度降低为主要标志的内皮功能障碍是动脉粥样硬化发生的始动环节，也是斑块进展和不良心血管事件的关键促发因素。内皮损伤常常在血管壁发生影像学检查可见的大体形态学改变之前已长期存在，通过光学相干断层扫描（OCT）证实，伴有内皮功能障碍的冠状动脉节段，在疾病发生早期即已出现内膜巨噬细胞浸润和滋养血管增殖等微观结构的改变，并且在以后的进展中，伴功能障碍的冠状动脉节段，斑块内坏死核心及钙化区域的面积明显高于内皮功能正常部位的斑块，具有典型易损斑块的组分特征。内皮损伤是脂质浸润、炎症激活、血小板活化等所有病理过程的先导。目前广泛开展的经皮冠状动脉介入术（PCI），虽能有效地开通罪犯血管，增加缺血区心肌氧供，但并没有改善患者的体质状态和病机本质，无法阻断新发斑块的形成，并可能因再内皮化延迟出现支架内血栓等额外的心血管风险，且手术相关的微循环障碍可持续 12 个月之久，表现为微血管内皮受损，血流速度储备下降，心肌持续灌注不良，最终导致严重的心室重塑。由此可见，内皮功能障碍是一种早发性、系统性改变，影响动脉粥样硬化疾病全程，既是病变产生的先导，也是催生不良质变的引线。一项纳入 618 例无明确心脏病史为观察对象的前瞻性研究，随访（4.6±1.8）年，伴与不伴肱动脉流体依赖性血管舒张功能（FMD）障碍者，未来心血管疾病发生率分别为 15.2% 和 1.2%，进一步明确了内皮保护在预防缺血性心脏病中的关键作用。对于急性冠脉综合征患者，尽早行 PCI 术无疑是确保再灌注疗效的明智之举，然术后持续存在慢性内皮功能障碍者与远期死亡率增加显著相关。所以，冠心病进程中的任何阶段，固护内皮的任务均不可忽视。

（3）益肾健脾固内皮，不厌"早"和"长" 近期公布的医疗健康大数据显示我国正"跑步"进入"老龄化"，与发达国家相比，"未富先老"是我们的典型特征。身处经济快速发展的社会大环境，与日俱增的工作生活压力促成了熬夜、吸烟、少动等不良习惯的形成，使得许多中青年人"未老先衰"，而血管作为人体衰老的一面镜子，在目前的医疗中并没有引起足够重视。近几十年来，关于动脉粥样硬化发病机制的研究多基于斑块本身，如脂质浸润、免疫炎症，虽取得了长足进展，但也不断受到临床实践的冲击和挑战，诸如强化他汀治疗后仍广泛存在的残余风险及相当一部分与高胆固醇血症不相符的不良事件；甾体/非甾体抗炎药、炎症因子特异性拮抗剂在减少不良心血管事件发生方面未能获得满意结果等。人们开始关注影响斑块形成和心肌灌注的微环境——血管稳态，这种观念的转变与中医"治病求本"不谋而合。内皮细胞如血管之藩篱，其功能正常是血管稳态的基础，藩篱坚固则脂无所入，病无所生。所以固护内皮，保持其生命效率是防治动脉粥样硬化性疾病的根本策略。自古脾肾虚弱论是人体衰老的本质，《景岳全书·脾胃》云："人之始生，本乎精血之源，人之既生，由乎水谷之养，非精血无以立形体之基，非水谷无以成形体之壮。"肾藏精，脾生血，二者是人体生命效率的主宰，血管衰老作为整体衰老的一部分，自然该从培补脾肾入手。而且鉴于内皮损伤/衰老的早发性、贯穿性，益肾健脾法应早使用、长维持，才能防患未然，时时固护，时时修复。辛效毅等根据物质基础和功能活动相似此类，提出"肾脾—脉与血管内皮祖细胞—血管内皮细胞"轴，强调脾肾之精与血、脉、多能干细胞等组织和细胞层面的密切联系。团队前期基础研究证实"益肾健脾、涤痰散结"之补肾抗衰片能通过 Rho/ROCK 途径改变内皮物理架构减小其通透性；抑制内质网应激相关的内皮细胞凋亡（尚未发表）及抗氧化应激等机制维护内皮稳态，部分验证了益肾健脾在内皮保护中的作用。在今后的研究中，关于益肾健脾法延缓内皮衰老（对端粒酶活性影响）、调节内皮祖细胞数量及修复活性等机制需进一步深入探讨。

2.涤痰散结，消除积聚利脉道，"防治"并重

（1）痰浊积聚是动脉粥样硬化的主要病理变化　平素嗜食肥甘，困阻脾胃或脾肾渐衰，无以运化水谷津液，致水湿不化，聚而为痰，壅阻脉络，日久碍血酿毒，成积成瘤。古有"痰挟瘀血，遂成窠囊"之说，痰浊随气升降，是有形积聚形成的基础，与现代医学脂质浸润学说一致，不良脂质成分通过薄弱受损的内皮沉积于内膜下，被氧化修饰，继而启动后续的炎细胞募集，巨噬细胞增殖泡沫化、脂质坏死、纤维降解等促发斑块破裂的病理过程，也是由痰致瘀生毒的具体体现。痰浊既是病变形成早期的重要病机，也是导致斑块易损的关键环节。在增龄衰老的过程中，脾肾输布水液功能减退，痰浊内聚是一种普遍现象，起初可能仅表现为系统性代谢失衡或局部可逆性脂质条纹的形成，日久则因局部免疫炎症、氧化应激反应演变为包含平滑肌增殖、巨噬细胞浸润、胶原重构等在内的有形复合性病变。资料表明血浆及斑块内高氧化低密度脂蛋白水平是斑块不稳定的强力预测因子，其直接促凋亡作用及细胞膜表面清道夫受体介导的自噬减弱和炎症级联放大可能是主要机制。

（2）涤痰散结，以利脉道，稳斑块　从生理层面上来说，痰浊内生是人体衰老过程中脾肾亏虚的自然产物，张景岳云："脾主湿，湿动则为痰，肾主水，水泛亦为痰……所以凡是痰证，非此则彼，必与二脏有涉。"培补脾肾、涤痰散结可有效减少痰浊的产生及在血管壁的聚集，改善机体代谢状态，具有预防意义；而病理层面上，沉积于内膜下的痰浊瘀结，尤其是形成管腔的阻塞性病变时，往往因过氧化微环境继续发展为溃烂、破裂斑块，造成急性血栓事件。虽然目前消退斑块不是笔者治疗的目的，但是对于富含脂质的不稳定性软斑块，通过降脂、中药涤痰软坚散结等仍有望缩小斑块面积，促进斑块塌陷。邓志刚等用软坚散结方（鳖甲、三棱、莪术、枳实、制胆星、石斛）干预颈动脉粥样硬化患者，6个月后，颈动脉内中膜厚度及斑块大小均有消退趋势，结果不逊于西药辛伐他汀组。大脂质池是所有斑块组分中最具促栓活性的标志性物质，笔者所熟知的强化他汀治疗或者外源性补充HDL、apoA－Ⅰ均可通过促进脂质外排、减轻斑块内脂质负荷以减少不良心血管事件的发生。而脂核缩小造成的总斑块面积的消退并不足以解释获益的全部，伴随着斑块内脂质成分的外流，SREBP/CCR7通路介导的巨噬细胞迁出能通过减轻其增殖活化所带来的炎症放大、基质降解和平滑肌凋亡等易损因素，从组分改变上促进斑块稳定。因此，推断涤痰散结法在消脂的基础上，还可能通过抗炎、

增加纤维帽厚度等多环节起效，达到消退和稳定斑块的作用，目前还在进一步验证中。近期研究证实补肾抗衰片能够上调动脉粥样硬化兔模型肝脏三磷酸腺苷结合盒转运体A1表达，促进胆固醇逆转运，而关于其抑制斑块内 NF-κB 不适当激活，抗炎以稳定斑块的相关机制早已明确。

（三）育心保脉理论调治冠心病危险因素探讨

冠状动脉粥样硬化性心脏病（即冠心病）的发生、发展、转归不仅在于心脏本体的病变，也与其他脏腑功能是否正常息息相关。中医学以"形神合一"的整体观念为基本理论，在心系疾病中强调"神明之心"与"君主之心"的协同调治。血是机体精神活动的主要物质基础，心主血脉是以脉道为其气血运行之通路，故血脉畅通既是心主血的保证，又是心主神志功能正常的重要条件。目前易损患者、易损斑块、易损血液、易损心肌成为冠心病发生、发展的危险因素，因此，冠心病已从原有的疾病治疗转向预防、调护。阮士怡教授在"治病必求于本"的理念下，从中医整体观出发提出"育心保脉"理论，是中医治疗心系疾病从强心、养心向育心的转变。

1. 育心保脉理论建立的理论基础

（1）物质基础——心主血脉 《素问·痿论》云"心主身之血脉"，故言心为血脉之主，心气充盛，则血和脉充，仓廪实，府库充，诸脏腑皆受其养。心脉、心血互为体用，心之体为脉，心之用为血，二者是"心主血脉"行使止常功能的决定因素。

（2）功能基础——心藏脉，脉舍神 通过经脉的联属而联络脏腑百骸，传达神气以主持意识思维情感活动，而血脉亦充养心神，以维持神气的健运，通过经脉和血络的联系共同完成心藏神和心主血脉的功能。形神合一是生命存在的基础，形神之间，神有支配和主宰形体的作用，而血与脉是心主神的物质基础。

（3）"心－脾－肾三脏一体观"的发展 脾肾两脏为先后天之本，是冠心病发病过程中涉及的主要脏腑。脾肾不足则精不能化气，气不能化精，化源不足，脏腑功能紊乱可产生血瘀、痰结等致病因素。在中医学"上工治未病""治病必求于本""正气存内，邪不可干"等理论指导下，阮士怡教授遵从经旨，形成"心－脾－肾三脏一体观"，指导动脉粥样硬化疾病的治疗，提出"益肾健脾、涤痰软坚散结"防治动脉硬化，防与治相结合，标本兼治。动脉粥样硬化的发展是一个动态过程，机体在不同证候阶段呈现不同特点，随着疾病谱的改变，心系疾病从各种危急重症转为非阻塞性冠心病，其治疗理念也发生了强心－养心－育心的转变。

《灵枢》有言"心者，五脏六腑之大主"，强调心之体对于调节全身的重要性，从而将治疗重点放在"强心"，采用温补心阳兼益气方药，强心之体则达到五脏六腑之主安。在冠心病急性发作期后，心之气血亏虚，正如《素问·脉要精微论》所云"夫脉者，血之府也"，脉道空虚，则致脉之渗透灌注、贯通营卫、津血互渗之用病变，宜采用养心和脉方药，使心血脉和。慢性心系疾病－非阻塞性冠心病成为原有冠心病进行性加重的关键因素，不良行为和心理问题影响着非阻塞性冠心病的发展。五脏神从属于心神，脑之元神统帅五脏诸神，脑神与心神的关系为脑神统帅着心神而共同协调诸脏，在心脑的控制调节下，维持着人体心理活动的整体性。五脏之神整体协调作用是"脑心之神为常"的先决条件，心脑神与五脏之神在生理上互为寄托，在病理上互为结果。在"形神合一"整体观念下，心系疾病强调"神明之心"与"君主之心"的协同调治，采用育心即脑心同治、调心安神，使"心之和，脉之畅，神之安"。

总之，在"心－脾－肾三脏一体观"防治动脉粥样硬化理论的基础上，提出冠心病形成前期注重于冠心病的危险因素，提升了治未病的地位，将疾病的治疗窗提前，并在此基础上进一步提出了"育心保脉"理论。

2. 育心保脉理论的现代医学认识

《医学衷中参西录》云："心者，血脉循环之枢机也。"心主身之血脉，由心而出的血液在心气的推动和调节下运行于脉中，将营养物质输布至全身各脏腑组织，并将营养代谢后的废物带走，血脉和利则心藏神功能安和。因此，在"心－血－脉－神"共同维系下达到大、小、微循环的血管稳态。血管稳态是指血管功能或结构处于平衡状态，血管稳态平衡是机体生命活动的重要基础。血管失稳态后导致血管重塑，而血管重塑是血管针对长期血流动力学变化的适应性过程，也是许多血管及循环疾病的重要病理生理环节。

血管失稳态发生后，机体内源性保护机制可通过调节血管发生适应性改变与修复，恢复血管功能与结构的稳态即生理性重塑，而失稳态后的病理性重塑不仅导致心血管系统疾病，也与代谢、神经、运动等多个系统疾病的发生发展密切相关。血管失稳态后在血液损伤方面出现血糖、血脂、血黏度、血流动力学等的改变，在脉道损伤方面会导致血管炎症、动脉血管张力及舒缩功能异常、动脉内膜下炎症细胞浸润及脂质沉积、平滑肌细胞增殖与凋亡等病理改变。

3. 冠心病危险因素

（1）易损患者　2003 年国际心血管专家联合提出了"易损患者"这一概念，并指出其是因斑块、血液、心肌的损伤而发生急性冠脉综合征的患者。近年来也有学者提出心血管病合并糖尿病患者是冠心病易损患者。中医学"未病"思想正是"易损患者"的反映，治疗冠心病易损患者就是从治未病理念出发，积极进行冠心病的调治。《黄帝内经》认为"心者，五脏六腑之大主"，同时"心者，君主之官，神明出焉"，可以看出心脏本体在心主血脉与心主藏神功能方面的地位，而精神思维意识状态在很大程度上影响着心脏本身发挥功能。大量流行病学及临床研究发现，精神心理活动异常可损伤血管内皮细胞，促使冠心病发生。

（2）易损斑块　是一种易于形成血栓或可能迅速进展为罪犯病变的斑块，主要包括破裂斑块、侵蚀性斑块和部分钙化结节性病变。心主血脉，在脉管通利、血液充盈前提下，通过心气的推动可以引起脉道的舒张与收缩、调节心脏的搏动，脉道血管壁内皮功能的损伤则可形成斑块，最后发生心血管事件。因此，斑块的稳定与心脏本体的结构功能相关，也与脉道的结构功能密切相关。

（3）易损血液　是指血流动力学和血液成分的异常。心有主血和生血的功能，心气充足则血液充盈，同时可以濡养脉道，如血液生成不足则心之功能难以发挥，运行不畅则成瘀血；血液成分异常会出现各种炎症因子、血脂成分异常、血小板聚集等。血流动力学和血液成分的改变最终都会导致血管壁的损伤、斑块的形成及心血管事件的发生。

（4）易损心肌　是指由于心肌代谢、周围血管及神经异常出现的心脏结构和功能的改变。在既往冠心病基础上会导致缺血性易损心肌，而心律失常和心肌电生理异常会导致非缺血性易损心肌。机体糖代谢异常可以影响心肌能量致心肌细胞死亡，自主神经功能异常致心肌敏感性增强。心肌损伤会影响心功能，表现为心悸、气短、乏力等症状，进一步发展会导致心主血脉及心藏神的功能改变。

4.育心保脉理论下调治冠心病危险因素

（1）调气和血、养心安神调治易损患者　调气安神这一治法在脏腑中主要体现为脑和心，因此，可以将此治法概括为"脑心同治"。冠心病疾病发展后期处于血管病理性重塑过程，此过程中如果调治不当，疾病会继续发展。同时，由于疾病的长期演变会给患者精神方面带来影响，所以应该重视神的作用，同时兼顾心与血脉。研究显示，冠心病患者普遍存在情绪障碍性疾病，如焦虑、抑郁等。冠心病患者抑郁的发病率可达50%以上，其中重度抑郁可达20%。进一步研究发现，冠状动脉硬化是抑郁的危险因素之一，动脉粥样硬化可使部分血管性疾病患者具有抑郁易感性，其在冠心病发生发展中的作用日益受到重视，抑郁可导致冠心病的发生及病死率上升，二者有密切联系。"络损神伤"为中医学认识二者之间的关系提供了契机及切入点，也为临床治疗提供了新思路。

（2）稳斑通络、活血化瘀调治易损斑块　血管失稳态中期导致气滞或气虚阻络，络失濡养，络脉拙急，络道干涸。溢于络外之血不去，脏腑失养；瘀于络中之恶血不去，新血不生。治当以活血化瘀之品祛瘀生新，同时不忘濡脉、养脉。以血脉同治为原则，稳定动脉粥样硬化斑块，以改善血管重塑、维持血管结构，改善血栓前状态。总之，可以通过保护血管内皮细胞、稳定易损斑块来达到调治易损斑块的作用。

（3）化浊解毒、和血畅脉调治易损血液　易损血液是发生冠心病易损斑块的异常血液状态，可导致斑块破裂，从而导致冠心病从稳定期向急性冠脉综合征的发展。易损血液从血液指标而言是脂质代谢的异常，当与中医学"浊毒"之邪相似，因此可以通过调节脂质代谢异常来改善易损血液状态而防治冠心病。浊毒导致脏腑功能紊乱、气血运行失常、机体代谢产物化生病理产物，应予浊毒以通路，当以化浊解毒、和血畅脉之法调治易损血液。

（4）益肾健脾、调气养血调治易损心肌　易损心肌是冠心病患者心肌结构的改变，并伴随出现心脏电生理异常。心肌本身的异常会影响心脏的收缩力和心功能。在治疗上，应着重于维系心脏的结构与功能，保持气血的充盈、流畅和平衡。致病因子侵犯心肌，势必首先影响气血失和，循行受阻，造成心之体失养，导致心功能低下，进而出现功能失调并引发病变。心是生命活动的本体，重视血管失稳态后对心脏的损伤，心功能的正常化必须在脾和肾的协调下完成。

（四）育心保脉理论辨治冠心病临证思路

缺血性心脏病非单一机制发病，有效心肌血流灌注决定了预后。阮士怡教授在"治病必求于本"的理念指导下，创新性提出"育心保脉理论"。结合冠心病不同时期病变特点，形成了斑块形成期益肾健脾、斑块易损期软坚散结、心脏康复期益气养阴为核心的具体辨治体系。最终达到护心之本、祛心之邪、强心之体的目的，以期为冠心病的预防-治疗-康复提供序贯性方案。通过临床随证施方，疗效显著。

1.育心保脉理论在冠心病中的科学内涵

动脉粥样硬化，是血管壁由于反复受到血液冲击，和氧化低密度脂蛋白在内的各种代谢产物及神经内分泌因子的刺激，而发生的一系列内皮功能障碍、血管平滑肌增殖、血管重塑等病理过程。随着动脉粥样硬化的不断加速进展，在多重危险因素影响下，发生急性心血管事件后，在药物干预基础上的冠脉血运重建治疗，虽能改善冠心病患者临床症状，但不能全面预防急性心血管事件的发生，在 4～5 年内发生支架内再狭窄、支架内血栓等不良预后的概率未能明显降低。在长时程缺血状态下，心肌细胞线粒体功能异常，导致自身对缺氧的耐受能力降低及心肌能量代谢障碍，造成心肌细胞稳态失衡，引发心肌细胞肥大、凋亡、纤维化等一系列心室重塑改变。因此，单纯地解除血管狭窄只是解决显性的病变，对慢复流、无复流、慢性非阻塞性病变等缺乏干预，对狭窄解除后的心脏康复亦缺少持续关注。从中医整体观及个体化诊疗优势入手，能为冠心病多维影响因素提供有效治疗策略。

心是生命活动的本体，五脏六腑之大主，化赤以生血脉，养百骸，主"动"，推动血液运行，温养全身，维持人体生命活动。脉是生命活动的载体，行血气而营阴阳，能量交换通道，主"达"，主气化以行血，并主导营卫之气弥散。血随脉行，灌溉脏腑百骸，濡养全身；同时，心主血脉，心气推动血液运行皆与脉之畅达相关，心脏有序、有效地搏动是保证血脉运行不息、如环无端的根本。慢性心肌缺血，则脉失濡养、脉气壅滞，脉失畅达；血病及脉、血脉共病，心体失养；无以化赤生血，濡养失职。最终导致脉失和畅、心体失养的反馈加重过程。

在现代慢性疾病谱改变及"上工治未病"理念指导下，结合"心-脾-肾三脏一体观"学术思想，阮士怡教授十分重视心血管疾病的危险因素，并于20世纪80年代提出以保护血管壁为主的治疗理念，与葛均波院士的泛血管医学、吴以岭院士的中医络病学具有高度一致性；同时，以心之体、心之用为病机核心，创新性地提出了"育心保脉"理论，将冠心病治疗策略转为预防、调护为主。因此，该理论从慢性病预防-治疗-康复的整体出发，以心肌细胞为中心，以心肌微灌注、心肌缺氧耐受、心肌微环境、微血管痉挛等为突破点，形成冠心病序贯治疗方案，以期解决心肌缺血的核心问题。

2. 育心保脉理论指导下的冠心病治法概要

（1）育心重在通心阳、培心气　这里所谓"育心"，不局限于养心，而是兼具养心和使心生发、生长之意；既滋养心之气血，又助心之生长生发，以延缓心之衰老。就现代医学角度而言，育心的目标在于增强心脏本身的功能，增加冠状动脉血流，提高心肌对缺血缺氧的耐受力。育心之法主要针对心的基本功能，对不典型冠心病症状，或已罹患冠心病出现心功能受损、心肌舒缩功能不良等，均有一定的疗效。治法主要包括通心阳、化痰滞、培心气。

①通心阳：《金匮要略心典》"胸中阳也，而反痹，则阳不用矣。阳不用，则气之上下不相顺接，前后不能贯通，而喘息、咳唾、胸背痛、短气等证见矣……阳气失位，阴反得而主之"，明确地提出胸痹当以通心阳为要，而非温补心阳。心阳的重要功能是温

通全身血脉，温为心之本性，而通则为心之功能正常的重要前提和保障。用药方面，阮士怡教授擅用桂枝，一则取其通阳利脉，一则取其通阳利水，既能缓解胸痹的临床症状，又能延缓心室重塑的进展；薤白功用与桂枝相似，常于散壅消郁，两者合用以期通心阳、消胸滞。

②化痰滞：《金匮要略心典》"阳痹之处，必有痰浊阻其间耳"，阳气痹阻是胸痹的重要成因，若阳气痹阻，温通失煦则血脉凝涩，心脉失养，则发为胸痹心痛。故治疗上除应考虑通阳外，还应适当加以豁痰化浊之法，以除胸中痰滞，方能使胸中阳气得以舒展。用药方面，阮士怡教授善用瓜蒌，取其化胸中痰滞之意。

③培心气：血液在脉中循环不息，不瘀不滞，全赖心气之推动。强调"正气存内，邪不可干"，培补心气，以使心气充足，使其恢复帅血运行之功能，达到血脉流畅的目的，则可使痰浊、瘀血等病理产物无处停留，则会减少冠心病发生发展的机会。用药方面，阮士怡教授常用黄芪取其补益一身正气的作用，正气强则邪气无所侵。党参补中气而不燥，鼓清阳而不热，其药性平和，故尤其适合老年患者培补心气。

（2）保脉重在舒脉、和脉、畅脉　这里所说的"保"，即是保护，也是抚育的意思，旨在保护脉道的同时又激发血管新生，从而维持血管生理功能。保脉的目标在于保护血管结构和功能的完整性，进而维持血管稳态。具体治法主要包括调气舒脉、清热和脉、化浊保脉。

①调气舒脉：气机不畅，气行郁滞，气郁而血行不畅，瘀血乃成，发为胸痹心痛。在冠心病发病前，很多患者就已存在气机郁滞、心脉挛急，心脉拘挛日久，导致痰浊瘀血停留于脉道，症见背胀痛、窜痛、胸胀痛、胁痛等气滞表现。故调气舒脉是冠心病未病期的重要治法。用药方面，阮士怡教授于理气药中选香附、郁金、枳壳三品以调气舒脉。

②清热和脉：《诸病源候论》曰"其痛悬急懊者，是邪迫于阳气，不得宣畅，壅瘀生热，故心如悬而急烦懊痛也"，阐明阳气郁久成热致心痛的病机。《医林改错》中"血受热则煎熬成块"，就明确指出热邪可以煎熬致瘀。可见，冠心病的病机不仅是阳虚、寒凝、血瘀，还应包括火热煎熬治瘀。越来越多的证据表明，炎症反应参与了冠心病的进程，且结合目前认识，清热解毒药对延缓冠脉病变有积极作用。所以，在辨证论治的基础上，可以考虑加入清热解毒之药以缓解痰浊、瘀血对脉道的损害。结合现代药理研究，常用白鲜皮和虎杖两味药。阮士怡教授从"比类取象"方法入手，认为内皮损伤可与皮肤损伤相联系，故在皮肤科常用药中选白鲜皮一味，以期能够改善血管内皮功能。

陶弘景谓虎杖"主暴瘕",这里的"瘕"即我们常说的"瘕聚",为气聚而成,这与患者因各种原因导致的冠状动脉痉挛而非斑块,有着相似之处。

③化浊保脉:浊邪重而黏滞,秉湿邪之性,血浊日久不得清化,津液正常循行必然会受到影响,聚而成痰,而痰饮停聚不行又可加重血浊病理状态。血中秽浊积聚,久则变"稠"变"黏",进一步发展则阻塞脉道,形成"痰瘀互结"。阮士怡教授认为浊邪是冠心病发展中的危险因素,其产生与脾失健运、浊毒不能正常排泻有密切关系。因此,用茯苓恰好兼有健脾和利的功效,是祛除血浊的主要用药。泽泻也是常用利水之品,李杲谓其能"去胕中留垢",取其利水、泄肾中浊气的功效,与茯苓同用则是从血浊形成之脾、和血浊排泄之肾分别治之。

3. 育心保脉理论指导下的冠心病分阶段论治

(1)斑块形成早期——"益肾健脾"护心之本 在斑块形成早期,以血液-血管功能失衡为主,病变主要在血、在脉,病机表现为脾肾亏虚。阮士怡教授认为中医"治病求本",即"正气存内,邪不可干",受脾肾二脏影响最著,故冠心病的治疗应当以脾肾为本。若肾精充足,脾气健运,瘀血、痰浊则难以附于脉道,就不易发生动脉粥样硬化。如《医林改错》认为"元气既虚,必不能达于血管,血管无气,停留为瘀"。因此,阮士怡教授主张以"益肾健脾"法贯穿冠心病防治的始终,常用脾肾同治方:槲寄生、牛膝、仙茅、淫羊藿、炒白术、酒萸肉。

(2)斑块易损期——"软坚散结"祛心之邪 斑块易损期,以血管失稳态为主,病变主要在脉、在心,病机表现为脉失畅达。血管内壁形成的斑块,其为有形实邪,即中医所说的"积"。"积"直接影响了脉道的畅通,故在心发为"不通则痛"。阮士怡教授创造性地提出了"软坚散结"法治疗冠状动脉粥样硬化。冠心病发病环节中,防止斑块形成与延缓斑块进展是该病治疗的关键。在既往的中医学理论中,其发病机制主要着眼于气滞血瘀、痰瘀互结于心脉,立法处方多着眼于行气活血、化痰逐瘀。《素问·至真要大论》认为"坚者削之,结者散之",阮士怡教授以此立论,处以软坚散结之法。常用四味软坚方:海藻、昆布、夏枯草、浙贝母,临证用药变化灵活。

(3)心脏恢复期——"益气养阴"强心之体 以心脏功能失衡为主,病变主要在心,病机表现为心体失养。若心气不足、心阳虚衰,则不能鼓动血脉,运血无力,血行缓慢;阴血虚弱,则血脉失于濡养,脉络不通,久之则使痰浊瘀血胶固于脉壁,形成脉中癥积,发为胸痹心痛。故"益气养阴"中,"益气"可调整机体的气机,促进血液的运行,将痹阻之脉疏通,改善冠脉循环,进而使心肌氧需平衡;"养阴"可以扶正、生津，津液得复，则心脉失养得以改善，心肌缺血得以补偿，缺氧得以纠正。常用三子养心汤：枸杞子、五味子、女贞子、绞股蓝、炙鳖甲。

4. 小结

阮士怡教授认为，冠心病的始动因素在血中之浊、痰、瘀，而病变在脉、在心，他创新性地提出"育心保脉"理论，突破了单纯以"狭窄"为导向的治疗局限，从稳定管壁斑块、改善血管舒缩功能、调节新生血管、增加心肌缺氧耐受度等不同维度出发，形成冠心病预防－治疗－康复的序贯策略。通过通心阳、化痰滞、培心气，维系心之功用；调气舒脉、清热和脉、化浊保脉，调护血管稳态。同时，在冠心病不同时期强调益肾健脾固心之本、涤痰散结祛心之邪、益气养阴强心之体，在临床随证施方，往往能取得较好疗效。

（五）防治射频消融术后心房颤动复发诊疗思路

心房颤动（后文简称为房颤）是临床难治性心律失常之一。随着科技的发展，射频消融术因具有恢复窦性心律、降低心血管疾病发生风险等优势被广泛应用于房颤的治疗。由于房颤涉及心肌电生理改变、心肌病变、心内外膜激动差异等病理变化，起病机制较为复杂，射频消融术难以尽除病因，导致术后房颤复发率高。此外，术后抗凝治疗带来的出血风险与预防重要脏器栓塞的获益难以平衡。有研究发现，射频消融术并不能改善房颤患者预后。因此，患者对射频消融术的满意度大大降低。阮士怡教授临床防治射频消融术后房颤复发经验丰富，诊疗思路具体如下。

1. 射频消融术前———固本有益

（1）术前房颤患者特点　房颤属于中医学"心悸""怔忡"范畴，主因心之气血阴阳亏损或痰瘀阻滞心脉导致，有虚实之分。阮士怡教授临证发现，被建议行射频消融术的房颤患者多以虚为主，从人群特点而言，多为药物控制不佳、病程长的患者。此类患者房颤长期反复发作，最易耗伤心阳，扰乱心之气血。心阳不足，搏动乏力，易受外邪引动，发为房颤；心之气血失稳，气不能行血，血难以载气，心体失养，悸动不安。因虚而颤，因颤而虚，如此反复，最为难治。从临床症状而言，除心悸、胸闷外，此类患者多见气短乏力、善恐易惊、失眠健忘、形寒肢冷、纳呆食少、舌淡苔白、脉沉细无力等虚象。心为君主之官，五脏六腑之大主，主一身血脉，心之本体虚损，一身虚象毕现。房颤虽可由实邪引发，但迁延不愈者多为虚证。阮士怡教授提倡将中医药与现代科技手段相结合，补金石草木所不及。他认为对于难治性房颤，在符合手术指征的前提下，应鼓励患者行射频消融术治疗，术前针对脾肾运用中医药对患者进行调护，可有效防止术后房颤复发。

（2）"益肾健脾"理内虚　"治病求本"是临证诊疗遵循的基本法则之一。在此基础上，阮士怡教授认为辨治疾病抓住主要矛盾是关键，病证结合，在疾病的不同阶段，所求之"本"各异，可涉及病因、病机、病位等方面。房颤射频消融术前患者"虚"之本责之脾肾亏虚，"虚"之标在于心之气血阴阳不足。脾肾化藏先后天之精，输布充养周身。心之血脉，赖以脾肾之精的充养。对于房颤射频消融术前患者，采用益肾健脾法，使心之气血阴阳得充，是阮士怡教授重视脏腑辨证的体现。对于药物难治性房颤患者，理"虚"之标，温心阳、益心气、补心阴作为常规治法广泛应用，但难以获效。理"虚"之本，益肾健脾作为姑息治法，虽仍然难以避免行射频消融术，但术前益肾健脾，先天元气得守，后天气血化生有源，令纳可、寐安、二便调，改善气短乏力等机体内虚状态，可提高机体抗损伤能力，使术后心之血脉得以迅速充养，减轻术后虚象，避免术后近期出现虚瘀交杂的病机变化。

（3）用药特点

①注重平衡阴阳：人体衰老的过程其实质是阴阳的逐渐失衡、亏耗的过程。肾阴、肾阳为一身阴阳之本，理内虚当从滋肾阴、温肾阳入手，令机体阴精、阳气充沛，阴阳达到新的平衡。阮士怡教授临证阴阳同调，常用仙茅、淫羊藿、杜仲、桑寄生、补骨脂、肉苁蓉温补肾阳，用女贞子、墨旱莲、枸杞子、龟甲滋补肾阴。仙茅、淫羊藿取二仙汤之意，常相伍而用，温肾阳之力较强，可改善男性性腺功能，促进睾酮分泌，还可延缓卵巢功能早衰，常用于腰膝冷痹、遗尿等肾阳亏耗明显者；杜仲、桑寄生长于补肝肾、强筋骨，具有降血压、抑制血管炎症作用，常用于腰膝酸软乏力或阳虚型高血压病者；补骨脂性温，可壮肾阳、温脾阳，常用于脘腹冷痛、夜尿频多、遇凉则大便稀溏者，其含有的香豆素类成分对心血管有保护作用，可降低血栓风险。常采用经方、验方中的几味主药或配伍精当的药对，如女贞子、墨旱莲实为二至丸，同用则强肾阴倍效，用于腰膝酸痛、头晕耳鸣、健忘等肝肾阴虚之症；女贞子还与枸杞子配伍，可降血糖、降血脂、抗氧化，是滋阴而利脉道的良药，常用于动脉粥样硬化、冠状动脉内膜增厚者。龟甲是阮士怡教授所使用的为数不多的血肉有情之品，因其滋阴的同时又可潜纳浮越之阳，是平衡阴阳要药，对心虚惊悸、失眠有较好疗效。

②健脾宜轻灵：健脾药可调节神经内分泌免疫网络，提高机体抗病、抗损伤能力。脾主运化、脾气升清均是轻灵的表现。药物与食物相同，都需要通过脾的运化而输布周

身，药物本身滋腻重浊也会阻碍脾之运化功能。因此，阮士怡教授提倡采用轻灵之品健运脾气，常用健脾药有绞股蓝、党参、白术、茯苓、甘草。绞股蓝可补脾虚而不滋腻，常用于脾胃气虚、体倦乏力、食少者，绞股蓝中所含的绞股蓝皂苷A可促进线粒体融合，改善能量代谢。党参与黄芪等健运脾气药相比，其性味更为平和，调补脾气的同时还可补血，党参多糖类化合物可增强免疫功能的活性，调节胃肠道功能，与白术、茯苓健脾燥湿、利湿之品配伍使用，可恢复脾之正常功能。

2. 射频消融术后近期————辨清病机是预防房颤复发的关键

（1）术后近期病机变化 术后近期并不是指某一固定时间段，而是针对术后患者病机特点来分阶段诊治，与术后远期相对而言。在此阶段，患者窦房结起搏优势尚未完全恢复，心电图仍可见房颤表现，心脏舒缩功能较术前改善不明显，临证以痰瘀互结为主要特点。阮士怡教授认为，在术后近期，虽然引发房颤的主要异位起搏点已被消除，但此时窦房结的起搏优势并未重新建立，原有的次级异位起搏点仍占据着调控心脏搏动的重要地位，常将这些次级异位起搏点视为"坚结"，是术后房颤复发的重要危险因素。此外，射频消融术属于外来金刃之伤，消除作祟"坚结"外，也扰乱气血运行，诱发炎症反应，形成新的瘀血、痰浊等实邪，均属于"坚结"范畴。房颤日久，心肌细胞坏死、心肌纤维化、瓣膜粘连等导致心房结构重塑，心房肌长期处于僵直状态，是心之本体的"坚结"。术后近期，虚证虽存，但主要矛盾已发生改变，当以治标实为先。

（2）"软坚散结"调脉律 阮士怡教授以"坚""结"为辨识有形实邪互结的病机变化，以"软""散"为治疗原则指导处方用药，设立软坚散结法辨治有形实邪结滞之证。心脉的正常搏动，需要充沛的心阳、流利的脉道、清宁的心神。《素问·痹论篇》记载"心痹者，脉不通，烦则心下鼓"，瘀血、痰浊、气滞等坚结留滞心脉，脉失流利，心阳郁闭，心神受扰，脉律失调。"坚宜软之，结宜散之"，软坚散结法贵在灵活运用，在此基础上可根据"坚结"性质选用祛痰散结、活血散结、清热散结之药，令依附于心脉的痰瘀消散，血脉和利，心阳输布，术后残存异位起搏点得以消除，窦房结起搏优势得以恢复，令胸中气滞、郁热消散，心神安位，心之本体舒缩功能加强，脉律协调。益肾健脾与软坚散结配合，扶正祛邪，保护血管免受损伤。

（3）用药喜用咸寒之品 咸能软坚，坚结阻碍气机运行，易产生郁热，故阮士怡教授常用咸寒之品软散术后坚结，认为咸寒之品可增加心肌弹性、减轻瓣膜粘连，改善心房重塑。常用的药物有海藻、昆布、醋鳖甲。海藻软坚而消痞，破散结气之力强，尤适于术后气血运行紊乱导致的气滞坚结，其提取物具有抑制心肌纤维化、抗凝血、抗心律失常的作用，常与同功效的昆布相须为用。然而昆布味太过于咸，故对于合并高血压病的患者常减去昆布。醋鳖甲"主心腹癥瘕坚积"，醋制可以增强其软化坚结之功，着重于术后瘀血、痰结及残存异位起搏点的软化，除具有抗纤维化之外，还可调节免疫功能、促进血红蛋白生成。此外，依据坚结的性质用药有所侧重。术后见咳嗽痰多、血脂异常、舌苔厚腻、有饮酒史等痰结之象为主者，常加瓜蒌、半夏、浙贝母祛痰散结，化痰药大多可降低血液黏稠度，通利血脉；见心前区刺痛、凝血功能亢进、舌苔紫暗等瘀结之象为主者，常用丹参、黄芪为对药活血散结，比单纯运用活血化瘀之药疗效更佳；见身有低热、心烦不安、舌红少津、炎症因子升高等热结之象为主者，用夏枯草、半枝莲清热散结，此二者具有抗炎作用。诸药辨证合理运用，可有效预防术后近期房颤复发。

　　3.射频消融术后远期———多方位干预防复发

　　（1）术后远期多方位干预　术后远期房颤复发与否，除取决于射频消融术对异位病灶识别与消融的准确度外，还与患者的基础疾病、术后依从性、生活方式等密切相关，应从多方位进行干预。阮士怡教授认为，高血压、高血脂、高血糖是损害心脏的三大因素，高血压导致心脏负荷加大，心房扩大，心房肌舒缩功能减退，容易导致心之本体处于"坚结"状态，而高血糖、高血脂是血中浊毒，损伤血脉，若不加以干预，房颤易复发。在此阶段，房颤发作次数减少乃至不复发，对生活质量无影响，是导致患者忽视术后远期仍需长期服用抗凝药物及其他心血管相关基础疾病药物的关键原因。临证时对患者多加宣教、提高患者对疾病的认知度、定期随访，是提高患者依从性的有效方法，对改善预后有益。此外，肝郁气结、肝阳上亢、肝火上炎最易扰动心神，调整生活方式，避免情绪波动亦尤为重要。

　　（2）"育心保脉"守本位　随着人均寿命的增加，慢性病管理的重要性在心血管疾病的诊疗过程中日益凸显，阮士怡教授的诊疗理念也发生着从"强心"到"育心"的转变。在慢性病进程中，心之物质基础"心脉"衰退，心之"主血脉""藏神"功用渐失，慢性病反复发作与药物治疗平衡点逐渐降低，最终危及生命。房颤术后远期虽然卒中风险降低，但房颤复发仍时有可能，患者处于"心体易损""心神易扰"状态，应作为慢性病进行管控。心体赖血液的濡养以发挥功用，血液依靠阳气的推动、温煦濡养心体。"育心"的具体做法在于通心阳、培心气、养心阴，同时消除病变日久依附于胸中的痰滞，通过育心之体，延缓基础疾病及衰老导致的心肌纤维化、血管重塑、心内膜炎症等心脏基本结构的病理进程，防止心电重塑，预防房颤复发。"心藏脉，脉舍神"，经脉作为心之功用的桥梁，向周身传达神机，联络脏腑百骸。"保脉"其实质是维护经脉传达神机的功用，心得以主持一身情志思维活动，通过调气舒脉保持脉道不受阻滞，通过清热和脉、化浊保脉避免脉道受浊毒损害，维护心之功用，减轻脉管炎症，改善心脏自主神经调节，维持正常心电活动。育心保脉并举，守护心体功用。

（3）用药善用药对　"育心保脉法"指导下的用药多以药对形式出现。在术后远期，对于胸闷气短、畏冷肢凉者，善用桂枝、瓜蒌通心阳。桂枝善入心之脉络，温通阳气，瓜蒌善于疏利胸中气机，化胸中痰滞，二者合用，心阳输布无阻。现代药理学研究表明，桂枝、瓜蒌可增加冠状动脉血流，改善心肌缺血，减轻微血管心绞痛症状。对于心烦失眠、脉细数者，善用玉竹、丹参养心阴。此二药取自玉丹荣心丸，可保护心肌细胞线粒体，改善心肌能量代谢，清除氧自由基，促进受损心肌恢复，改善心脏重塑和心电重塑，具有较好的抗心律失常作用，是术后远期养育心体的要药。在"保脉"方面，善用香附、郁金调治情绪波动诱发心悸者，可缓解气滞导致的冠状动脉痉挛症状，舒张脉道；善用白鲜皮、虎杖清脉中热毒，抗血管炎症；善用茯苓、泽泻化脉中浊毒，茯苓健脾利湿，促进脾之运化，可减少浊毒产生，泽泻化浊降脂、利小便，予浊毒出路。

4. 小结

阮士怡教授认为，射频消融术后房颤复发的主要原因是术前的虚象未得到重视，术后的痰瘀、气结未得到有效清除，以及未建立远期的预防理念。在阮士怡教授提倡的"未病先防，瘥后防复""慢性病当长期用药""勤求中药现代药理"等理念及"中西医结合"思想的指导下，从益肾健脾、软坚散结、育心保脉三个角度，总结梳理阮士怡教授防治射频消融术后房颤复发的诊疗思路，不足之处还需不断的临床实践探索。

三、理明法出，补肾软坚并行

（一）心脾肾三脏同调治疗冠心病经验

阮士怡教授认为，动脉粥样硬化是以冠心病为代表的、贯穿于心脑血管疾病发病和进展的根本病理环节，基于"心－脾－肾三脏一体观"，提出"益肾健脾、软坚散结"法治疗冠心病。在治疗上，阮士怡教授注重抓住冠心病发病的主要矛盾，治病求本，防治结合，根据冠心病本虚标实交互为病的病机特点，认为本虚以脾肾亏虚为重，标实以痰瘀互结为重，因此，治法上以益肾健脾治本、软坚散结治标。同时根据冠心病的临床症状特点，心、脾、肾三脏同调，养心育心，维系心脏功能，尊重整体观念，注重社会因素与自然环境的共同作用。

1. 益肾健脾治根本

《素问·举痛论》"脉涩则血虚,血虚则痛,其俞注于心,故相引而痛",认为胸痹与气血亏虚有关。《金匮要略》把胸痹的病机概括为"阳微阴弦,即胸痹而痛",认为病机总属本虚标实。后世也可见到对于胸痹"本虚"的论述,如《诸病源候论》之"寒气客于五脏六腑,因虚而发,上冲胸间即胸痹",《圣济总录》之"卒心痛者,本于脏腑虚弱"。阮士怡教授认为,胸痹病位在心,"虚"虽是病之根本,但也非独立存在,多由脏腑亏虚造成,且诸脏腑之中以脾、肾二脏最为严重。肾为先天之本,内寄元阴元阳,为五脏阳气发生和阴津滋养的源头,肾阴肾阳充沛,则心阳得以温煦,心阴得以滋养;脾为后天之本,气血生化之源,气机升降的枢纽,四肢百骸生长有赖于脾运化水谷精微,若运化失常,则心失所养;脾之正常运化需肾阳温煦,肾之精气充足亦依赖于水谷精微的不断化生。鉴于此,阮士怡教授在治疗冠心病时基于"心-脾-肾三脏一体观",以益肾健脾法治疗冠心病。实验研究表明,具有益肾健脾、软坚散结功效的中药可明显抑制主动脉内膜的增厚,降低内膜、中膜厚度比值,防止纤维帽变薄,控制斑块发展。

临床上胸痹本虚多以阳虚为主,而肾阳为一身阳气之本,心阳本乎肾阳。因此,在补肾药的运用方面,阮士怡教授尤其重视温补肾阳,并适当配伍滋补肾阴药物,使阴阳互济。虽常言以温补肾阳为主,但忌用大辛大热峻猛之品,多以平补肾阴肾阳为主,如肉苁蓉,该药平补肾阴肾阳,同时益精血、润肠通便,尤其适用于老年冠心病虚证为主伴有因虚致便秘的患者。实验研究表明,肉苁蓉对正常兔和动脉粥样硬化兔模型均可以通过抑制平滑肌细胞增殖、降低平滑肌细胞内过氧化脂质含量、提高超氧化物歧化酶活性,从而发挥抗动脉粥样硬化和抗氧化的作用。

2. 软坚散结消痰瘀

胸痹病之本在于脏腑虚衰,尤以脾肾虚衰为主,脾肾二脏相互为用,若肾虚失于气化,脾虚运化失职,津液输布无权,则痰浊内生,阻滞气机,血行不畅,瘀阻脉络,痰瘀互结,积于脉中,痹阻胸阳,日久势必聚积成结。此外,随着现代饮食结构的改变,生活节奏的加快,痰瘀互结的致病因素也在增加。根据《黄帝内经》中"坚者削之""结者散之"的理论,阮士怡教授在提出益肾健脾法治疗动脉粥样硬化之本的同时,创立软坚散结法治标,以消痰瘀,缓解动脉粥样硬化进程。研究表明,具有软坚散结功效的中药复方分别从降低高脂动物模型的胆固醇、抑制血小板功能、减少动脉粥样硬化斑块面积等方面发挥防治动脉粥样硬化的作用。

阮士怡教授常用的软坚散结药有炙鳖甲、海藻、绞股蓝、夏枯草、浙贝母等。治疗冠心病时常以益肾健脾药和软坚散结药配伍使用，处于冠心病不同阶段，药物使用各有偏重，软坚散结中药特别用于动脉粥样硬化斑块已经形成、患者处于冠心病稳定型心绞痛时期。常将炙鳖甲和海藻配合使用，鳖甲味甘、咸，性寒，归肝、肾经，《神农本草经》载其"主心腹癥瘕坚积"，海藻软坚散结、消痰利水。有研究表明，具有软坚破结功效的中药汤剂（主要包括三棱、莪术、穿山甲、鳖甲、海藻、昆布等）治疗冠心病心绞痛疗效显著。

3. 育心保脉固整体

阮士怡教授开展了益气养阴法治疗冠心病的研究，益气以使气血运行通畅，养阴以使心脉得到濡养。临床研究表明，651丸可显著改善冠心病患者心绞痛症状、减少硝酸甘油用量，较常规治疗方案可明显提高冠心病患者运动耐力和生存质量。阮士怡教授认为，仅仅改善心绞痛症状并不是治疗冠心病的根本，通过对病因病机着手，从保护血管的角度，创造性地提出以益肾健脾、软坚散结法延缓动脉粥样硬化发生发展，从根本上防治冠心病。临床中发现，许多冠心病患者包括冠状动脉支架术后、冠状动脉搭桥术后的患者，心绞痛症状并不明显。针对这种病情严重程度和患者症状不完全一致的现象，阮士怡教授认为，冠心病患者大致分两类：①由于冠状动脉狭窄、阻塞、痉挛引起的心肌缺血缺氧，以心绞痛为主要表现；②长期心肌缺血导致心肌受损，出现心悸、气短等心气亏虚的症状。在治疗上，前者需要通畅血脉，保护血管结构和功能，以改善心肌供血；后者需要濡养心肌，修复受损心肌，以维持心脏功能。

在"心－脾－肾三脏一体观"和"益肾健脾、软坚散结"法防治动脉粥样硬化进程的基础上，阮士怡教授进一步提出育心保脉法防治冠心病，从整体上维护心脏功能和结构。《说文解字》对"育"的解释为"养子使作善也"。冠心病的治疗，要育心的目标在于增加心脏本身的功能，增加冠状动脉血流，提高心肌对缺血缺氧的耐受力。保脉的目标在于保护血管结构和功能的完整性，以维持相对平衡的状态，具体指延缓动脉粥样硬化的发生发展。常用的育心药物有瓜蒌、桂枝、荷叶、石菖蒲、虎杖等，保脉药物有枸杞子、女贞子、肉苁蓉、绞股蓝、灯盏花等。

4. 注重心理畅情志

情志异常可以导致心病，如《灵枢·口问》言"心者，五脏六腑之大主也，……故悲哀愁忧则心动"，《症因脉治》论"心痹之因，或焦思劳心，心气受伤"。阮士怡教授在治疗冠心病时注重对情志心理因素的防治，认为气血失和是冠心病并发情志改变的主要病机。情志不遂，肝气郁结于内，横逆触犯脾胃，气机升降失常，肝藏血失疏泄，则气血失调。因此，在治疗上注重调畅气机、益气活血，若血脉和利，则精神乃居。常用的益气药有党参、白术，活血药有丹参、鸡血藤，同时配伍宽胸解郁之品如石菖蒲、郁金，安神之品如生龙齿、酸枣仁、合欢花等。冠心病和心理疾病可以相互为因，因此在治疗冠心病时，除了调和气血，更应注重患者心理、情志的调畅。常嘱患者对冠心病的预防重于治疗，除了药物预防，平时心理因素、饮食生活习惯也很重要，做到内心平和、恬淡，才是养心、防病的第一要义。

验案举隅 患者，女，73岁。2014年6月5日初诊。主诉：间断胸痛10余年。患者2013年12月19日突发意识丧失，心电图示：心室颤动，行心肺复苏术及电除颤恢复意识后，冠状动脉造影示：前降支近段次全闭塞，于前降支植入支架1枚，术后症状平稳出院。患者术后常胸骨后隐痛伴背痛间作，服用速效救心丸8粒后可缓解，时有心慌憋气，周身乏力，左侧头部麻木，寐欠安，舌红苔白，脉沉弦。既往高血压病史13年，现血压140/70mmHg；糖尿病史13年，空腹血糖6mmol/L。近日心电图示：窦性心律，广泛T波低平。肌酸激酶（CK）、肌酸激酶同工酶（CK-MB）、肌钙蛋白T（cTnT）均正常。心脏彩超示：主动脉硬化，左心室壁节段性运动异常，主动脉瓣钙化，三尖瓣轻度反流，左心室舒张功能减低。西医诊断：冠心病冠状动脉介入（PCI）术后，高血压病，糖尿病；中医诊断：胸痹心痛，脾肾亏虚、痰浊瘀阻证。治法：益肾健脾，软坚散结，育心保脉。处方：瓜蒌30g，桂枝6g，天冬10g，五味子10g，丹参20，炙鳖甲30g（先煎），绞股蓝10g，枸杞子15g，钩藤10g，葶苈子10g，泽泻30g，前胡10g，炙甘草10g。7剂，水煎服，每日1剂。

2014年6月12日二诊：患者述胸痛次数减少，程度较前减轻，仍周身乏力。前方减桂枝、五味子、钩藤、炙甘草，加川续断15g、川芎10g、刺五加15g、黄连10g、知母15g、防己10g、海藻10g，绞股蓝增加至15g。7剂，水煎服，每日1剂。药后再诊，症状平稳，未发胸痛。见效守方，继服14剂巩固疗效。

按语： 本案患者年过七旬，脾肾渐衰，又PCI术后耗伤气血，正气亏虚于内，表现为乏力、脉沉弦等症；PCI术虽贯通闭塞血管，挽救心肌，但日久形成的痰浊瘀血仍痹阻胸阳阻塞心脉，表现为胸骨后隐痛伴背痛间作、心慌憋气等症，扰及心神，则见夜寐欠安，故辨证为脾肾亏虚、痰浊瘀阻证。阮士怡教授认为本例患者脾肾亏虚为本，渐生痰瘀为标，痰瘀日久，阻塞心脉，失于濡养，治以益肾健脾、软坚散结、育心保脉。首诊以软坚散结祛除实邪为主，方中绞股蓝、炙鳖甲、丹参软坚散结、活血祛瘀，其中炙鳖甲咸寒，《本草新编》言其"善能攻坚，又不损气"。天冬、五味子养阴润燥、益气生津、补肾宁心，枸杞子滋肝肾之阴、平补肾精，上三味共奏滋补肾阴之效；瓜蒌利气开郁，导痰浊下行而奏宽胸散结之功；桂枝温通经脉，以养心育心；钩藤清热平肝；葶苈子、泽泻利水渗湿消肿；前胡降气化痰，改善心脏功能；炙甘草补脾益气，调和诸药。二诊症状好转，仍有周身乏力，故减少温通滋阴药物，加川续断、刺五加以补肝肾强筋骨，增加软坚散结药海藻及活血行气药川芎以行气消瘀散结，加黄连、知母滋阴清热，防诸药过于温燥。全方充分体现了阮士怡教授心脾肾三脏同调治疗冠心病的思路。

（二）益肾健脾、涤痰散结法辨治心病经验

辨证论治与整体观念是中医学这一独特的理论体系的两大特点，在诊疗过程中应注重人、病、时合一。阮士怡教授精研《黄帝内经》，从整体观念出发，辨证论治，并结合自己从医七十余年的临床实践经验，以先天之本与后天之本并重，提出"心-脾-肾三脏一体观"，进一步阐发"益肾健脾、涤痰散结"治疗心病的思想。本文择验案二则，以管窥之见，择其要旨而论，以期阮士怡教授的学术思想能对同道临床治疗心病及遣药组方开拓新思路。

"益肾健脾、涤痰散结"大法溯源

《灵枢·邪客》中有言"心者，五脏六腑之大主也，精神之所舍也"，《黄帝内经》中亦有"心者，君主之官也，神明出焉"，"心主身之血脉"等论述，可见心之生理功能为主血脉、藏神明。中医心病学是专门研究中医心系病证的临床学科，涉及以心为中心，联系脏腑经络及精神活动的病证和从"心"论治而奏效的各类病证。心为君主之官，统领五脏六腑，而脾肾二脏作为先后天之本，是心病发病过程中涉及的主要脏腑。明代李中梓在《医宗必读》中提出"肾为先天之本，脾为后天之本"，张景岳亦云"命门为元气之根，为水火之宅，五脏之阴气，非此不能滋；五脏之阳气，非此不能发"，"五脏之伤，穷必及肾"。动脉粥样硬化归于中医"痰浊"之属，阮士怡教授认为心病及很多内科病的发病均可归咎于此，若延缓动脉粥样硬化的发生与发展，不仅可以防治心病，亦可对其他内科疾病起到防治作用。阮士怡教授认为，心主血脉，受脾、肾二脏共同化生血液，经脉、络、孙络等各级输布周身。所谓"痰之不化无不在脾"，脾为生痰之源，若脾失健运，水谷精微运化不利，则痰浊内生，阻塞脉道，血脉不通进而瘀血内生，病程迁延势必导致肾的生理功能失常。肾主骨、生髓、上通于脑，痰瘀互结则上扰清窍，神明失司。

阮士怡教授结合前人理论提出"益肾健脾、涤痰散结"治疗大法，强调"心-脾-

肾三脏一体"的整体观念，主张从先后天之本脾肾二脏论治，扶助人体之正气，通过保护内膜光滑及其完整性达到防治动脉粥样硬化的目的。

验案举隅

1. 脾肾精亏，心脉失养——冠心病病案

患者某，女，82岁，2012年11月25日就诊。主诉：胸闷憋气间作10余年，加重1周。既往史：高血压病史10余年，血压最高达180/80mmHg，平素口服硝苯地平控释片（拜新同）30mg/次，1次/日。刻诊：面色晦暗无华，形体消瘦，现自觉活动劳累后发作，伴心慌气短，偶有咳嗽，痰少色白，刻诊血压150/70mmHg，纳可，寐安，二便可，舌瘦暗红，苔薄黄，脉沉缓。西医诊断：冠心病，高血压；中医诊断：胸痹心痛病，气虚血瘀证。治以益肾固本、涤痰散结。处方：鳖甲30g（先煎），绞股蓝10g，当归15g，川芎10g，丹参20g，泽泻20g，沉香6g，女贞子15g，墨旱莲15g，补骨脂10g，桑寄生15g，海藻15g，茯苓15g，砂仁10g（后下）。服药14天后，患者诸症减轻，原方加减后继服20天。患者血压稳定在130/70mmHg左右，未诉胸闷憋气，纳寐可，二便调，嘱继服补肾抗衰片以巩固治疗。

按语：从年龄角度分析，冠心病属于增龄性疾病，发病以中老年居多，与渐进性衰老有关，而中医学认为衰老与肾密切相关，肾中精气的盛衰是人体生、长、壮、老、已的根本，故肾虚应为该病的主要病机。患者已是耄耋之年，《灵枢·天年篇第五十四》有云："年四十，五脏六腑十二经脉，皆大盛以平定……五十岁肝气始衰……六十岁心气始衰……七十岁脾气虚……八十岁肺气虚……九十岁肾气焦……百岁，五脏皆虚。"可见"五脏皆虚"是冠心病的重要特点，惟有肾精充盈方可使"五脏坚固"。另冠心病常伴随动脉粥样硬化的发生，病理过程即是基于气血津液紊乱，脏腑功能失调，以致痰浊、瘀血等有形实邪壅塞脉道，脉道失利而成。故血脉不通，心脉失养，发为胸痹。

结合现代病理学机制研究，阮士怡教授认为冠心病的治疗当以降血脂、保护血管内皮细胞的完整性、限制血流速度以缓解血管微循环障碍为重，宜选用活血补气药。处方中加入鳖甲、绞股蓝、海藻以益肾健脾、软坚散结，此三药为阮士怡教授临床常用药对，具降血脂、改善微循环等功效，临床多应用于预防动脉粥样硬化，且疗效显著；继以女贞子、墨旱莲、补骨脂、桑寄生滋补肝肾，以泽泻、茯苓、砂仁健脾化湿，以当归、川芎、丹参行气活血，以沉香暖肾纳气。诸药佐使，旨在降低全血黏度与血小板聚集，抑制血栓形成，达到治疗冠心病的目的。

2. 脾肾亏虚，心神失司——高血压病案

患者某，男，42 岁，2012 年 11 月 28 日就诊。主诉：眩晕伴心慌胸闷 4 年余。患者于 4 年前体检时发现血压升高，服中药治疗 1 年余，效果不佳。近 1 年服用酒石酸美托洛尔片 25mg/ 次，每日 1 次，福辛普利钠片（蒙诺）5mg/ 次，每日 1 次，血压最高达 150/90mmHg。刻诊：头晕昏沉，双目视物不清，偶有耳鸣，口干口苦，但欲饮冷。纳可，寐欠安，入睡难，每晚夜尿二三次，大便可，双下肢水肿（＋），刻诊血压 140/100mmHg，舌红绛，苔白厚腻，唇色紫暗，脉弦数。西医诊断：高血压；中医诊断：眩晕，肝肾阴虚证。治以益肾养肝、健脾化痰。处方：泽泻 30g，细辛 3g，丹参 20g，天麻 20g，杜仲 20g，牛膝 15g，决明子 15g，泽兰 10g，地龙 15g，柏子仁 30g，何首乌 30g，紫石英 20g，瓜蒌 30g，炙甘草 6g。服药 7 天后，患者诸症明显好转，原方基础上加减后继服 20 剂，患者血压稳定在 135/80mmHg 左右，偶有头晕，纳寐可，二便调，余无明显不适，嘱继服补肾抗衰片巩固疗效。

按语：现代医学认为高血压发病机制为"肾素－血管紧张素－醛固酮系统"平衡失调，血管紧张素Ⅱ刺激肾上腺皮质球带分泌醛固酮促使水钠潴留，刺激交感神经节增加去甲肾上腺素分泌，提高特异性受体的活动，从而使血压升高，病理过程涉及心、脑、肾。本例为原发性高血压患者，属中医眩晕、头痛范畴。患者现症头晕耳鸣、口干口苦、夜尿频数，兼有失眠。结合其舌脉分析，本病证属肝肾阴虚，其源在脾肾二脏，病损及肝，肾阴阳两虚，水不涵木，肝肾阴亏，肝阳上犯；加之脾虚不能运化水湿，痰浊内生，肝阳挟痰蒙蔽神府，神明失司，心失所主，发为眩晕，故本病治宜益肾养肝、健脾化痰。

本例以天麻钩藤饮为主方，以天麻、杜仲、牛膝、决明子加之何首乌以补益肝肾，潜镇肝阳；继以泽泻、泽兰、瓜蒌、丹参以活血祛瘀，健脾化痰；以细辛、地龙配伍通络开窍；紫石英、柏子仁镇静安神；最后以炙甘草补脾和胃，益气复脉。全方旨在补肾、健脾、宁心神，以达到降压效果。

（三）益肾健脾、软坚散结法辨治胸痹经验

胸痹指因胸阳不振，阴寒、痰浊留踞胸廓，或心气不足，鼓动乏力，使气血瘀阻、心失所养，以胸闷及发作性胸痛为主要表现的内脏痹病类疾病，等同于西医学"冠心病"。阮士怡教授致力于中西医结合防治心血管疾病的临床及科研工作，在辨治冠心病方面疗效尤为显著，现就阮士怡教授基于益肾健脾、软坚散结法辨治胸痹的经验整理如下。

1. 病机为本虚标实，痰瘀互结

《金匮要略》云："……阳微阴弦，即胸痹而痛者，所以然者，责其极虚也，今阳虚知在上焦，所以胸痹、心痛者，以其阴弦故也。"纵观古今文献，诸多医家对胸痹病因病机多有论述，然其病因根本归结于气血阴阳俱虚，气滞、寒凝、痰浊、血瘀、热邪、毒邪等；病机为本虚标实，即脾肾虚损，痰瘀互结。肾中寄元阳，肾阳为人体一身阳气之本，而心阳本于肾阳。肾阳不足则无以温煦心阳，胸阳失运乃致气滞，气滞统血无力，血行不畅，则现血瘀。脾主运化，脾虚则运化失司，气血化生乏源，血不养心，痰浊上蒙，宗气不振；脾肾功能低下，导致机体代谢失常，升降出入不利，代谢产物蓄积体内而生痰；痰浊痹阻胸阳，阻滞脉络，气血失运，久则瘀滞，痰瘀互结致心脉瘀阻。故气滞、血瘀、痰浊内结，使心之脉络不通，发为胸痹。因此，胸痹属本虚标实，痰瘀互结；脾肾之虚为本，因其虚所产生的气滞、血瘀、痰凝为标。

2. 治法以益肾健脾、软坚散结

根据《素问·至真要大论》中所述"坚者削之""结者散之"理论，阮士怡教授创胸痹治疗大法"益肾健脾、软坚散结"，并通过多年临床实践及实验研究证实该治法对胸痹疗效甚佳。益肾健脾、软坚散结法具有下述特点：①降低实验性高脂血症动物模型血浆胆固醇，同时相对提高高密度脂蛋白胆固醇；②抑制血小板聚集；③改善微循环障碍；④消减实验性动物模型主动脉脂质斑块；⑤促进大、中动脉平滑肌细胞增殖，提高细胞代谢，降低过氧化脂质沉积。

阮士怡教授认为，冠心病发病与动脉粥样硬化关系密切，若能推迟动脉粥样硬化的发生发展，便可防治冠心病，符合"治病求本"的治疗原则。动脉粥样硬化主要是动脉内膜发生病变，病理因素为气滞、血瘀、痰浊。胸痹多发于中老年人，因其机体逐渐走向衰老，"五脏皆虚"，且五脏中"先天之本在肾""后天之本在脾"，脾肾二脏最为关键，故以益肾健脾为主要法则。阮士怡教授在多年临床研究中发现，许多动脉粥样硬化患者具有典型肾精亏虚的临床表现，经用益肾健脾药治疗后，临床症状及某些生化指标如肺功能、免疫功能等均有所好转。脾肾虚衰，津液输布无权，久聚成痰；水谷精微运化无力，气血失养，日久瘀滞，痰瘀互结，故软坚散结以治标。益肾健脾、软坚散结二者相须为用，扶正祛邪，保护血管内皮及抗损伤，同时缓解血管生理及病理性退化。常用益肾药有桑寄生、杜仲、枸杞子、制何首乌、淫羊藿、女贞子等；健脾药有党参、茯苓、白术、甘草等；软坚散结药有绞股蓝、炙鳖甲、海藻、当归、丹参、白芍、夏枯草等。

验案举隅 患者，女，70岁，2013年10月31日初诊。患者2010年9月行经皮冠状动脉介入治疗（PCI），右冠状动脉置入支架2枚。现症：活动后气短，伴喘息，时有心前区疼痛，自服硝酸甘油可缓解。神疲乏力，口干口苦，胃胀，腹胀满，四肢逆冷，畏寒，偶痉挛。纳差，夜寐易醒，服艾司唑仑（舒乐安定）每日2mg辅助睡眠，小便调，大便困难。舌暗紫，苔薄白，脉沉细。平素服药：苯磺酸氨氯地平片每日5mg；富马酸比索洛尔片每日2.5mg；阿司匹林肠溶片每日0.1mg；单硝酸异山梨酯缓释片（索尼特）每日60mg。平素血压控制在130～140/80～90mmHg。西医诊断：冠心病PCI术后。中医诊断：胸痹，气虚血瘀证。治以益肾健脾、滋阴理气。处方：党参15g、麦冬10g、知母15g、白芍20g、淫羊藿15g、肉苁蓉15g、丹参20g、制何首乌20g、川芎10g、木香10g、番泻叶3g、火麻仁15g、合欢花10g、砂仁6g（后下）。7剂，每日1剂，水煎服。

2013年11月7日二诊：口苦、乏力症减，口干，活动后胸闷气喘，腹胀满，畏寒。纳可，寐安，夜尿频，大便无力，便后不爽。舌暗淡，苔白润，脉沉细。初诊方去党参、麦冬、白芍、淫羊藿、肉苁蓉、川芎、木香、番泻叶、合欢花、砂仁，易火麻仁为20g，加绞股蓝10g、炙鳖甲30g（先煎）、当归10g、女贞子20g、远志10g、石菖蒲10g。7剂，每日1剂，水煎服。

2013年11月14日三诊：胸闷憋气症减，喘息时感背部疼痛，食后胃脘胀满。纳差，夜寐多梦，夜尿频，大便无力。舌暗，苔白腻，脉沉细数。二诊方去绞股蓝、远志、石菖蒲，易火麻仁为10g，加瓜蒌30g、麦冬10g、赤芍15g、板蓝根10g、泽泻30g、炙甘草6g。7剂，每日1剂，水煎服。

2013年11月21日四诊：背部疼痛症减，活动后喘息，心前区满闷不舒，食后胃脘胀满，偶感胃痛。纳可，夜寐多梦，夜尿频，大便调。舌暗，苔白腻，脉沉。三诊方去麦冬、赤芍、板蓝根、女贞子，加天冬10g、荷叶15g、绞股蓝10g、葶苈子10g、吴茱萸5g、枳壳10g、酸枣仁30g。7剂，每日1剂，水煎服。

2013年12月19日五诊：诸症均减，偶感胸闷憋气。纳可，寐安。舌红，苔薄白，脉沉。四诊方去天冬、荷叶、炙鳖甲、知母、葶苈子、泽泻、枳壳、火麻仁，加桑寄生15g、续断15g、黄连15g、焦三仙各10g。继续服用7剂巩固治疗。随访2个月，病情未再发作。

按语： 本案为PCI术后，患者年事已高，久病伤正，脾肾虚衰，水液运化失司，内聚生痰，痹阻心脉，困阻清阳；心气亏虚兼之肾不纳气，气为血之帅，气虚则血运无权，无以濡养脏腑九窍、四肢百骸，瘀阻脉络，痰瘀互结而成胸痹。

一诊方中党参、麦冬、知母益气养阴；白芍养血活血；淫羊藿、肉苁蓉、制何首乌温补肾阳；川芎、合欢花行气活络止痛；木香、砂仁理气健脾，助番泻叶、火麻仁利水通便。结合舌脉症状，患者痰瘀之邪较盛，中焦气机壅滞，加之老年肾气不足，脾失健运，腑气不通，则见口干口苦、胃胀满，故用健运脾气、温补肾阳之品。全方温而不燥，寒热平调，共奏益肾健脾、滋阴理气之功。二诊阳气不振则发为胸闷憋气。绞股蓝益气健脾、清热解毒，炙鳖甲滋阴潜阳、软坚散结，当归助火麻仁活血通便，石菖蒲、远志合用理气解郁、宁心安神，女贞子滋阴补肾温脾、阴阳双补。三诊阳气复生，热象毕现。遂减补肾温阳之药，续加瓜蒌清热涤痰、宽胸散结，赤芍清热凉血，板蓝根清心胸之热，泽泻利水渗湿，炙甘草甘温益气、通经脉、利血气、缓急养心。四诊以枳壳、吴茱萸行滞消胀、理气止痛，重用酸枣仁以宁心安神。五诊前症均好转，故以桑寄生、续断滋补肝肾，黄连清心火，焦三仙顾护脾胃，寓意"先安未受邪之地"。

（四）软坚散结法治疗冠心病动脉粥样硬化经验

"益肾健脾、软坚散结"法是阮士怡教授治疗冠心病动脉粥样硬化的重要方法，其中软坚散结法是治疗的关键。软坚散结法属于"八法"中消法的范畴，常用于治疗瘿瘤、瘰疬、癥瘕等。阮士怡教授将有形实邪互结的病理变化归纳为"坚、结"二字，临床辨证中以"坚、结"为要。现将阮士怡教授运用软坚散结法治疗冠心病动脉粥样硬化的经验总结如下。

1. 辨证以"坚、结"为要

凡是有形实邪结滞之证，均可以酌情运用软坚散结法进行治疗。阮士怡教授认为，虽所治之证繁多，但临床辨证应以"坚、结"为要，"坚、结"除指临床症状上能触及结块的坚硬、坚固之外，更强调病程中所发生的结聚、聚集的病理变化。临床观察可发现很多疾病虽没有表现出明显的"坚、结"症状，但同样适用软坚散结法。"坚、结"之证归属于中医学"积证"范畴，《灵枢·百病始生》指出积证形成与痰湿、瘀血关系密切，曰"汁沫与血相搏，则并合凝聚不得散，而积成矣"；"凝血蕴里而不散，津液涩渗，着而不去，而积皆成矣"。《景岳全书》中也对积证的病变过程及临床特征有记载，曰"盖积者，积垒之谓，由渐而成者也。……由此言之，是坚硬不移者，本有形也，故不移者曰积"。"坚、结"之证的形成是痰浊、瘀血的结聚，痰浊、瘀血病理产物的形成则与脏腑功能失调关系密切，尤以脾、肾为重。饮食不节、情志失调、劳逸失调等饮食及生活方式的改变，最终导致脾肾受损，百病皆生。肾为五脏阴阳之根本，脾为气血生化之源，脾肾亏虚，损及脏腑，脏腑失养，功能失调，内生痰浊、瘀血等病理产物，终致痰瘀互结。阮士怡教授抓住痰瘀互结这一关键病机，临床收效显著。

2. 治法全面，以"软、散"为用

（1）行气化痰以"软、散"　痰瘀互结多见于疾病的中后期，血脉之结发生起初多为"痰气交阻"，此时"软、散"之法的关键在理气化痰以软坚。津液的运行离不开气的推动，气机郁滞，则津聚成痰，故临证在选用海藻、昆布、绞股蓝、瓜蒌等化痰软坚之品的同时，常酌加香附、降香、延胡索等行气之品。现代药理研究显示，海藻、瓜蒌具有改善血流、降血压、降血脂的作用，绞股蓝具有抗衰老、提高机体免疫力的作用。

（2）化瘀解毒以"软、散"　随着病情的发展，痰气交阻必定影响血液的运行，此时病机多演变为血瘀或痰瘀互结，治疗中"软、散"之法的关键则在于化痰软坚与活血化瘀并重，临证除运用化痰软坚类中药外，常加用丹参、鸡血藤、莪术等活血之品。现代药理学已有大量研究表明，上述药物具有抗凝血、抗血栓的功效，对改善血流状况具有显著效果。当痰阻血瘀日久，生热酿毒，终致痰热瘀毒互结为患，此时应在化痰软坚、活血化瘀的基础上，辨证加用清热解毒之品以散结，临床常酌用夏枯草、牡丹皮、生地黄等清热解毒、凉血活血。

（3）扶正补虚以"软、散"　脾虚是生痰之根本，疾病之初以补为通，故对于体弱脾虚者，常加用炙黄芪、茯苓、白术等补气健脾之品，以达到脾健运则痰湿得消的目的。疾病后期常伴随着正气耗伤。"至虚之病反见盛候"，认为气血阴阳的亏虚不仅不利于结块、积聚的消散，亦是导致其发生的重要因素，故在辨证运用软坚散结法的同时，根据脏腑气血阴阳亏虚的具体情况佐以扶正，临证常加用当归、鳖甲、桑寄生、淫羊藿等扶正之品，从而达到补虚以散结的目的。药理研究已证明，当归、桑寄生、淫羊藿均对心血管循环系统发挥作用，其中桑寄生、淫羊藿具有抗炎、降血糖的功效；桑寄生还具有降血压、降血脂的作用；当归除了能抗血小板聚集，其有机酸成分阿魏酸能直接起到抗动脉粥样硬化的作用。

3. 有故无殒，但取无过

《本草经疏》云"正咸能软坚之功也"，咸味之药，性浸润，能使肿块顽痰消散。临床上凡是邪实结聚之证均可选用软坚散结类中药，以达到使之逐渐变软进而消散的目的。软坚类中药常被用于动脉粥样硬化、心肌纤维化等疾病的治疗。阮士怡教授常用软坚类药物有炙鳖甲、海藻、昆布等。在运用时将鳖甲和海藻配伍使用，两者均味咸、性寒，《神农本草经》中记载，鳖甲"主心腹癥瘕坚积"，具有滋阴潜阳、软坚散结之功；海藻"主……破散结气，痈肿癥瘕坚气，下十二水肿"，二者配伍具有化痰软坚、利水消肿的功效。但早在《黄帝内经》中就提到"血病无多食咸"，"多食咸则血脉凝涩"，"味过于咸，大骨气劳，短肌，心气抑，脉凝泣而变色"。因此，阮士怡教授认为，对于心脑血管疾病患者应该限制咸味药物及食物的摄入，食咸不利于血压的控制，并且加重肾脏的负担。因此，临床使用软坚类药物时，强调"有故无殒，但取无过"。处方用药也常常只取一到两味软坚之品，这样既应用了其软坚散结之功，又避免了其对心血管系统的副作用。

验案举隅　患者，男，79岁，2013年5月23日初诊。主诉：胸闷、憋气、后背痛间作2年。患者2年前因劳累出现胸闷、后背隐痛，时伴憋气，每于劳累后诱发。查冠状动脉CT：右冠状动脉近段狭窄（50%～75%）。刻诊症见：胸闷，憋气，后背隐痛，腰膝酸软，周身乏力，纳差，寐安，二便调，舌淡紫，苔薄白，脉弦细无力。西医诊断：冠心病；中医诊断：胸痹，脾肾两虚、痰瘀互结证。治法：益肾健脾，软坚散结。处方：淫羊藿10g，巴戟天10g，女贞子20g，山萸肉10g，党参15g，五味子10g，丹参20g，赤芍20g，红花6g，绞股蓝10g，醋鳖甲30g（先煎），砂仁3g（后下）。7剂，水煎服，每日1剂。

2013年5月30日二诊：胸闷、憋气、后背隐痛症状稍减轻，诉劳累后仍有心前区不适，纳少，夜寐安，二便调，舌暗红，苔薄白，脉弦细。处方：淫羊藿10g，巴戟天10g，女贞子20g，山萸肉10g，党参15g，五味子10g，丹参20g，赤芍20g，砂仁3g，茯苓15g，瓜蒌30g，知母10g，川芎10g，海藻10g。7剂，水煎服，每日1剂。

2013年6月6日三诊：胸闷、后背隐痛症状有所缓解，周身乏力、诉活动后易憋气，纳食稍增，寐安，舌暗红，苔薄白，脉弦细。处方：淫羊藿10g，巴戟天10g，女贞子20g，五味子10g，丹参30g，赤芍20g，砂仁3g，茯苓15g，瓜蒌30g，川芎10g，海藻10g，制何首乌15g，绞股蓝10g，夏枯草15g。7剂，水煎服，每日1剂。

2013年6月13日四诊：未再发胸痛，劳累后偶发憋气，休息可缓解，纳可，寐安，二便调。舌淡红，苔薄白，脉弦缓。处方：淫羊藿10g，巴戟天10g，女贞子20g，五味子10g，丹参30g，赤芍20g，砂仁3g，茯苓15g，瓜蒌30g，川芎10g，海藻10g，绞股蓝10g，枸杞子15g。7剂，水煎服，每日1剂。

2013年6月20日再诊，胸痛、憋气感消失。继服14剂以巩固疗效。

按语：动脉粥样硬化是以脂质代谢障碍为病理基础的常见血管疾病，是冠心病、脑卒中发生的重要病理因素。现代医学所说的脂肪类似于中医学的"膏、脂"。正常的脂质为营养全身的精微物质，但"膏、脂"生化运转失常，聚而为痰，滞于营中，浸淫血脉，即成血脉痰浊之患。脂质代谢紊乱不仅是动脉粥样硬化形成的始发病理因素，也是痰浊内生的物质基础。故阮士怡教授认为，动脉粥样硬化属于"坚、结"之证，是动脉血管壁上的痰瘀互结。

患者年近八旬，脾肾两虚，肾气亏虚，血脉失于温煦，无力鼓动脉中气血运行；脾阳不足，胸阳亦随之不振，加之脾气亏虚，失于健运，痰浊内生，日久痰阻血瘀、痰瘀互结，共致心脉气血失畅，则发胸痹心痛。治以益肾健脾、软坚散结。初诊方中淫羊藿、巴戟天、女贞子、山萸肉滋补肾阴肾阳；党参、五味子补益心之气阴，且党参补气健脾兼能养血；绞股蓝健脾化痰；丹参配合赤芍、红花活血祛瘀以散结；鳖甲化痰软坚，荡涤脉络之痰浊，且能通血脉，甚合本案痰浊、瘀血互结之证。纵观全方益肾健脾以治本、化痰活血以治标，共奏软坚散结之功。二诊患者症状好转，故仍守前方之治则。考虑原方大滋大补，故加知母清热润燥，以防滋补温热太过；海藻易鳖甲，为咸寒润下之品，仍达化痰软坚之功；加用瓜蒌理气开郁、涤痰宽胸，以助全方软散之力；考虑患者纳少，故加用茯苓健脾益气和胃以助饮食，同时脾健运有利于化湿浊，进一步体现了补虚扶正以散结。三诊患者胸闷、胸痛症状好转，出现周身乏力，故减少滋阴药物用量并加制首乌以增补肾强筋骨之力；活动后憋气，仍为痰瘀互结之症，故增加丹参用量；夏枯草清热散结，既配合鳖甲、海藻加大软坚散结之力，又防全方滋补化热之势。四诊患者未发胸痛，仅劳累后憋气，舌脉较前好转，继前方酌加枸杞子、川芎以继续加强滋补肾阴、活血通络散结之力。

第三章

术以辅仁，杂病治验举隅

一、辨治眩晕经验

眩晕是中医临床常见疾病，多涉及西医心脑血管疾病、颈椎病等，尤其常见于高血压病。阮士怡教授在临床中治疗心血管病见眩晕者，针对年老久病之高龄患者，多重视心、肝、肾之精血亏虚之病因，临床自创三子补肾养心汤治疗心肾阴虚、肝肾阴虚型眩晕，多获佳效。

1. 病机为心、肝、肾之精血亏虚为本，痰瘀互结为标

纵观古今文献，历代医家对眩晕的发生见解虽各有侧重，但归纳起来不外乎与风、火、痰、瘀、虚等因素相关。张仲景首倡从痰饮辨治眩晕之论；巢元方《诸病源候论》提出了"由血气虚，风邪入脑"的病源学说；孙思邈《千金方》首次提出了风、热、痰致眩的观点；朱丹溪《丹溪心法·头眩》中指出"无痰不作眩"；《景岳全书·眩运》则提出"无虚不作眩"。诸多医家对眩晕病因病机的论述可谓百家争鸣，但因虚致眩，亦即肾精不足、肝肾虚损而致眩始终为眩晕发病的主线。《素问·五脏生成》曰"头痛巅疾，下虚上实，过在足少阴是也"，《素问·至真要大论》云"诸风掉眩，皆属于肝"，均指出肝肾虚损为眩晕发生之根本。肾主藏精，主骨生髓，肾精不足，不能生髓充脑，脑失精明，则发眩晕；肾之精血亏虚，不能荣养肝木，肝阴失用，肝阳上亢，化火生风，上犯清阳之位则发眩晕；心肝火旺，气血上冲于脑，则发眩晕；心肾阴虚，精血津液不足荣养髓海，脑失所养，则发眩晕；肾精亏虚，土无制节，脾虚失运，痰浊内生，上犯清窍，则发眩晕；心肾亏虚，血液运行鼓动无力，致瘀血内生，阻滞气机，致清阳不升，浊阴不降，则发眩晕。阮士怡教授认为老年眩晕的发生，尤以心肝肾之精血亏虚为本，兼顾痰瘀之标实，标本兼顾。

2.治法以滋养心肝肾，兼化瘀散结，自创三子补肾养心汤

眩晕多发于中老年人，因其机体逐渐走向衰老，"先天之本在肾"，肾气虚衰，肝血衰少，致使肝肾阴虚，肾精不足，髓减脑空，则发眩晕；心主血脉，心血不足，心肝血虚、心肾阴虚，精血津液不能上荣髓海，脑窍失养，亦可发眩晕。阮士怡教授治疗老年眩晕从心肝肾论治，实为其"治病必求其本"治疗理念之体现。临证尤重滋养心肝肾之本虚，兼化瘀散结祛标实，处方多以枸杞子、五味子、女贞子三药相伍为君，自创三子补肾养心汤，滋补心肝肾之阴而兼补肾养心之功，以达扶正固本之意。

验案举隅 患者，女，80岁，2013年5月2日初诊。主诉：间断眩晕、气短5年余，近日加重。现病史：患者眩晕日久不愈，血压偏高，自测150/80mmHg，头晕明显，季节交替时发作频繁，伴头闷头胀，时气短，善太息，饭后及饱食后明显，未诉明显胸闷胸痛。2013年2月5日发作黑蒙一次，查心电图提示：心肌缺血。夜寐欠安，少寐多梦，起夜2次，饮纳可，二便调，口干，夜间明显，腰膝酸软疼痛，平素情绪急躁，双目白内障，视物模糊，目涩耳鸣，舌黯红少津，脉沉细。今测血压：160/90mmHg。既往有高血压病、冠心病病史。现服药物：缬沙坦胶囊80mg，1次/日；单硝酸异山梨酯20mg，3次/日；拜阿司匹林0.1g，1次/日；复方丹参滴丸、银杏酮酯滴丸、明目地黄丸等。辅助检查：2012年9月20日血脂四项：总胆固醇（TC）：5.47mmol/L（2.4～5.2mmol/L）；高密度脂蛋白胆固醇（HDL-C）：1.23mmol/L（1.29～1.55mmol/L）；低密度脂蛋白胆固醇（LDL-C）：3.59mmol/L（2.07～3.1mmol/L）。西医诊断：高血压病3级，冠心病；中医诊断：眩晕，肝肾阴虚型证。治则：滋养肝肾，兼化瘀散结。处方：自拟三子补肾养心汤加减。药用：枸杞子20g，五味子10g，女贞子20g，当归10g，夏枯草15g，川芎10g，丹参20g，菊花10g，紫石英15g，绞股蓝10g，炙鳖甲30g（先煎），海藻10g，炙甘草6g。14剂，水煎服2次，约200～300mL，分2次服，1剂/天。服药14剂，眩晕、气短症状明显减轻，上方稍加减续服3月余，眩晕诸症缓解显著，血压平稳，大多维持在140/80mmHg左右。

按语： 本案患者年已八旬，肝肾阴虚，肾精不足，髓海空虚，虚火上扰，头目失于阴精的滋养濡润，故见眩晕、视物模糊、目涩耳鸣；肝脉上头，肝阴不足，肝脉失养，故见头闷胀痛；阴虚内热，虚火上扰，故夜寐欠安、少寐多梦；腰为肾之府，肾精亏虚，则见腰膝酸软疼痛。平素情绪急躁，提示肝火易盛、易损耗肝肾之阴，阴虚火旺，易致炼液为痰，久病必瘀，痰瘀互结为患，加之年老而终致病笃难除。舌黯红少津，脉沉细，皆为肝肾阴虚兼痰瘀之象。

阮士怡教授临证处方常以枸杞子、五味子、女贞子三子相伍共为君，共奏滋补心肝肾之阴而兼补肾养心之功，故谓其方为"三子补肾养心汤"。

枸杞子味甘，性平。主要归肝、肾、肺经。其甘补平和，质润多液，入肾可益精充髓助阳，走肝能补血明目，归肺以润肺止咳。凡肝肾不足和肺肾阴虚所致诸症，均可应用，为滋阴助阳、益精补血之良药。《本草通玄》记载："枸杞子，补血益精，水旺则骨强，而消渴、目昏、腰疼膝痛无不愈矣。"《本草经疏》中也说："枸杞子，为肝肾真阴不足，劳乏内热补益之要药，老人阴虚者十之七八，故服食家为益精明目之上品。"现代药理研究表明，枸杞子能有效降低患高脂血症的大鼠血清中甘油三酯和胆固醇的含量，具有明显的降血脂、调节脂类代谢功能，对预防心血管疾病具有积极作用。

五味子在《神农本草经》中被列为上品。该品皮肉甘酸，核中辛苦，有咸味，辛甘酸苦咸五味皆备，故有此名。明代李时珍在《本草纲目》中说："酸咸入肝而补肾，辛苦入心而补肺，甘入中宫益脾胃。"《神农本草经》谓其"主益气，咳逆上气，劳伤羸度，补不足，强阴。"《本草秘录》谓其："盖五味子最能添益肾水，滋补肺金，尤善润燥，非特收敛肺气。"益气生津，收敛固涩，宁心补肾，本品甘以益气，酸能生津，味酸收敛，善能止汗，入心经，补益心肾，宁心安神。五味子水提液及其有效成分五味子酚、北五味子粗多糖均具有延缓衰老、抗氧化作用，能清除自由基、抑制过氧化脂质形成。

女贞子味甘、苦，性凉，归肝、肾经，质润降。滋补肝肾，滋阴血，清虚热，乌发明目。女贞子最早见于《神农本草经》，列为上品，谓其能"主补中，安五脏，养精神，除百病，久服肥健，轻身不老"。根据《本草经疏》记载："女贞子，气味俱阴，正入肾除热补精之要品，肾得补，则五脏自安，精神自足，百病去而身肥健矣。"主治腰膝酸软、头昏目暗等症。中医将女贞子视为可药可食的养阴佳品。女贞子具有抗动脉硬化作用，对冠状动脉脂质斑块的形成有消减作用。女贞子的特点在于药性较平和，作用缓慢，久服始能见效。

方中绞股蓝性寒，味甘，有益气健脾、益后天滋先天、降血压之功效，同时具有清热解毒之功，针对病久郁久化热之象，亦可防止补气药助火生热。民间称其为神奇的"不老长寿药草"，亦有"南方人参"之称。现代药理学研究发现，绞股蓝含有80多种皂苷，其中有6种与人参皂苷相似，绞股蓝的提取物具有抗缺氧、降血脂等功效。炙鳖甲，阮士怡教授常妙用其软坚散结以化痰瘀之邪，荡涤脉络之痰浊，属治标亦治本之妙用，且鳖甲不但长于软坚，且能通血脉，甚合眩晕久病必瘀之痰瘀互结病机。绞股蓝配鳖甲，益气健脾治本，软坚散结治标，标本兼顾，攻补兼施。此配伍为阮士怡教授临证最喜用的对药之一。

丹参功善活血祛瘀，性微寒而缓，能祛瘀生新而不伤正；当归、川芎养血活血，行气通络，川芎引滋阴、养血药上行，而荣头目；菊花清热利头目，助枸杞子养肝明目之力；紫石英安神定志利头目，《本草便读》谓其"温营血而润养，可通奇脉，镇冲气之上升"；炙鳖甲、海藻、夏枯草三药合用，清肝热、软坚散结之力倍增；炙甘草调和诸药。

综观全方，滋阴养血不滞腻，化瘀散结不伤正，心肝肾同调治其本，清热、活血、散结治其标。阮士怡教授另辟蹊径治疗眩晕，独取柳暗花明之佳效。

二、辨治耳鸣经验

阮士怡教授治疗耳鸣不局限于肾虚，既重视心、肝、肾三脏精血亏虚之本，又不忘胆火、痰热、瘀血等标实，标本兼顾、多脏同调，临床多获佳效。现将阮士怡教授治疗耳鸣的临证思路介绍如下。

1. 耳鸣多重肾、肝、心

《黄帝内经》中"肾开窍于耳，耳为肾之外候，……脱精者则耳聋"，《杂病源流犀烛》之"耳鸣者，聋之渐也，惟气闭而聋者则不鸣，其余诸般耳聋，未有不先鸣者"，均提示耳聋与肾虚关系密切。《灵枢·经脉》曰："胆足少阳之脉，……其支者，从耳后入耳中，出走耳前，至目锐后；……络肝，属胆，循胁里……"肝为刚脏，体阴用阳，肝肾之阴不足，阴不制阳，肝阳升发太过，血随气逆，尤扰于上，故致耳鸣，均说明了耳与肝胆的联系。因此，临床中不少医家从肾、肝、胆论治耳聋、耳鸣疾患。

《黄帝内经》载"心通窍于耳，阳气上甚而跃，故耳鸣也"。清代徐春甫《古今医统大全》云"忧愁思虑则伤心，心虚血耗必致耳鸣耳聋"。心血濡养耳窍，心血健旺则耳聪目明，若心虚血耗，心阴亏虚或久病耗伤阴血，阴血不足，血不达耳窍，耳脉不充，神不内守，则耳失静谧，发为耳鸣。清代叶天士《临证指南医案》曰："如心肾两亏，肝阳亢逆，与内风上旋，蒙而为耳鸣暴聋者……因症施治，从虚从实，直如庖丁之导空矣。"故而心火旺盛、心阴不足、心肾不交等均可致耳鸣，可见心与耳鸣的发生关系密切。阮士怡教授认为，耳鸣的发生责之肾、肝、心三脏，应首辨虚实。耳鸣以虚证者为多见，虚证耳鸣多起病缓，病史长，多伴腰膝酸软、头晕目眩、心烦少寐、潮热盗汗、舌红苔少、脉细数等症。

2. 辨证不忘痰、火、瘀

王节斋《明医杂著》曰:"耳鸣证……世人多作肾虚治,不效,殊不知此是痰火上升,郁于耳中而为鸣,郁甚则壅闭矣。"提出耳鸣不可拘泥于肾虚。阮士怡教授临证多重视患者肝气不舒、肝胆火旺等因素对内科疾病的影响。《素问·至真要大论》云"厥阴之胜,耳鸣头眩",《杂病源流犀烛》曰"有怒气厥逆,气壅于上而聋者",故而临证治疗耳鸣不忘肝胆疏泄失调之因。肝胆枢机不利,引起气壅不通,经气闭塞,壅则窍闭神匿,内外不通,亦可致耳聋耳鸣,治当以清肝泻火、行气活血为主。《医林改错》载:"耳孔内小管通脑,管外有瘀血,靠挤管闭,故耳聋。"临证常配当归、赤芍、丹参、川芎、路路通等养血活血通窍。

久病患者病程较长,精神情绪多受影响,睡眠饮食也受波及,因而亦可见肝郁脾虚之证,加之久病入络、久病必瘀,故又多夹瘀、夹郁、夹痰、夹湿。故虚证耳鸣虽以虚为主,但又兼夹实邪,虚实夹杂,多脏同患致病。

3. 滋补心肝肾之阴以治本,清热化痰逐瘀以治标

《古今医统大全》云:"凡用清痰降火之药,须兼味辛行气通窍之药,方得治法之要……有峻用痰火药则反伤脾胃,亦不能开其塞;有急补气虚则火愈上,而亦不能开。惟以前法,痰火药中佐以辛温之味,细细平治,自然痊愈。"盖耳为清空之窍,清阳交会流行之所,如有水衰火实、肾虚气厥者,或受风热火郁之邪侵袭,或痰热、瘀血阻滞,则皆可致耳鸣失聪。阮士怡教授治耳鸣多以滋补心、肝、肾之阴治本,兼顾清热化痰逐瘀治标,标本兼顾、多脏同调,使清静灵明之气上走清空之窍则耳鸣除矣。

验案举隅 患者,女,44岁,2014年6月12日初诊。主诉:耳鸣伴眩晕1年。现病史:患者1年前患突发性耳鸣,呈高音调,耳部堵塞感、胀闷不适,伴眩晕,劳累、饥饿后加重,平日性情急躁易怒,发作时以右耳明显。2013年10月15日检查听觉功能正常,前庭功能检查示:后半规管高频功能减退。后给予针灸、中药治疗,处方以柴胡疏肝散、龙胆泻肝汤类,未见明显缓解。既往有慢性浅表性胃炎病史5年余,否认冠心病、高血压病等病史,平素血压偏低。月经史:末次月经2014年5月26日,周期28天,月经先期6天左右,行经3天,量中等,有血块。血压:80/55mmHg。刻诊:耳鸣,呈高音调,耳部堵塞感、胀闷不适,伴眩晕,纳可,寐后易醒,口甜,二便调。舌暗红,苔薄黄,脉沉细。中医诊断:耳鸣,心肾阴虚、胆火上炎证。处方:党参10g,天冬10g,五味子10g,葛根15g,女贞子20g,墨旱莲15g,鹿衔草10g,川芎10g,地龙15g,茜草10g,酸枣仁30g,合欢花10g,甘草6g。7剂,每日1剂,水煎服。

2014年6月19日二诊：耳鸣症状较前减轻，时耳鸣如蝉、头晕，每于劳累后耳堵、头晕明显，纳可，夜寐差、易醒，二便可。舌暗，苔少，脉沉细。血压：90/60mmHg。辨证：心肾阴虚、气血不足兼血瘀；处方：炙黄芪20g，阿胶15g（烊化），银杏叶10g，麦冬10g，五味子10g，百合15g，女贞子20g，墨旱莲15g，当归10g，川芎10g，地龙15g，甘草6g。7剂，每日1剂，水煎服。

2014年6月26日三诊：耳鸣症状较前明显减轻，偶于夜间耳鸣持续性发作，耳部堵闷感，伴头晕，听高音频后不适，汗出，纳可，夜寐欠安，大便不成形。舌暗红，苔薄黄，脉沉细。血压：90/60mmHg。辨证：心肾阴虚、气血不足兼血瘀。处方：党参10g，麦冬10g，炙鳖甲30g（先煎），三棱10g，莪术10g，川芎10g，刺五加10g，沙苑子10g，女贞子20g，墨旱莲15g，地龙15g，蝉蜕6g，甘草6g。上方对症加减继服3个月余，耳鸣症状明显缓解，急躁易怒情绪、低血压及月经先期症状亦随之逐渐改善，经期3～5天，经量可，血压维持在90～100/60～70mmHg。

按语：《灵枢·海论》曰："髓海不足，则脑转耳鸣。"肾开窍于耳，心亦寄窍于耳，心肾两亏，肝阳亢逆，故阴精走泄，阳不内依，是以耳鸣眩晕。病虽在肾、心、肝，然其实因之郁，故平日性情急躁易怒，郁则肝阳独亢，令胆火上炎。患者病情每于劳累与饥饿后加重，说明耳鸣属于本虚为主之证。舌暗红，苔薄黄，脉沉细，皆为心肾阴虚、胆火上炎之象，故治宜滋补心肾之阴兼清少阳之郁火，以"胆经亦络于耳也"。

初诊方中党参、天冬、五味子益心气养心阴；女贞子、墨旱莲滋补肾阴；鹿衔草甘温，可养阴补肾，强筋健骨且可止血；葛根轻清升散，药性生发，升举阳气，鼓舞机体正气上升，与川芎相伍，活血通络，引药上行；地龙性走窜，具有通经活络、活血化瘀之效；茜草凉血活血，祛瘀通经，止血而不留瘀，且苦寒清肝泻火；酸枣仁养肝、宁心、安神、敛汗；合欢花解郁安神，理气活络；甘草甘温，调和诸药。二诊辨为心肾阴虚、气血不足兼血瘀之证。方中重用炙黄芪以益气补血，黄芪补气，而其独效者尤在补血，盖气无形，血有形，有形不能速生，必得无形之气以生之，将黄芪用于补肾、补血药之中，为血中之气药，血得气而速生，自能助之以生血。重用阿胶补血滋阴，润燥，止血。当归既能补血，又能活血，既可通经，又可活络。阮士怡教授将黄芪与阿胶、当归配伍使用，以求气血双补；加用百合养阴润肺，清心安神。银杏叶活血化瘀止痛，与川芎、地龙相伍通经活络、活血化瘀。全方共奏滋养心肾、益气养血兼活血化瘀之功。三诊辨证仍考虑为心肾阴虚、气血不足兼血瘀之证，方中沙苑子补肝益肾，明目固精，与女贞子、墨旱莲相合，滋补肾阴之效倍增。刺五加补肝肾、强筋骨、活血脉。鳖甲滋阴清热，软坚散结，味咸入肾，具有滋阴益肾、散结消瘢、强筋健骨之功效，然世人只重其软坚散结之功，而轻其补肾强筋骨之效。阮士怡教授方中重用鳖甲，除取其软坚散结、滋阴清热之效，同时收到补肾填精之功，用于本案耳鸣堪为妙用之法。三棱、莪术破血行气，与川芎、地龙四药相合，活血通络作用倍增。后经3个月余巩固治疗，耳鸣症状明显缓解，平素急躁易怒情绪、低血压及月经先期症状亦随之逐渐改善。

三、辨治失眠经验

整体观念与辨证论治是中医学的优势所在，遣方用药应注重人、病、时合一。阮士怡教授辨治失眠重整体观念，认为肝肾不足为失眠发病的主要矛盾，情志因素急性发病者首重调整气血，痰瘀胶着是久治不愈的关键，在治疗上标本兼顾，治心而不唯心，以滋补肝肾、益精填髓扶正固本，同时兼顾气血，痰瘀为标，圆机活法，用药轻灵精细。

1. 调补肝肾治根本

现代人常因劳倦失度、五志过极、思虑过度等因素，肝肾不足，神失所养，进而造成失眠。《灵枢·大惑论》载"卫气不得入于阴，常留于阳，留于阳则阳气满，阳气满则阳跷盛，不得入于阴则阴气虚，故目不瞑矣"，认为失眠责之于营卫失和、阴虚不纳阳。《景岳全书·不寐》曰："无邪而不寐者，必营血之不足也，营主血，血虚则无以养心，心虚则神不守舍"，认为失眠与营血不足有关。肾为先天之本，内寄元阴元阳，为五脏阳气生发和阴津滋养的源头，肾阴肾阳充沛，则心阳得以推动血液荣养五脏六腑，心阴得以滋养而心神得安。又肾藏精，生髓通于脑，脑需要肾精的灌养才能髓海足而神旺。肝属木，体阴而用阳，为藏血之脏，舍魂，喜条达恶抑郁而调畅气机。若情志不遂日久，肝郁化火，伤阴耗血，肝血不荣，血不养神，魂不安舍，则夜寐难安。正如《症因脉治·内伤不得卧》云"肝火不得卧之因……或尽力谋虑，肝血有伤……则夜卧不宁矣"。综合上述理论，阮士怡教授认为辨治失眠应重肝肾二脏，注重固护阴液。

从事脑力工作的中青年失眠患者多伴有头痛、头晕昏沉、耳鸣、健忘、腰膝酸软等症状，阮士怡教授认为这是肝肾不足、髓海空虚、脑不能发挥元神之府作用的表现，通常治以益精填髓。临证时多不予滋腻之品，而用杜仲、枸杞子、女贞子、五味子、天冬、制何首乌、补骨脂等药以图平缓。同时，辨治失眠应结合病因及不同年龄段患者病理生理特征，每接诊患者，首要详细询问患者既往病史、发病诱因、生活习惯、工作情况等。对于情志不遂日久、老年及更年期患者，不可一味应用理气药疏肝解郁，应重视滋养肝阴、养血柔肝，以求肝之条达。临证可用白芍、酸枣仁、当归等。

验案举隅　患者，男，81岁，2012年10月4日初诊。主诉：失眠伴眩晕5年余。患者5年前无明显诱因出现入睡困难，呈进行性加重，服用艾司唑仑片2mg仅能入睡2～3小时，伴头晕昏沉，健忘恍惚，双下肢无力，腰酸腰痛，耳鸣。胃脘部不适，纳差，夜尿频，每晚四五次。舌淡，脉沉细。血压130/80mmHg。西医诊断：失眠；中医诊断：不寐，肝肾不足、心神失养证。治法：滋补肝肾，养血填精。处方：桑寄生20g，川芎10g，山萸肉10g，白芍20g，知母10g，五味子10g，牛膝10g，丹参20g，女贞子20g，酸枣仁10g，合欢花10g，豆蔻6g。7剂，水煎服，每日1剂。2012年10月11日二诊：患者失眠未见明显好转，仍头晕昏沉，双下肢无力，腰部酸沉不适，纳差。处方：桑寄生20g，川芎15g，山萸肉10g，白芍20g，淫羊藿10g，绞股蓝10g，蒲黄10g，枳壳10g，木香10g，砂仁6g（后下）。14剂，水煎服，每日1剂。2012年10月25日三诊：患者失眠、头晕昏沉症状较前减轻，服艾司唑仑片可安睡5小时，食欲较前好转，二诊方去枳壳、木香、砂仁、蒲黄，加女贞子20g、五味子10g、麦冬15g、丹参20g、赤芍20g、肉苁蓉15g、知母10g、吴茱萸3g、炙甘草6g。服用14剂后患者诉无须安眠药可安睡5h，头晕昏沉较前明显减轻，腰部酸沉等症状好转，守方14剂巩固疗效。

按语：久病沉疴，非一日之害，固本培元，非一日之功。本案患者年逾八旬，肝肾已亏，阴液不足，阴虚火旺耗伤营血，心失所养则神不守舍发为不寐，头晕昏沉亦为肾亏脑髓失养之故。首诊中用大量滋补肝肾药配伍养心安神之品，佐丹参活血理气，化瘀滞日久之气血，则阴生阳长，恢复平衡。二诊中患者头晕、失眠伴乏力、纳差，仍以补益肝肾为主，佐绞股蓝益气健脾，扶助正气，枳壳、木香、砂仁等理气和中。三诊时诸症好转，去理气之品，仍以滋阴补肝肾为主要法则，二至丸加桑寄生、五味子、麦冬、肉苁蓉、吴茱萸滋补肝肾，阴阳并调；丹参、赤芍、川芎活血化瘀。肝肾久亏，不可峻补，治当缓图，才能取得最佳疗效。

2. 涤痰化瘀去痼疾

《灵枢·本神》云"心藏神，脉舍神"，脉道的完整和通畅是心运营血液濡养五脏六腑、神明运行、神机升降的保障。中青年时期五志过极、饮食劳倦可加速人体血管老化，到老年前期，血管生理性退化已渐明显。五脏虚衰，尤以肝脾肾不足为著，肾虚失于气化，肝失柔和调达，脾虚失于运化，津液输布失司，水湿停滞，阻滞气机，血行不畅，聚为痰瘀，积于脉中，日久积聚成结；痰瘀日久化火耗气伤阴，又可阻碍新生，气血生化无力，病情迁延反复，经年不愈，正如王清任《医林改错》所云"失眠一证乃气血凝滞"。临证时阮士怡教授多在益精填髓、滋补肝肾的基础上，结合软坚散结化瘀药缓解其进程。

顽固性失眠患者多伴有脑血管疾病、冠心病、高血压病、高脂血症、胃肠病、糖尿病等，动脉粥样硬化是其中重要的病理环节。阮士怡教授认为，对于并发症较多的患者要首先解决血管的问题，抓关键点，做到治病求本。研究表明，具有软坚散结功效的中药复方可降低高脂动物模型的胆固醇，减轻微血管退行性病变，发挥抗动脉粥样硬化的作用。临证常用炙鳖甲、海藻、夏枯草、丹参、鸡血藤、川芎等。

验案举隅　患者，男，30岁，2014年6月12日初诊。主诉：失眠间作12年余。患者自18岁起因学习压力出现失眠，自服强效安眠药仍入睡困难。头部刺痛，前额尤甚，每于失眠后症状加重。6个月前无明显诱因右侧肢体失去知觉，查头部MRI示：左侧内囊后肢急性缺血性脑梗死；经颅彩色多普勒示：基底动脉血流速度增快，可疑左侧椎动脉闭塞；颈动脉彩色多普勒示：左侧椎动脉流速明显减低，阻力指数明显增高。刻诊：入睡困难，头部刺痛，前额部明显，记忆力明显减退，腰膝酸软不适。纳呆呕恶，二便调，舌暗有瘀斑，苔腻，脉滑、尺脉沉。西医诊断：失眠，神经性头痛，陈旧性脑梗死；中医诊断：不寐，痰瘀阻络、肝肾不足、神不守位证。治法：化瘀涤痰通络，滋补肝肾。处方：川芎10g，银杏叶10g，续断15g，知母15g，钩藤15g，牛膝15g，枸杞子20g，五味子10g，丹参20g，酸枣仁10g，合欢皮10g，鸡血藤30g，天冬10g，杜仲15g。7剂，水煎服，每日1剂。嘱作息规律，减少用脑，多做有氧运动。药后患者自觉诸症好转，自行守方服药7剂。2014年6月26日二诊：失眠、头痛症状较前明显改善，偶有头痛，前额尤甚。处方：川芎10g，银杏叶10g，续断15g，知母15g，钩藤15g，牛膝15g，丹参20g，北柴胡6g，远志10g，益智仁10g。14剂，水煎服，每日1剂。药后再诊，症状平稳，纳可，夜寐安，服安眠药每夜可安睡5～6小时，头痛较前缓解。见效守方，原方去北柴胡，继服21剂巩固疗效。

按语：患者长期用脑过度，肾精亏虚，脑髓不充，肝阴所伤，营血不足，神失所养则不寐；气滞血瘀，闭阻脑络，神失升降，出现失眠久治不愈伴头痛，遂治以滋补肝肾、化瘀通络。方中川芎、银杏叶、丹参、鸡血藤活血养血。现代药理研究显示，川芎可通过血脑屏障，改善脑血液循环。续断、牛膝、杜仲、枸杞子补肾益脑、填精生髓；知母、钩藤、五味子、天冬养阴生精；酸枣仁、合欢皮镇静安眠。二诊失眠较前明显缓解，加柴胡、远志、益智仁疏肝理气、补肾安神。全方共奏补肾养肝、填精生髓、化瘀通络之效，并参考中药的药理作用治疗头痛，疗效显著。

3. 理气和中舒血脉

中老年人久伤劳倦，气血渐衰，若面临亲人去世或事业、家庭不顺突遭打击，往往造成失眠急性发病。《素问·举痛论》中"怒则气上，喜则气缓，悲则气消，恐则气下，惊则气乱，思则气结"，说明五志过极，肝气不能条达，气血逆乱，神不守舍，夜不能寐。正如《医林绳墨》所云"夫人身之血气也，精神之所依附者，并行而不悖，循环而无端，以成生生不息之运用，……故血乱而神即失常也"。木郁乘脾，中气衰败，升降失职，患者多伴有消化系统症状，如纳呆、饱胀，甚至出现呃逆、嗳气、反酸，进食后疼痛等。对于此类患者，阮士怡教授指出应以理气活血为主，配伍和胃宽中之品，血脉和利，精神乃居。常用理气药有川楝子、佛手、枳壳等。同时，阮士怡教授认为女性用药应有特殊之处，女子以血为用，多用香附、郁金、当归等。其中当归味甘，性温，补血活血。对于土为木郁生湿的患者，常用药有豆蔻、砂仁；对于老年患者则素来注重脾肾二脏，常配伍党参、茯苓、绞股蓝使用。木郁化火伤阴者常以玄参与百合配伍，滋阴清热，养阴生津，并可缓解焦虑抑郁状态。其中百合味甘，性平，《本草新编》记载其可"安心益志，定惊悸狂叫之邪，消浮肿痞满之气，止遍身疼痛，……兼能补中益气"；《医学启源》记载玄参可"治心懊忱烦而不得眠，心神颠倒欲绝"。同时强调情志疗法，嘱患者放松心情，适度运动，睡前保持心境平和。

验案举隅 患者，男，55岁，2013年1月24日初诊。主诉：失眠2个月余。患者2个月前因劳累及亲人去世而情绪波动，出现夜寐不安，寐中惊醒，难再入眠，纳少，不思饮食，食后嗳气，自觉咽至胃脘部满闷不适，大便一日一行、质黏，夜尿1～4次，舌边尖红、苔白，脉弦细。西医诊断：失眠；中医诊断：不寐，木郁土壅、气血逆乱、神不安位证。治法：理气和血，化湿和中，清心安神。处方：玄参20g，百合20g，厚朴10g，枳壳10g，佛手10g，茯苓15g，白芍20g，酸枣仁10g，龙齿30g，郁金10g，远志10g，苍术10g，豆蔻6g。7剂，水煎服，每日1剂。嘱患者保持心情舒畅。2013年2月2日二诊：患者失眠症状较前缓解，食欲增加，仍有餐后胃脘部饱胀感，见效守方，原方去苍术，继服7剂，水煎服，每日1剂。药后再诊，夜寐安，纳食香。

按语：患者中年男性，2个月前因亲人去世情绪持续悲伤低落，气郁日久化火，气血逆乱，扰动心神，又加劳倦过度伤脾，气血生化乏源，心神失养而失眠。方中玄参与百合清热养阴，安心定志；厚朴燥湿消痰、下气除满，枳壳行气开胸、宽中除胀，佛手疏肝解郁、理气和中、燥湿化痰，三者同用，行气祛湿；茯苓利水健脾、宁心安神，白芍养肝柔肝缓急，郁金行气解郁，三者肝脾同调，健脾疏肝安神；酸枣仁甘酸质润，入心肝经，养血补肝、宁心安神，龙齿镇静安神，远志交通心肾、安神定志，三味同奏安神之效。全方理气和血，化湿和中，同时不忘固护肝肾之阴。

四、辨治老年抑郁症经验

阮士怡教授结合老年人的生理特点，临证从滋补心、肝、肾，滋阴养血安神治本入手，从心－肝－肾三脏一体出发辨证论治老年抑郁症，形成了独特的诊疗风格。

1. 病因与病机

老年抑郁症属于中医学"郁证""脏躁""百合病""梅核气"等范畴。朱丹溪提出"六郁"，即气、血、湿、痰、食、火郁，而气郁为诸郁之首。肝属木，主疏泄，主动主升，喜条达而恶抑郁，为一身气机枢纽，故郁证的主要病位在于肝。阮士怡教授指出，肝经之病亦应首辨虚实，肝气郁结之实证自然疏肝理气，然老年患者肝血虚、肝阴虚者为多，不可局限于"见郁即为肝郁"。临床阮士怡教授治疗老年抑郁症多从肝阴虚、肝血虚入手。

心藏神，亦称"心主神明"，是指心具有主宰全身脏腑组织的一切生理活动和精神意识、思维活动的功能。《黄帝内经》记载"心者，君主之官，神明出焉……心者，生之本，神之变也"；《灵枢·口问》论"心者，五脏六腑之主也，……悲哀愁忧则心动，心动则五脏六腑皆摇"，皆强调以心为主导的五脏整体观。基于此，老年抑郁症所见之神志失常可从心之功能失调论治。

进入老年期后，肾气虚衰，肝血衰少，致使肝肾阴虚，肾精不足，髓减脑空，脏腑功能逐渐减退，机体阴阳平衡失调，脏腑功能失常从而出现一系列精力减退、认知迟钝、感觉异常、失眠健忘等神志症状。阮士怡教授治疗老年抑郁症多从肾论治，实为"治病必求于本"的体现。

2. 辨证与治疗

阮士怡教授治疗老年病素来重视心、脾、肾三脏之虚衰，认为老年抑郁症的发生多与老年期的病理生理特点密切相关，加之老年人多躯体疾病缠身，对生活、社会的适应能力减退而极易引起抑郁、焦虑等心理障碍。阮士怡教授辨治老年抑郁症，立足于老年人心、肝、肾不足及心神失养的病机特点，提出抑郁之本在心、抑郁之调在肝、抑郁之源在肾，即"心－肝－肾三脏一体论"，养心补肾以调肝，则心神得养，诸郁可解。同时重视情志疗法，临证结合患者的心理、社会因素，从不嫌患者絮烦之言，常耐心给予宽慰之语，务嘱其保持舒畅之心。

（1）抑郁之本在心　遵"心主神明""心者，君主之官，神明出焉""心者，生之本，神之变也"观点，以及张介宾《类经》所云"情志之伤，虽五脏各有所属，然求其所由，则无不从心而发"，阮士怡教授提出抑郁之本在心。治疗老年抑郁症宜滋心阴、养心血，养心以安神。临证喜用五味子、百合、酸枣仁等药。

（2）抑郁之调在肝　目前临床对于郁病的论治多以疏肝理气立法，常用逍遥散、柴胡疏肝散、四逆散等。老年患者多心肝肾亏虚，气血不足，如若再予疏伐破散，恐徒伤肝肾，劫阴耗血。阮士怡教授治疗老年抑郁症重视滋养肝阴、养血柔肝，以求肝之条达，则郁解神安。临证喜用白芍、当归、川楝子等药，并强调治肝要首辨虚实，肝气郁结之实证自然疏肝理气，肝血虚、肝阴虚者则不可局限于"见郁即为肝郁"，而一味应用理气药疏散解郁，以免耗气伤阴，而成"虚虚之患"。

（3）抑郁之源在肾　历代诸多医家重视肾与郁证等情志病的相关性，如《素问·六节藏象论》曰："肾者，主蛰，封藏之本，精之处也。"清代程钟龄《医学心悟》云："肾主智，肾虚则智不足，故喜忘其前言。"陈修园《医学从众录》曰："肾为肝之母，而主藏精，精虚则脑海空虚而头重。"阮士怡教授亦提出抑郁之源在肾，治疗老年抑郁症应滋肾阴、益肾气、养精血以柔肝养心，直击抑郁之源。临证喜用玄参、枸杞子、女贞子、天冬、巴戟天等。

验案举隅　患者，女，68岁，2014年2月13日初诊。主诉：情绪低落，兴趣减退1年余。1年前血压升高，最高达170/100mmHg，服用非洛地平（波依定）每日5mg，血压维持在140/80mmHg左右。3个月前因劳累后血压升高，服用降压药后仍高达160/95mmHg，头晕耳鸣，入睡困难，多梦易醒，担心血压升高引发中风，渐至出现精神抑郁，不愿与人接触，心烦急躁，失眠症状加重，每晚仅睡眠三四个小时，饮食减少，体重下降明显。颅脑MRI检查未见明显梗死灶，已排除冠心病、糖尿病、甲状腺等内科疾病，多次调整降压药物及加大降压药用量后血压仍随情绪波动。刻诊：精神抑郁，情绪低落，兴趣减退，心烦急躁，燥热汗出，五心烦热，失眠健忘，眩晕，腰酸耳鸣，心悸，口干，纳少呃逆，小便短赤，大便干。舌红，苔少，脉细数。西医诊断：老年抑郁症，高血压病3级；中医诊断：郁证，肝肾阴虚、心神失养证。处方：玄参30g，百合30g，枸杞子10g，女贞子15g，五味子10g，天冬10g，白芍10g，当归10g，知母10g，栀子10g，巴戟天10g，川楝子10g。14剂，每日1剂，水煎服。

2014年2月28日二诊：抑郁、心烦情绪较前改善，时有燥热汗出，失眠多梦，仍常担心血压会升高，二便调。原方加酸枣仁30g，继服14剂。并嘱患者放松心情，调畅情志，适量增加户外活动。

2014年3月15日三诊：诸症明显减轻，失眠改善，每晚可睡眠五六个小时，饮食增多，腰酸、耳鸣明显缓解。继服二诊方。2个月余后患者郁闷、心烦症状明显缓解，体重有所增加，血压维持在140/80mmHg左右。

按语：本案患者年近七旬，肝肾阴虚，加之郁火暗耗营血，阴虚火旺，阴不涵阳，则发郁病；营血亏虚，心失所养则心神不安，出现心烦急躁、心悸、失眠健忘；阴虚火旺，则见燥热汗出、五心烦热；腰为肾之府，肾开窍于耳，肾阴亏虚，则见腰酸耳鸣；阴虚火旺，胃失和降，则纳少呃逆；阴虚火旺，肠道津液亏虚，则见小便短赤、大便干；舌红苔少、脉细数皆为肝肾阴虚之象。治疗予以滋补肝肾、养心安神之法，方中重用玄参、百合为君，滋阴清热，养阴生津；枸杞子、女贞子、五味子为阮士怡教授自拟三子补肾养心汤，以滋补肝肾之阴而养心阴，亦寓滋水涵木之意及达滋肾水以泻心火之效，临证常将三者相伍用于肝肾阴虚患者；白芍、当归养血滋阴柔肝；天冬养阴清热，润肺滋肾；栀子善清三焦之火，尤善清心热除烦；疏肝泄热、理气止痛之川楝子用于大队滋阴养血药中，以复肝之条达之性。补肝与疏肝相结合，以补为主，使肝体得养，而无滋腻碍胃遏滞气机之虞，且无伤阴血之弊。二诊加用酸枣仁补肝、宁心、敛汗、生津、安神。综观全方，以滋补心肝肾之阴治其本，疏肝泄热理气治其标，阴阳气血同调，阳中求阴，共奏滋补肝肾、养心安神之功。

第四章

利物普施，处方遣药品析

一、"中医为体，西医为用"用药经验

中医和西医虽拥有不同的理论体系，但都是"以人为本"——把人体的生理病理作为研究的核心内容，在临床中应各取所长，中西医结合方能彰显更佳疗效。阮士怡教授融中、西医理论为一体，积极提倡将现代医学研究方法和科研手段融入中医药的研究和应用中，形成了"中医为体，西医为用"的诊疗模式。

1. 平补阴阳，以肾为根

阮士怡教授仔细揣摩《素问》"正气存内，邪不可干""阴平阳秘，精神乃治"，任何疾病发生都是因机体自身的阴阳失衡造成的，而人体中五脏六腑之阳均以肾之元阳为根。因此，阮士怡教授认为疾病治疗应以调肾之阴阳为根本，所以在方剂中常佐平补肾阴肾阳药物，兼以调理他脏，同时去除急标之因。阮士怡教授常用补阳药物淫羊藿、肉苁蓉、补骨脂、鹿角霜；助肾阴之药品常用何首乌、桑寄生、枸杞子、川续断、山萸肉（即山茱萸）。在临床实践中，阮士怡教授体会到温补肾阳之药在治疗心血管疾病中的作用尤为重要，可阳中求阴，因此对补阳药物，如淫羊藿、肉苁蓉的运用更为频繁。临床应用取得卓越疗效后，阮士怡教授应用实验研究探索肉苁蓉的治疗机制。最终实验结果表明，肉苁蓉可抑制平滑肌细胞增殖，降低其过氧化脂质含量，提高超氧化物歧化酶活性，从而发挥拮抗动脉粥样硬化作用。因此，阮士怡教授认为临床应用的疗效观察体会及实验研究是双向并行的两个方面，二者相互促进，既可以提高临床疗效，也是科研的可靠方向，对医者自身素质的提高和中医药现代化的发展都有重要意义，是需要我们一直传承的理念。

阮士怡教授认为衰老及血管老化是心血管疾病发生的重要原因。随着年龄的增长，血管老化导致动脉内皮的结构变化和功能失调，引起血管内膜增厚、血管顺应性下降、血管硬化程度增加及动脉血压的改变。女贞子、墨旱莲（亦称旱莲草）是阮士怡教授常

用的滋补肾阴药对。《本草纲目》载女贞子有"强阴，健腰膝，变白发，明目"之功，适用于肝肾阴虚证。墨旱莲滋补肝肾，凉血止血，适用于肝肾阴虚及阴虚血热出血之证。女贞子与墨旱莲配伍可滋补肝肾，以使人身之元阴充足，清代汪昂《医方集解》中曾就二至丸论述如下："二至丸，补腰膝，壮筋骨，强阴肾，乌髭发。"现代药理学研究表明，二至丸能够减少衰老相关代谢产物，保护机体免受自由基损伤，发挥抗氧化作用，从而呈现抗衰老的作用；同时，二至丸还可提高免疫力，调节免疫功能。因此，阮士怡教授认为此二品合而用之，强化了滋补肝肾、填精益髓之效，特别适用于中老年心血管病患者，因此类人群多年过半百，肾气亏虚，精血亏耗严重。

2. 标本兼治，扶正祛邪并重

治疗心绞痛时，阮士怡教授最常用的药物便是丹参，对气滞血瘀证、痰湿内阻证、阴虚阳亢证、气阴两虚证、心肾阴虚证、心肾阳虚证均会配伍丹参。对丹参的广泛应用，说明阮士怡教授在强调扶助机体之正气的同时注重祛除标实，从而兼顾标本。丹参专通营分，功擅活血化瘀，为祛瘀血阻滞之要药，但其性较平和，兼具补血之力，活血之效更胜补血一筹，正如《本草便读》记载"丹参虽有参名，但补血之力不足，活血之力有余，为调理血分之首药"。现阶段不乏对丹参的药理研究，其主要通过以下 11 条途径来治疗心血管疾病：促进脂质代谢；抗炎；调节血压稳定；负向调节凝血因子；抗血栓形成；调节细胞增殖；抗应激损伤；促进血管新生；抑制细胞凋亡；调节血管收缩与扩张；促进伤口愈合。丹参还有"一味丹参，功同四物"之说，指丹参行瘀而不伤正，生化之机未损则新血自生，从而起到间接的补益作用，亦是以通为补之意。所以，阮士怡教授认为老年人定期服用丹参，能够起到活血补血、净化血管、养生保健的作用。

阮士怡教授还将丹参与黄芪配伍使用，主要针对冠心病本虚为主，兼有标实的特点，比单纯运用活血化瘀药物疗效更佳，尤其是经皮冠状动脉介入术后患者，其证候类型多以心气虚兼血瘀为主。黄芪乃补气药之长，可改善心脏功能，保护心肌。阮士怡教授认为丹参与黄芪配伍，可益气活血，黄芪侧重于"气"，可调整机体的气机，改善循环，进而使心肌对氧的供求得到平衡；丹参侧重于"血"可活血化瘀，疏通脉络。这与中医学中"气为血之帅""血为气之母"等气血相关理论相吻合。而且，药理学研究亦表明，黄芪与丹参配伍具有促进心肌梗死心肌组织血管新生、抑制心衰心室重塑等作用，足见丹参配伍黄芪对心血管、心肌组织都有确切作用。

川芎与当归配伍的"芎归汤"，在宋代《太平惠民和剂局方》中就有详细记载，阮士怡教授按 1∶1 比例配伍川芎、当归以行气补血活血。当归为补血、活血化瘀之要药；川芎为血中之气药，可"上达巅顶，下通血海，中开郁结"，有行气开郁、祛风燥湿、活血止痛之功。两者配伍可增强活血散瘀、通络止痛之力，又兼养血而不滋腻、活血而不伤正，可柔络以缓络脉之拘急，通补兼施，通调并举，故阮士怡教授常以芎、归用于气滞血瘀之心痛，共奏补血活血行气之功，缓解胸痛如针刺且痛处固定不移之症。而药理研究确实证明川芎和当归中共有的重要活性成分阿魏酸可通过抑制 MMP-9 表达、促进 TIMP-2 表达起到抑制 VSMCs 迁移，达到抗动脉粥样硬化的作用。这项研究也是在阮士怡教授临床、科研双向并行的理念指导下进行的研究。

3. 理论创新，创软坚散结法

叶天士提出"经主气，络主血"，阮士怡教授受其影响，认为"久病入络"。于是在治疗高脂血症、高血压病、冠心病等慢性病时，常考虑其病程较长，往往有痰瘀互结之证。方剂中常加用软坚散结药物，如鳖甲、绞股蓝、海藻、夏枯草等，使瘀血、痰浊等有形之邪得以软化，再配以活血化瘀或行气祛痰药物，能更有效地祛除瘀血、痰浊，临床可获良效。故阮士怡教授提出"软坚散结"治疗大法，以起到减少或消除动脉粥样硬化斑块的目的。

软坚散结药物中，阮士怡教授常以绞股蓝与炙鳖甲配伍使用。绞股蓝可益气健脾、化痰止咳、清热解毒。鳖甲"主消散者以其味兼乎平，平亦辛也，咸能软坚，辛能走散"（《本草经疏》），故可"主心腹癥瘕坚积……"（《神农本草经》），有软坚散结之功。同时，绞股蓝和鳖甲都具有神经保护、抗缺血再灌注损伤、抗肿瘤、免疫调节、降血糖、调节血脂等药理活性。因此，阮士怡教授认为上二味相合可消除痰浊瘀血结聚的有形实邪，疏通血道，抑制血管内膜的增生。

4. 异病同治，妙用清热解毒药

对于有恶热、口干、口苦欲冷饮等热象表现的冠心病患者，阮士怡教授常在方药中加用清热解毒药物，如土茯苓、白鲜皮等。一方面，清其内热；另一方面，这些清热解毒药往往能够治疗痈肿，而粥样斑块破裂、糜烂，与痈疽破溃后呈马蜂窝状的临床表现相似，故此法即用"异病同治"的理念治疗冠心病。在病机上，冠心病患者脾肾亏虚，津液不能运化而为痰湿，血结气郁则化火毒，合于痰湿而成湿热，终致火浊相熬，痰瘀火热互结于血脉，阻塞脉络而发病；痈的病机为火毒壅聚，营卫失和，经络阻塞，气血凝滞，发为痈疽。所以，两者之间有着相似的病机，可以用异病同治的方法进行治疗。此外，药理学实验也表明土茯苓和白鲜皮具有降血脂、抗动脉粥样硬化、抗血栓、抗心肌缺血和对心脏缺血再灌注损伤的保护、抗炎及免疫等心脑血管方面作用。

二、辨治心血管病用药经验撷拾

1.谨察阴阳，以平为期，气血为根，益气活血

阮士怡教授认为人体作为一个有机的整体，其正常的生命活动有赖于人体阴阳处于动态平衡之中，即"阴平阳秘，精神乃治"的状态，而疾病的发生源自"病者不平也"，因此，辨证施治的目的在于"谨察阴阳所在而调之，以平为期"。阮士怡教授认为气血是人体阴阳的物质基础，唯有气血相依，和调通畅，阴阳方能保持相对平衡。百病多生于气，病久易生血瘀，心主血脉，气为血之帅，血为气之母，血能载气，气为人身体活动的源动力，气行则血行，气血不和则百病乃生。例如，阮士怡教授发现许多冠心病心绞痛患者的根本原因在于心气不足，无以鼓动心阳，心阳虚衰则无以温煦周身、无以推动血液运行，导致心脉痹阻，脉络不通，不通则痛。此外，心悸、胸痹、眩晕、不寐等心系疾病的患者亦有存在气血失和的病机，阮士怡教授根据多年临床经验，辨证施治以气血为根，注重调和气血，常将益气药和活血药同用，气血同治，以平衡阴阳。

阮士怡教授常用的益气药有黄芪、党参、黄精、白术、甘草等。黄芪味甘，微温，归脾、肺经，《神农本草经》记载黄芪"主痈疽，久败疮，排脓止痛……补虚，小儿百病"。阮士怡教授认为炙黄芪补脾益气，常与党参、白术等同用增强补气的功效，用于治疗肺脾气虚证；与丹参、赤芍等活血药同用，增强益气生血的功效。阮士怡教授认为生黄芪偏于益气固表、敛疮生肌，故常与白术、防风同用治疗卫气不固证，如玉屏风散。党参味甘，性平，归脾、肺经，补气作用缓和，不及人参力大。阮士怡教授根据临床上冠心病、高血压病患者多久病体虚，忌用药峻猛，常用党参代替人参；若为气阴两虚证，则改用具有补气养阴功效的西洋参。

阮士怡教授常用的活血药有当归、川芎、丹参、赤芍、牛膝、鸡血藤等。当归味甘，辛温，归肝、心、脾经，《医学启源》言其"能和血补血"。阮士怡教授认为当归专于补血且能行血，常用八珍汤治疗气血两虚证，合并气滞加用郁金、香附等，合并血瘀加用桃仁、红花、三棱、莪术等。川芎味辛，性温，归肝、胆、心包经，《本草汇言》载"上行头目，下调经水，中开郁结，血中气药"。阮士怡教授常将川芎与当归同用，补血行血，治疗血气不升、脑窍失养引起的头痛、眩晕及中风后遗症等。此外，阮士怡教授认为气滞、血瘀、痰浊等作为常见的内因致病因素，以气机不畅为先，加之现代生活节奏加快，常有情志不遂，故酌情加用厚朴、郁金、枳壳、香附、沉香等调畅气机、行气解郁、活血祛瘀，以使机体达到气血调和、阴阳平衡的状态。

2.扶正为主，脏腑辨证，脾肾为本，益肾健脾

自《黄帝内经》起，历代医家尤其重视正气在发病中的主导作用。阮士怡教授认为人体正气包括阴精和阳气两部分，阳气有赖阴精充养，阴精依靠阳气化生，二者对立统一，协调平衡，人体正气充足，血脉充盈，结构功能正常，则邪气弗能为害。因此，阮士怡教授在诊治患者时重视正气的固护，同时以脏腑辨证为纲领，明确脏腑病理状态及气血津液盛衰，强调"五脏坚固，血脉调和"则益寿延年，而"五脏皆虚，神气皆去"则是疾病产生和人体衰老的主要原因。人体各脏腑生理机能的维持有赖于先天之精和后天之精的充养，肾为先天之本，内藏元阴元阳，是五脏六腑营养的源泉，脾胃为气血生化之源，化生水谷精微和津液以濡养周身，随着人体生理年龄的增长，先天的肾精肾气和后天由脾胃运化而成的水谷精微逐渐减少。心主血脉，其受脾肾二脏化生血液的濡养，若心血不足，百病皆生。因此，调护脾肾二脏在心血管疾病治疗中显得尤为重要。阮士怡教授在治疗冠心病、高血压病、心律失常等心血管疾病时，以脾肾为本，注重扶正，采用益肾健脾大法。

阮士怡教授注重固护先天肾阴肾阳，尤重视温补肾阳，而阴阳互根互用，常配合使用滋补肾阴药物，使得阴精得续，阳气化生有源。阮士怡教授常用的益肾药有桑寄生、枸杞子、淫羊藿、巴戟天、墨旱莲等。桑寄生味苦、甘，性平，归肝、肾经，《神农本草经》记载"充肌肤，坚发齿，长须眉"。阮士怡教授发挥其补肝肾、强筋骨的功效，常以不同剂量分别配伍杜仲、巴戟天、川续断、淫羊藿、山萸肉、补骨脂、肉苁蓉等温补肾阳药物，用于高血压病、冠心病、心律失常、先天性心脏病等见肾阳虚衰证的患者。滋补肾阴药物常用女贞子、墨旱莲相配伍，阴虚明显加用生地黄、知母、北沙参、麦冬、五味子等，以滋补肝肾之阴。

阮士怡教授认为脾胃是脏腑精气生成运化的枢纽，脾主升清、喜燥而恶湿，脾气下陷多因脾气虚衰或湿邪困脾，故临证多以益气健脾和利水健脾同用，常用的健脾药有白术、杭芍（即杭白芍）、茯苓、猪苓、泽泻等。白术味甘、苦，性温，归脾、胃经，《本草通玄》言"补脾胃之药，更无出其右者"，其为补气健脾的第一要药，同时具有燥湿利水、固表的功效。阮士怡教授常用白术治疗脾虚失运、清阳不升、痰湿内阻的眩晕，脾气虚衰、运化无权、胸中阳气不展、痰饮内停的胸痹等，增强益气功效常配伍党参、炙黄芪等，增强健脾燥湿功效常配伍杭芍、苍术等，增强利水渗湿功效常配伍茯苓、猪苓、泽泻等，增加涤痰理气功效常配伍瓜蒌、薤白、浙贝、陈皮等。

3. 兼顾祛邪，实邪停聚，痰浊为标，软坚散结

在高血压病、冠心病、心律失常、慢性心力衰竭等心血管疾病的发生发展过程中，病理产物"痰浊"作为二次致病因素决定疾病发展预后。阮士怡教授认为无形之痰浊的产生根本源自脾肾虚衰，无力化气生精，气不布津，停聚为痰浊。作为致病因素，其凝结于脏腑经络，痹阻血脉，使得气血运行不畅，不通不荣，"痰之为物，随气升降，无处不到"（《丹溪心法》），痰瘀阻于胸中，发为胸痹，痰浊困于清阳，发为眩晕。此外，阮士怡教授认为动脉粥样硬化的病理变化不仅与冠心病的发生密切相关，同时是许多内科疾病的病理基础，保护动脉内膜功能、推迟动脉粥样硬化的发生对防治许多内科疾病尤其是心血管病至关重要。因此，阮士怡教授在益肾健脾治病求本的基础上，针对有形实邪痰浊采用涤痰软坚散结大法，使聚结之痰瘀得以消散，并在临床及实验研究中，将补肾软坚方药对动脉粥样硬化的作用机理进行了探讨且得出结论，补肾软坚法防治动脉粥样硬化的机理可能涉及调节脂质代谢、保护动脉内膜完整性、增强细胞免疫功能、抗血小板聚集等方面。

阮士怡教授常用的软坚散结药物有炙鳖甲、海藻、绞股蓝、夏枯草、浙贝（即浙贝母）等。鳖甲味甘、咸，性寒，归肝、肾经，《神农本草经》记载："主心腹癥瘕坚积"。阮士怡教授运用其滋阴潜阳、退热除蒸功效治疗眩晕等见肝肾阴虚、阴虚阳亢证，同时发挥其软坚散结的功效，炙用鳖甲，并与其他软坚散结药物如海藻、绞股蓝、夏枯草等同用，增强软坚散结功效，治疗动脉粥样硬化性疾病，减轻或消除动脉血管内粥样硬化斑块的形成，祛除停滞在血管内的有形实邪，保护血管内膜减少其受损，以达到防治冠心病等疾病的目的。其中，海藻除能软坚散结，兼能消痰利水，夏枯草归肝胆经，偏于清热泻火、散结消肿，绞股蓝尚具有益气健脾的功效，因此根据病情轻重，酌情加减。阮士怡教授认为痰与瘀常共同致病，而气顺则痰消，因此使用软坚散结药物常常配伍活血化瘀药物如桃仁、红花、丹皮、元胡（即延胡索）等，配伍的行气涤痰药物如浙贝、厚朴、陈皮、半夏等。

4. 尊古不泥古，结合现代药理研究成果，拓宽中医药应用范围

阮士怡教授认为中医药学的发展离不开继承，更离不开创新，继承是创新的基础，创新是继承的目的。中医药学在继承的基础上不断发扬、创新、发展的方向就是现代化，具有自身优势的中医药理论体系与现代科学技术研究的结合是现代化的途径。阮士怡教授从多年的临证经验中发现现代许多心脑血管疾病、老年病经久不愈，根本原因是正气亏虚于内，加之情志不遂、饮食所伤、年老体虚、久病失养，痰瘀痹阻于内，阻碍

气血运行。因此，阮士怡教授以血管壁为切入点，提出"益肾健脾，软坚散结"大法防治心脑血管疾病和老年病，并通过临床和现代科学研究方法进行验证，研发了"补肾抗衰片""降脂软脉灵Ⅰ～Ⅳ号方药"等，作为天津中医药大学第一附属医院的院内制剂，疗效显著。

阮士怡教授在临证施治时，处方用药主要遵循辨证论治、随证加减、中药现代药理功效的三个步骤。阮士怡教授认为中医药必须要继承，但不能拘泥于古方而裹足不前，现代药理研究成果拓宽了中药的功效和应用范围，运用中药的现代药理研究成果可以取得更好的疗效。如在治疗冠心病、高血压病、脑梗死后遗症等心脑血管疾病时，阮士怡教授常用绞股蓝、银杏叶、灯盏花三味药，现代药理研究成果显示这三味药均有增加冠脉血流量、改善脑循环及降低心肌耗氧量的作用，但三味药比较而言，绞股蓝药性偏寒，同时具有抗动脉粥样硬化作用，银杏叶更偏于扩张脑血管、增加脑血流量，常用在脑动脉硬化、脑缺血病，灯盏花药性偏温，改善微循环血流的同时，具有调脂作用，三味药酌情配伍使用。又如在治疗糖尿病时，常用荷叶、荔枝核调控糖脂代谢，研究表明其降糖机制可能与增加胰岛素敏感性有关。此外，阮士怡教授常运用药物的特殊功效，如白鲜皮，因其具有清热燥湿、祛风解毒的功效而常被用来治疗湿疹、疮毒等外科皮肤病，而现代药理学研究显示，白鲜皮具有抗动脉粥样硬化及保护血管内皮功能的作用，故而阮士怡教授在治疗老年冠心病时亦常使用之。

三、治疗胸痹心痛用药经验

1.重视顾护正气，倡"正气存内，邪不可干"

（1）善用黄芪——益肾健脾扶正气　阮士怡教授治疗胸痹心痛，尤重视顾护正气，谨遵《素问遗篇·刺法论》之"正气存内，邪不可干"及《素问·评热病论》之"邪之所凑，其气必虚"等治疗理念。"气为血帅，气行则血行"，血之所以能在脉中正常运行，全赖心气或心阳的推动。补肾能使诸脏之气充足，起到滋养心脏、充盈血脉之功；益气可使心气舒展，增强血的流动力。阮士怡教授常于胸痹心痛方中加入黄芪30g以益气补血。黄芪为补气之圣药，大补元气，以扶心气，使"气能煦之"，而其独效者，尤在补血，盖气无形，血有形，有形不能速生，必得无形之气以生之，故黄芪用于补肾、补血药之中，为血中之气药，血得气而速生，自能助之以生血，益气兼补血，则气血并行，相得益彰。阮士怡教授临证重补肾健脾养心以扶正固本，创"心－脾－肾三脏一体观"辨治胸痹心痛，处方中多为补肾阳、滋肾阴、养精血、健脾益气等扶正滋补之品，同时重用黄芪，既增强益气、补肾养血之效，气血并行，又可避免滋补之品所致滋腻之弊。现代药理研究表明，黄芪不仅能扩张冠状动脉，改善心肌供血，提高免疫力，而且能够延缓细胞衰老的进程。

（2）重用鳖甲——软坚散结祛邪气　鳖甲味咸，性微寒，《本草新编》云："鳖甲善能攻坚，又不损气，阴阳上下有痞滞不除者，皆宜用之。"故阮士怡教授于胸痹心痛方中常重用鳖甲至30g，妙用其软坚散结以化痰瘀之邪，荡涤脉络之痰浊，且鳖甲不但长于软坚，又能通血脉，甚合胸痹心痛之痰浊、瘀血互结之病机，看似治痰瘀、祛邪气以治标实，实具治本之功。阮士怡教授指出，益肾健脾是从扶正观点来延迟动脉老化，使动脉内膜减少受损且增强其抵御外邪功能，而软坚散结可使已经退行性变的动脉有所修复，从而做到延迟动脉硬化，防治冠心病发展，亦达"治病求本"之意。

2.喜用对药，创"益肾健脾，软坚散结"法

（1）绞股蓝配鳖甲　绞股蓝味甘、苦，性微寒，益气健脾，益后天滋先天，同时具有清热解毒之功，针对病久郁久化热之象，可防止补气药助火生热。现代研究发现，绞股蓝含有80多种皂苷，其中有6种与人参皂苷相似，绞股蓝的提取物具有抗缺氧、降血脂等功效。绞股蓝配鳖甲，益气健脾治本，软坚散结治标，标本兼顾，攻补兼施。此配伍为阮士怡教授处方中用药频率最高的对药之一，亦为阮士怡教授创造性提出"益肾健脾、软坚散结"法之标志性用药。

（2）鳖甲配海藻　阮士怡教授临证喜将鳖甲与海藻相伍为用，海藻软坚行水，《本草便读》谓其"一切瘰疬瘿瘤顽痰胶结之证，皆可用之"。因二者皆为咸寒之品，均有软坚散结之效，鳖甲配海藻，则软坚之效倍增，相辅相成。

如胸痹心痛患者伴有高血压，阮士怡教授常再伍以夏枯草，三药相合既加强软坚散结之力，又有平肝潜阳、平稳血压之效。现代药理研究表明，上三味药物能够保护血管内皮，改善心室重塑。

（3）海藻配炙甘草　海藻反甘草，依"十八反"两者不能同用，并已成为千百年中医处方用药必须遵循的原则，但历代医家也不乏不被古说所拘泥，大胆应用海藻配甘草治病者。如李时珍在评李东垣医案时说："李氏治瘰疬马刀，散肿溃坚汤，海藻甘草两用之。盖以坚积之病，非平和之药所能取捷，必令反夺以成其功也。"阮士怡教授临证多年亦大胆将此法应用于胸痹心痛（冠心病心绞痛）治疗中，二者相伍以软坚散结化久积之痰瘀等顽疾，正与东垣"化坚积之病"之治疗理念相合，且炙甘草甘温益脾，脾属土为心之子，补子而实母，可缓心脾之急而复脉。

（4）淫羊藿配肉苁蓉 肉苁蓉补肾阳，益精血，素有"沙漠人参"的美誉，味甘、咸，性温，归肾、大肠经。《本草纲目》中载："此物补而不峻，故有从容之号。"《本经》谓其"养五脏，强阴，益精气"。现代药理研究表明，肉苁蓉及其有效成分具有抗疲劳、抗衰老、抗肿瘤、增强机体免疫力等药理作用。

淫羊藿又称仙灵脾，性味辛温，入肝、肾经。善补命门、助肾阳，是临床上治肾阳不足的有效佳品。《本草备要》云其"补命门，益精气，坚筋骨，利小便"。本品温肾益火的功效与仙茅、葫芦巴相近，但后二味药性温偏热，温肾作用较强，服用稍久，即有口苦唇燥的弊害；本品则性温而不热，对偏于肾阳虚的患者，久服无不良现象。故为阮士怡教授处方中最常用补肾阳药之一。

淫羊藿与肉苁蓉相伍为用，补肾阳、益精血之力倍增，且二者皆为温润补肾之品，无燥热劫阴之弊。

（5）丹皮配丹参 丹皮为清热凉血、活血祛瘀之药，现代药理学研究表明其有抗动脉粥样硬化与抗血小板凝聚的作用，阮士怡教授谓其作用优于阿司匹林。丹参重在活血养血，《妇人明理论》云"一味丹参饮，功同四物汤"，即言其有治血养血而不伤血的卓越功效。阮士怡教授常加大丹参用量至 30g 以加强活血化瘀作用，现代药理研究发现，丹参能扩张冠状动脉，增加冠脉流量，改善心肌缺血，有抗凝血、抑制血小板凝聚、降血脂、抑制动脉粥样硬化形成等作用。丹皮与丹参"丹丹"相配，凉血祛瘀，相得益彰。

3. 自拟组方，另辟蹊径，临证辙效

阮士怡教授临证尊古习古研古用古，但是不泥古困古非古不可，在谨遵经方、名方之基础上，未拘泥于原方用药，临证自创效验方，别具一格，疗效显著。

（1）自创三子补肾养心汤 五子衍宗丸起源于唐代，记载于《悬解录》中。方由五味子、枸杞子、菟丝子、覆盆子、车前子组成，被誉"种子第一方"，为补肾益精的代表方之一。

阮士怡教授谨遵古方五子衍宗丸补肾益精之意，并未拘泥于原方用药，临证自创三子补肾养心汤，将五味子、枸杞子、女贞子三子配伍使用，通过滋补肾阴以达到养心之效。心火下降、肾水上升，则心肾相交，水火既济，阴阳冲和。

五味子味酸，性温，《本经》记载，五味子"主益气，补不足，强阴，补男子精"，补肾强心。现代药理研究表明，五味子有扩血管、延缓衰老及降低血清胆固醇等作用，五味子乙素、五味子酚均具有抗氧化作用，能清除自由基、抑制过氧化脂质形成。枸杞子，味甘，性平，具有补益肝肾、益精养血之功效，《本草纲目》谓其"久服坚筋骨，轻身不老，耐寒暑"。女贞子味甘、苦，性凉，归肝、肾经，长于补益肝肾，明目，清虚热。《本草述》载："女真实，固入血海益血，而和气以上荣……由肾主肺，并以淫精于上下，下独髭须为然也，即广嗣方中，多用之矣。"三子共奏补肾填精之功。

（2）自创新生脉散　生脉散由麦冬、人参、五味子构成，可益气养阴，敛汗生脉，一补（人参），一清（麦冬），一收（五味子），于是气回，津液生。故可益心气，敛心阴。阮士怡教授临证常以天冬易麦冬，党参易人参，而成新生脉散。党参补气健脾兼能养血，天冬易麦冬，因天冬较之麦冬滋阴补肾功效更强，新生脉散之益气养阴、复脉之效增，更利于推动血运，以求"气能煦之"。

（3）自创新丹参饮　丹参饮（丹参、檀香、砂仁）载于《时方歌括》卷下方，阮士怡教授常以沉香易檀香，化裁而成新丹参饮。沉香，味辛、苦，性微温，行气止痛，《本草新编》云："沉香，温肾而又通心，用黄连肉桂以交心肾者，不若用沉香更为省事，一药而两用之也……调入于心肾补药中同服可也。"沉香气香行散，降而能升，具有行气温中降逆、暖肾纳气平喘的功效。

（4）化裁二仙汤与二至丸　二仙汤由仙茅、淫羊藿组成，温肾阳，补肾精。阮士怡教授以淫羊藿配巴戟天，仿二仙汤意，补益肾阳。淫羊藿又名仙灵脾，性味辛、甘、温，善补肾壮阳、祛风除湿。《日华子本草》言其能"治一切冷风劳气，补腰膝，强心力"及"筋骨挛急，四肢不任，老人昏耄，中年健忘"。巴戟天，味甘、辛，归肝、肾经，补肾阳，强筋骨，祛风湿，享有"南国人参"之称。《本草新编》谓其："夫命门火衰，则脾胃虚寒，即不能大进饮食，用附子、肉桂以温命门，未免过于太热，何如用巴戟天之甘温，补其火而又不烁其水为妙耶？曰：巴戟天正汤剂之妙药，温而不热，健脾开胃，既益元阳，复填阴水，真接续之利器，有近效而又有速功。"因仙茅补肾辛热性猛，故阮士怡教授以巴戟天易仙茅，温补肾阳而不致辛热性猛。

二至丸由墨旱莲、女贞子组成，补益肝肾，从而使阴液充足而虚火自平。阮士怡教授将女贞子与山萸肉相伍为用，仿二至丸，滋补肾阴，山萸肉既补肾阴又扶阳，能收敛耗散之心气，并能使三焦之气化得常。

阮士怡教授处方中常见化裁之二仙汤与二至丸同用，以求肾之阴阳双补。

四、临证用药特色浅析并验案三则

阮士怡教授倡导"上工治未病""治病必求其本""正气存内，邪不可干"的中医理念，提出治疗动脉粥样硬化性疾病主以"益肾健脾、软坚散结"大法，在冠心病、高血压病、风心病（即风湿性心脏病）、糖尿病、脑梗死后遗症等心脑血管疾病及防老抗衰方面收到了显著的疗效。现于阮士怡教授治疗内科验案中择取三则，以飨同侪。

验案举隅

1. 圆机活法求效——冠心病病案

患者某，男，56 岁，2011 年 4 月 21 日初诊。患者间断胸闷憋气 5 年，时有心前区疼痛。2010 年底无明显诱因突发心前区疼痛、憋闷，就诊于当地医院，查冠脉造影示：狭窄程度为 LAD 50%～80%，RCA 100%，LCX 50%～80%，D1 90%，OMI 70%。诊断为：冠心病，行冠状动脉介入术，术后疼痛症状缓解。现症：憋气明显，气短喘息，活动后加重，偶有夜间憋醒，舌暗红，苔白，脉弦缓。心电图示：肢体导联 T 波低平，Ⅲ导联病理性 q 波，V4～V6S-T 段压低 0.1mV、T 波倒置。西医诊断：冠心病；中医诊断：胸痹，气虚血瘀证。治以活血化瘀、健脾益肾。处方：绞股蓝 20g，炙鳖甲 30g（先煎），丹参 30g，茯苓 15g，川芎 10g，女贞子 20g，补骨脂 10g，刺五加 15g，红花 10g，枸杞子 10g，海藻 15g，麦冬 15g，炙甘草 10g。每日 1 剂，水煎服。

2011 年 5 月 12 日二诊：气短憋气减轻，背部麻木沉重伴有左肩稍疼痛，寐欠安，纳尚可，二便调，舌淡红，苔白腻，脉缓。初诊方减川芎、补骨脂、枸杞子、海藻、麦冬，改丹参为 20g，加郁金 10g、香附 10g、制何首乌 30g、生龙齿 30g、紫石英 20g。

2011 年 6 月 23 日三诊：因天气热，活动后憋气，夜间偶有憋醒 1 次，舌淡红，苔薄黄，脉缓。二诊方减郁金、香附、龙齿、紫石英、炙甘草、红花、制何首乌，加海藻 15g、厚朴 10g、补骨脂 10g、降香 10g、川芎 10g、细辛 3g、白豆蔻 6g。

2011 年 7 月 7 日四诊：天热则发，发作时咽中堵闷感，余无明显不适，自测血压 110/70mmHg，舌淡红，苔薄白，脉弦缓。三诊方减厚朴、降香、补骨脂，加制何首乌 30g、夏枯草 10g。继续服用。

按语：本案中医诊断为胸痹，其病因病机在《金匮要略》有述："夫脉当取太过不及，阳微阴弦，即胸痹而痛。所以然者，责其极虚也。今阳虚知在上焦，所以胸痹、心痛者，以其阴弦故也。"上焦阳虚，阴邪上乘，邪正相搏，正虚之处即是容邪之所，于胸痹一说其正虚之本毋庸置疑。根据阮士怡教授多年经验，脾肾虚损为本病致病之因，阳气发源于阴，阴为阳气发源之物质基础，如张景岳所论，如无阴精之形便无以载阳气。肾之元气元精为十二脏之化源，心赖之则君火以明，脾为水谷精微之海，心得所养则可以为用，肾之阳气衰微，则脾之运化无权，便生痰浊、气滞、血瘀，致使心失所养并同心脉瘀阻，发为胸痹。基于此阮士怡教授首创"益肾健脾以治本，软坚散结以治标"的治疗胸痹大法。

本例患者初起胸闷憋气，心前区疼痛，经 PCI 治疗后标实证去之大半，但气短、胸闷、憋气、喘息等症常由劳累、寒热、情志失调诱发，病程日久则阳气日衰，心气亏虚并同肾不纳气发为气短喘息，阳气不振发为胸闷憋气。气为血之帅，气虚则血运无权，不能濡养脏腑九窍肢体百骸，脾阳虚损，更易化生痰湿困阻清阳，若痰湿随精气入血，无形之痰则无处不至阻碍血液运行。此方健脾益肾，活血化瘀，气血冲和，阴精得续，"阳化气阴成形"，阳气生化有源，方可发挥正常的生理作用。这也是阮士怡教授一直倡导"治病必求于本"的体现。

方中绞股蓝益气健脾清热解毒，炙鳖甲滋阴潜阳软坚散结，海藻消痰软坚，刺五加益气健脾补肾安神，助茯苓健脾宁心之功；女贞子、枸杞子、补骨脂滋阴补肾温脾，阴阳双补；舌暗红、脉弦缓，血瘀之象尚未尽去，遂加丹参、川芎、红花理气活血化瘀；麦冬养阴生津，顾护阴液，使全方温而不燥，寒热平调，共显健脾益肾软坚散结之功。二诊中，春三月此谓发陈，立夏之际，阳气生发日隆，患者却出现背部麻木沉重感，阳气生发而无力条达，即为阳气生而不能为用。遂减补肾温阳之药，续加制何首乌补益精血，郁金、香附以加强肝的疏泄功能，助血运亦助阳气条达。寐欠安则加生龙齿、紫石英镇心安神。三诊及四诊中，患者遇热反而胸闷，说明腠理闭塞表里不通，外热则阳气更被郁于体内，遂稍佐细辛由表入里芳香透达，为阳气达表疏通道路，夏枯草散在内之痰火郁结。

从现代医学角度，代谢产物不能及时被排出体外，沉积在血脉中，便成为导致动脉粥样硬化的重要因素，如同痰湿随精气入血化为无形之痰产生各种病理产物，阻碍血液运行及脏腑功能的正常发挥。动脉粥样硬化的本质即为人类随增龄发生的一种不可避免的动脉管壁退行性病理变化，在硬化的动脉管壁细胞内和细胞之间有胆固醇及脂类大量堆积，细胞增生、纤维化，管壁增厚和管腔狭窄。在中医"治病必求其本""正气存内，邪不可干"的理论指导下，研究保护动脉内皮细胞为主的方法，同时限制各种造成动脉粥样硬化的条件，从根本上治疗本症或可以收到一定的效果。保护动脉内膜，使之永远保持光滑，就可推迟老化，这也是对"益肾健脾、软坚散结"法的另一种解读。经大量的临床观察和实验室研究，这种方法能够明显地改善冠心病患者临床症状，缓解心绞痛，降低全血黏度和血小板聚集，抗血栓形成，抑制血管内膜的增生，减轻或抑制动脉粥样硬化斑块的形成，促进病变区域侧支循环的建立，达到治疗冠心病的目的。

2.辨证遣药三步——高血压病案

患者某，男，49 岁，2011 年 9 月 10 日初诊。患者高血压病 10 年，血压最高
195/130mmHg，平素服用缬沙坦胶囊 80mg/ 日，硝苯地平片 5mg/ 次、2 次 / 日，酒石
酸美托洛尔片 25mg/ 次、2 次 / 日，血压控制在 140 ~ 150/90 ~ 100mmHg。耳鸣 10
年，持续性蝉鸣音，时心慌，活动后心前区疼痛。平日喜饮酒吸烟，其父因心肌梗
死去世。现症：头晕，时心慌，泛酸烧心，寐欠安，多梦，梦中坠落感，刻诊血压
180/110mmHg，舌暗红，苔薄白，脉沉弦。西医诊断：高血压病；中医诊断：眩晕，肝
阳上亢证。治以滋阴潜阳。处方：钩藤 15g，地龙 15g，石决明 30g，牛膝 15g，天麻
20g，杜仲 25g，浙贝母 15g（先煎），煅牡蛎 30g（先煎），吴茱萸 3g，生龙齿 30g（先
煎），丹参 20g，白豆蔻 6g。

2011 年 10 月 13 日二诊：头晕减轻，血压控制在 140/90mmHg，无泛酸烧心，晨起
耳鸣、心慌甚，走路及食后胸闷，寐欠安，多梦，舌暗红，苔白，脉沉细。西药改服苯
磺酸氨氯地平片 5mg/ 日，酒石酸美托洛尔片 25mg/ 次、2 次 / 日。初诊方减：石决明、
吴茱萸、浙贝母、煅牡蛎、白豆蔻；加：柴胡 10g、黄芩 15g、决明子 20g、川芎 15g。

2011 年 11 月 3 日三诊：诸症均减，血压 150/100mmHg，活动后心慌、心前区疼痛，
受风后鼻窦炎发作，夜晚两目干涩，大便不成形。舌暗红，苔薄白，脉弦细。二诊方
减：柴胡、生龙齿；加：赤芍药 20g、辛夷 10g、吴茱萸 3g、黄连 10g、远志 10g、生地
黄 30g。

2011 年 11 月 24 日四诊：心慌减轻，血压 130 ~ 140/90mmHg，纳可，大便不成形，
舌暗红，苔白，脉弦。三诊方减：杜仲、赤芍药、决明子、黄芩、吴茱萸、黄连、远
志、生地黄、辛夷；加：桑寄生 20g、淫羊藿 10g、仙茅 10g、葛根 15g、僵蚕 15g、石
决明 30g、浙贝母 15g、煅牡蛎 30g、紫石英 20g。继续服用。

按语：阮士怡教授认为，临床诊病应遵循"辨证求因，审因施治"的原则，辨证求
因，以治其本。因此阮士怡教授在诊疗过程中首重消除病因，继而注重对"病"的诊
断，并结合患者体质、脏腑虚实、气血盛衰等特点进行辨证治疗。每接诊病人，阮士怡
教授必先详细询问患者既往病史、发病诱因、生活习惯、工作情况、家族疾病等，并相
应嘱患者适寒暑、节饮食、调情志、慎起居、松压力、保睡眠、减恶习、避戾气、淡名
利、守精神等；而后进行辨证处方，将其分为三部分：先依照中医基础理论给予处方用
药，再依据患者的兼证给予加减用药，最后根据现代药理研究成果给予治疗。这一套处
方用药方法在临床中取得了较好的治疗效果，为我们提供了辨证施治的新思路。

本例中患者眩晕，失眠，耳鸣，心悸胸闷，脉沉细，大便不成形，平素生活习惯不良，积累日久，其病机虚实夹杂。肾阴阳两虚，水不涵木，肝肾阴亏，肝阳上亢，发为眩晕；阳亢则热，肝热内扰，寐中多梦，肝火犯胃，泛酸烧心；肾阴不能上济于心，心火偏盛，心悸胸闷，心神不宁。阮士怡教授考虑到患者有心血管病家族史，且嗜烟酒是心血管病的独立危险因素，遂先与之讲解禁烟限酒的重要性，其次辨证处方：一择天麻钩藤饮以平肝熄风，清热活血，补益肝肾；二根据兼证用小柴胡汤清泻肝经火热，左金丸清泻肝火心火以平肝木，二仙汤温补肾阳；三根据现代药理学研究，浙贝母、煅牡蛎具有很好的抑酸、保护胃黏膜作用，黄连有抑制胃幽门螺杆菌的功能，决明子有良好的降压作用，方中酌加使用。

3. 方药特色浅析——肺心病病案

患者某，男，70岁，2011年7月21日初诊。患者肺心病病史10年，支气管炎病史10年，PCI术后6年，肺大疱病史。初起咳嗽喘息，痰多，黄色，痰中带血，2005年发作憋气伴大汗出、双下肢水肿，就诊于某三甲医院，置入支架2枚，其后间断出现动则喘息，偶见心前区疼痛，2010年4月又置入支架1枚。既往吸烟，每日2盒，饮酒，已戒。平素服用单硝酸异山梨酯片20mg/次，3次/日（或单硝酸异山梨酯缓释片60mg/日），盐酸地尔硫卓片60mg/日。现症：夜间常憋醒，不可平卧，颈部麻木，肩痛，腰部及下肢寒凉，胸部灼热感，双下肢不肿，刻诊血压160/120mmHg。西医诊断：肺心病；中医诊断：肺胀，肺肾气虚兼血瘀证。治以益气补肾、活血祛痰。处方：绞股蓝20g，炙鳖甲30g（先煎），丹参20g，川芎10g，茯苓15g，半夏10g，川贝母12g，炙枇杷叶10g，葶苈子10g，猪苓15g，香加皮5g，泽泻30g，制何首乌20g，女贞子20g，生龙齿30g（先煎），紫石英20g（先煎），甘草10g。

2011年7月28日二诊：活动后喘息减轻，憋气仍在，胸闷紧胀感，颈部麻木。寐欠安，大便两日一行，舌暗红，苔白腻，脉弦。初诊方减：茯苓、半夏、葶苈子、紫石英，加：杏仁10g、瓜蒌30g、砂仁6g。

2011年8月4日三诊：夜间可平卧，一般活动尚可，胸闷减，快走始觉喘憋，干咳，有痰，舌暗红，苔薄白，脉弦数。二诊方减：制何首乌、川贝母、泽泻、香加皮、砂仁，加：赤芍药20g、茯苓15g、佩兰10g、葶苈子10g、菊花20g、当归10g、酸枣仁20g、陈皮10g。

按语：本病初为咳喘，迁延不愈，肺气胀满，不能敛降，久则肺虚，心肺同病，亦涉及脾肾二脏，患者年事已高，病情演变复杂，与西医肺源性心脏病有相似的发病机理及病理演变过程。《灵枢·天年篇第五十四》有云："年四十，五脏六腑十二经脉，皆大盛以平定……五十岁肝气始衰……六十岁心气始衰……七十岁脾气虚……八十岁肺气虚……九十岁肾气焦……百岁，五脏皆虚。"可见老年病的特点是"五脏皆虚"，各脏腑功能低下，导致气机升降出入、机体代谢失常，代谢产物蓄积体内而成病理产物——痰。五脏虚皆可生痰，痰阻血瘀，痰瘀互结，积于脉中，成本虚标实之证，由此可见治疗心血管疾病宜益肾健脾与涤痰软坚并重，调畅气机与滋阴养血并行，这是阮士怡教授选方用药的特色之一。其中注意对老年患者不宜攻伐太甚。本例绞股蓝健脾益气，炙鳖甲软坚散结；丹参、川芎活血化瘀；当归、制何首乌、女贞子滋阴养血；陈皮、半夏、砂仁、佩兰理气健脾化湿；菊花、川贝母、炙枇杷叶清热化痰；杏仁、瓜蒌降肺宽胸；葶苈子、泽泻、猪苓泻肺利水。全方鼓舞正气，生化气血，涤痰散结，健脾益肾，益气养阴，共奏扶正祛邪防老抗衰之功。另阮士怡教授曾师从赵寄凡、陆观虎二老，继承了二老遵守经方、用药清灵的特点，从无大方大剂，处方用药精致，轻可去实，有四两拨千斤之力，每每奏效，这是阮士怡教授方药的又一特色。

中医的魅力在于整体观，遣方用药须与人、病、时相应，即与人、病、时"合一"，这一理念源于《黄帝内经》。阮士怡教授的临床经验颇丰，其从整体观出发治疗疾病的学术思想有待我们进一步学习与研究。笔者有幸侍诊于侧，择取以上病案三则，所能诠释的道理少之又少。学习阮士怡教授的临床经验最重要的是钓胜于鱼，其能够引导我们探索中医理论应用的临床思路，而更多的经验还需吾辈慢慢积累和领悟。

下篇

薤露易晞，芳德勋后，
桃李万众寄深思

第一章

饮水思源，师恩难忘

悼念恩师国医大师阮士怡先生 / 张伯礼

先生驾鹤仙，
天公白雪哀。
垂悼大国医，
仰颂名天外。

——张伯礼泪痛老师于武汉

2020 年 2 月 5 日

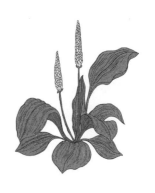

难以忘怀的师生情——怀念恩师阮士怡先生 / 王化良

2020 年 2 月 5 日上午，正在门诊工作的我接到电话得知恩师阮士怡先生逝世的消息。尽管心里早有思想准备（在老师患病住院时去看望过老师，当时老师已处于病危昏迷抢救中），但眼泪还是忍不住夺眶而出，自己是多么期盼老师能够苏醒过来，再陪伴着我们，然而这一切都已是奢望。噩耗传来，天地同悲，原本晴好的天气渐渐阴沉，天空灰蒙蒙的，寒风夹裹着雪花乱飞，满目哀戚。40 余年的师生情谊，老师对我的教诲和关怀，一幕幕浮现在脑海中。

我是 1972 年 8 月天津市卫校（现天津医学高等专科学校）毕业后来到天津市中医院（现天津中医药大学第一附属医院）工作的。当时，就在阮老师的领导下从事中医内科的学习和临床工作（阮老师当时担任医院的内科主任）。1979 年天津中医学院（现天津中医药大学）恢复研究生考试，我考取了中医研究生，从此在阮老师的亲自指导下从事中医的学习和临床研究工作。回顾自己的成长过程，处处得益于阮老师的教诲和指导。

跟随阮老师学习时他已年过六旬，但老师仍然坚持查房和日常门诊工作，并亲自指导我们研究生的学习和毕业论文的研究。阮老师早年毕业于北京大学医学院，有着深厚的医学基础和丰富的临床经验，他治学严谨，对研究生的学习要求严格，甚至于毕业论文研究的每一个环节，他都会给予详细的指导，把自己的知识和经验都毫无保留地传授给学生。

阮老师经常教导学生："医者治病救人，学无止境。"鼓励我们在学习好中医学基础知识和做好临床工作的同时，也要学习好西医学知识，要古为今用，洋为中用。

在临床上，阮老师针对当前人口老龄化和老年人往往患有多种疾病的特点，告诫学生们："看病要抓主要矛盾，不可能卤水点豆腐，面面俱到。要辨证论治，强调调动身体的内在因素来扶正祛邪。"因此，老师的临证处方都是小方用药，药到病除，深受患者的好评。

阮老师在指导我们学习工作以外，对我们学生的生活和健康也十分关心。多年以来，我与同事逢春节和教师节都会去阮老师家中探望，每次相聚，老师都关切地询问我们的工作、生活和身体状况，仔细了解我们工作中出现的困难，嘱咐我们保重身体，并和我们畅谈如何在临床上发挥中医药的优势、发展中医药学。言谈间尽现老师对中医药学的发展充满了期望。

2018 年夏天，我因病住院手术，出院后我和我爱人在教师节前去看望阮老师。我清楚地记得那是下午三点半左右，老师刚睡醒午觉，一见到我就亲切地拉着我的手，开口便问："身体恢复得怎么样？听说你住院了，本来要让阮玮莉（阮老师的女儿）代表我去看你，但是知道消息时你已经出院了，现在身体恢复得怎么样？"听了老师关怀地询问，我忍不住热泪盈眶，马上回答老师："现在我身体恢复得很好，已经开始上班了。"

当时阮老师已经是百岁高龄，而且心脏情况也不太好，下肢水肿，走路也显得很费力迟缓。在这种情况下，老师心里还惦记着他的学生，怎能不令人感动呢？感谢老师的教育之恩，感念老师的关怀情谊，老师用自己的生命之光照亮了学生的人生旅途。

医者仁心，大师风范，回忆这过往的点点滴滴，对恩师的思念之情无以复加。我们要牢记恩师教诲，继续砥砺前行，坚持发挥中西医所长，全心全意为患者服务。

王化良　主任医师、硕士生导师，原国医大师阮士怡传承工作室的负责人。1979-1982 年跟随阮士怡教授学习，获得硕士学位。于天津中医药大学第一附属医院心内科工作，随阮士怡教授从事中医药防治心血管疾病的临床与科研工作。

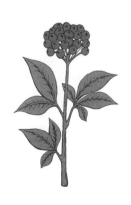

忆与老师在一起的日子，以寄托对老师的思念 / 张培

阮老师的去世，我深感悲痛，对老师的去世表示深切哀悼。我对老师的音容笑貌记忆犹新，老师的言传身教是我终身不能忘记的座右铭。我1984年考上阮老师的研究生，1985年开始跟随阮老师在多伦道门诊和住院部进行临床实践，以后十余年间，一直跟随老师门诊，亲身体会到老师对患者的认真负责和对医术的精益求精。阮老师中医和西医都有深厚的功底，且能融会贯通，善于透过现象看到本质，做到治病求本。老师的药方精简而明了，有的放矢，总能击中要害，每每效如桴鼓。我随阮老师临床多年，亲身体会到老师看病时有敏锐的直觉在里面，能把医术升华为艺术，如人欣赏音乐、诗词、绘画，感到自然的美。也正是老师做学问尊古而不泥古，独辟蹊径，删繁就简，标新立异，自成一家的原因吧。正所谓大医精诚。

我随阮老师学习时，不但学到学术上的知识，更学习到老师对患者的爱护和认真负责的态度。阮老师有仁者之心，仁者爱人。我随老师门诊时，多次见过老师因患者经济条件差，便拿自己的钱帮助患者买药，一心为患者着想，从不计较个人得失，对患者的关心胜过关心自己。我读研究生随老师门诊时，老师已近70岁高龄。从早上8点到中午12点半，甚至1点，老师一直在为患者看诊，从不言疲劳，从不让患者失望，总是尽力满足患者要求。通常在门诊结束后，老师下午还要到病房去会诊或开会，便让我去食堂给他买午饭。我记得每次他只要一个馒头和一份炒白菜，非常简单。

老师一生简朴，关心他人胜过关心自己，工作勤勤恳恳，直至90岁高龄还出门诊，把毕生的精力献给了中医和中西医结合事业。老师的去世，我深感悲痛。老师的教诲和以身作则的榜样力量是留给我们的宝贵财富，激励我们为医学事业做贡献。

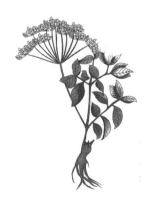

张培　1984-1987年跟随阮士怡先生学习，获得硕士学位。毕业后于天津中医药大学第一附属医院心内科从事心血管病临床工作。1995年移民澳大利亚，于当地从事中医药临床工作。

一封珍贵的家书／祝炳华

一月底，二月初，寒冷的冬季，新冠疫情在祖国肆虐，再加上得知老师住院，情况不好，让我们每个人都心情沉重。连日来，在微信和军平、何聪就老师的治疗方案讨论也是"时时爆发火药味十足的斗争"，知道无能为力，但内心期盼上苍有回天之力，让老人家能坚持下去，因为我答应过老师，今夏儿子上大学前，会带儿子去天津看望他老人家的。2月4日，美东时间晚9:43，接到军平的通知，尽管知道大家都尽力了，但还是忍不住喊一声："你是如何照顾老师的！"这一声大喊，喊出内心的悲痛，也掩饰下早已在心底翻滚的泪水。恩师已去，一代名医陨落，从此我失去一位至尊至敬的老师，一位学业上指点迷津的引路人。关上房门，拿出那封当年老师写给我的珍贵家书，往事历历在目，犹如昨日。

1987年我考入天津中医学院，能够如愿以偿地师从阮士怡教授，当时的激动难以言表。三年的基础研究，还有临床科研课题，能够在这样一位博学儒雅的老师指导下从事喜爱的科研项目，是我一生最大之幸事。导师毕业于北京大学医学院，有着不一样的前瞻性观点，他说："基础科研西方做得比较好，细胞生物学、分子生物学，我们做得不够，有机会你要出去看看、学学。"1993我考取笹川医学奖学金，出国前，和老师畅谈很久，他的豁达、远见，让我信心倍增。1998年我完成京都大学博士论文，前往美国Cincinnati大学继续博士后研究工作。多年留学，奔波各地，其间曾回国探望他老人家，每次都是聊2个小时，学业、工作、国外生活。难怪晓丽师姐常说："老师跟学生说的话比跟家人的多，最喜欢小祝来看他。"我也惊叹他老人家惊人的记忆力和活到老学到老的毅力。随后我考取了美国医师资格，在我40岁的时候，开始了美国住院医师"艰难的三年训练"。2005年7月31号，老师给我写了长达4页的家书，信中除了鼓励我坚持下去，克服困难，也很挂念我的孩子们的生活和学习情况。见字如面，从老师的每一个字，每一句话，我都能得到一种前所未有的能量。这封珍贵的家书，不仅伴随我顺利度过三年训练，也将伴随我一生。每当我有困惑，看着老师那刚劲有力而不失隽秀的字体，再读一遍他的谆谆教诲，那是我一生最幸福的时刻。

2020年3月份，纽约、新泽西新冠肆虐，作为医者，救死扶伤是天职。今天在追思老师的时刻，再读家书，更有一番体会。他老人家当年鼓励我留学，"欧美的基础实验比较超前，应该认真学习"，但家书中，同时写下慧智名言，警示我学无止境——西医临床仍然是"头痛医头，脚痛医脚"，实验成堆，说得天花乱坠，结果一百年来，对流感还是没办法，一筹莫展。

一封漂洋过海的家书，伴随我多年，将会在不同的时刻，不同的情境，给予我不同的启示。恩师已去，您的教诲，学生铭记在心。

祝炳华　1987-1990年跟随阮士怡先生学习，获得硕士学位。现就职于美国西奈山医学院附属泽西医学中心，从事心血管疾病的临床及基础研究。

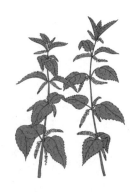

怀念我的导师阮士怡先生——写在《追思录》完稿之际 / 张军平

导师阮士怡先生，离开我们近200天了，可我总觉得他仍然生活在我的周围：在生活中、在工作中、在我周围的一切之中，总能感觉到导师就在眼前：导师说话时的神情随时在脑海中闪现，导师微微颔首的身形就需要我赶紧伸出手去扶，导师微弱的声音就需要我赶紧把耳朵贴上去。

导师走了吗

每天步入工作室，导师与刘延东副总理的合照高高地挂在房子的正中央，感受到的是导师在默默地注视着我看书学习，诊治患者，或和学生一起讨论书稿。走进办公室，办公桌上摆放着一张获得天津市卫生系统摄影大赛特等奖《国医——阮士怡》的照片，我感到是导师在目视着我敲打键盘书写人生、目视着我为学生修改论文提升自己。回到家里，书桌上摆放的是导师95岁生日时，我们全家参加导师生日聚会时与他老人家的珍贵合影。照片中，导师温文尔雅端坐中央，我则紧紧地站在导师的后面，合不拢嘴开心地大笑着，左边是爱人陈晓玉微微在笑，右边是儿子张傲（阮爷爷的开心果）喜笑颜开。这张照片是我们全家和导师在一起弥足珍贵的一张合影，我洗了好多张，分别放在书房、客厅最显眼的地方。现在儿子去美国求学了，导师也离我们远去。每天回到家，抬头望眼之处，便看到导师慈祥的目光，感受着照片中全家福一般其乐融融的温馨。

导师真的走了

连续两个周末，神差鬼使地开车去了大沽南路，来到了导师家附近，轻点了刹车慢慢停了下来，驻泊在马路边，透过车窗模糊地看到通向导师家的那条小道还是那么拥挤不堪。不远处导师家房子的窗户已经映入眼帘，耳旁流淌着梦然的《少年》，一幕幕年轻时陪同导师的场景在脑海中闪过。多想再去导师家里啊，多想再聆听导师的慢声细语，再倾听导师讲人生、谈中医、聊医院的闲碎琐事，多想再给导师汇报张傲在美国的学习生活情况，更想听听导师对我个人事业、生活情况的关心与指点。

梦然的歌声在车里回响，把我拉回了现实，"你已不是从前那个少年，时间就是考验，每种走过都是一次收获；过去的就让它过去，成长的路上必然经历很多风雨，别因为磨难停住你的脚步！路就在自己脚下，走下去，就会拥有属于你的蓝图！种在心底里的信念随着时间和经历的磨炼会更坚定！"我感受到了现实的残酷，我的恩师——阮士怡先生真的走了，真的离开我们了。

环视眼前这片小区，已经完成改造，虽然装饰一新，但已物是人非。那些曾经陪同导师散步、被导师关爱的一草一木、一砖一瓦，也将随着时间的流逝而成为记忆，变为我们心中永远挥之不去的惦念。

难忘的追思会

记得送走导师那一天，我就觉得应该做点什么事。在新冠肺炎疫情尚未控制的情况下，我们没能为导师举行一场像样的追悼会。好多同事、领导、友人们都想再看导师一眼，都想再送阮主任一程，可现实未能如愿。所以，我想是否可以组织一次线上的追思活动。就这样，我们一边收集大家的唁电、纪念文章，一边积极组织阮主任生前好友、学生、同事们撰写纪念阮主任的文章。

2020年5月15日，在阮主任仙逝百天的日子，国医大师阮士怡传承工作室组织筹办了"国医大师阮士怡先生追思会（线上）"。大家以"回忆先生的言传身教点滴二三事"为主线，言由心生，交流着一些近年来先后去家中拜访阮先生的所见所闻。发言者的悲痛、思念之情溢于言表，线下的听者泪眼婆娑，怀念之情油然而生。追思会的成功举行，寄托了大家对国医大师的崇敬与怀念之情，纾解了在新冠肺炎疫情肆虐下大家思念先生而不能亲自前往告别、送别的遗憾。

恩师，人生导师

导师离开我们确实已经200多天了。这期间，我始终难以自拔，沉浸在对导师的思念中，默默地梳理着、回忆着从入学拜见导师，到随导师一起工作近33年间的点点滴滴。导师走了，我的人生轨迹也发生了微微的变化，变得更贴近患者，变得更贴近学生，变得更贴近一线。

导师刚刚离开我们的时候，我静静地独自坐在书桌前，缓慢地敲打键盘，唤起记忆中的思绪。一幕幕、一场场，写着写着，双眼就模糊了。敲打着键盘，任时间慢慢地划过，我忘记了下班，也忘记了晚饭。

浑浑噩噩度过了近一周，终于完成了《怀念我的导师——国医大师阮士怡先生》一文。之后，每每修改，思念的泪水就像拧开了水龙头，次次改动都是对尘封往事的重新打理。文章里插入了几张精心挑选的照片，都是和导师一同拍的合影，就这样，连文字都有了鲜活的气息，仿佛我又回到了导师的身边。导师没走，导师仍在；导师舍不得我，我还离不开导师。

期间，给在海外的师兄师姐谈了是否可以组织一下以撰写追思文章的方式来怀念导师的想法，和导师生前在国内的好友、同事及学生们一起商讨是否待新冠肺炎疫情结束之后，安排学术会、座谈会的方式来表达大家对导师的思念之情，来弘扬导师的高尚医德、苍生大医的精神风范和他对慢性病的防治康养理念。一边组织、督促大家撰写，一边自己也着手著文。

眼泪伴着键盘的敲动而流淌，思绪随着昼夜的流逝而成文，那是一段很难熬很难熬的时间。每每收到一份同门的追思文章都让我感动不已，心生惭愧，我虽然陪在导师身边，却没能更好地照顾导师，没有更好地继承、总结导师的学术思想。

今天，《国医大师阮士怡追思录》终于成册放在了我的案头，可遗憾的是我曾刻骨铭心撰写的《怀念我的导师——国医大师阮士怡先生》一文却怎么也找寻不到了，是像导师仙逝一样随风化雨了？还是惩罚我，觉得我写得不好、不真、不全？

记忆的思绪仍在乱舞，午后的天气也是太阳雨——时骤雨时炎日。静下心来的我也终于明白，我要感谢那篇遗失的文稿，回忆恩师，将是我事业的延续和余生的全部。

导师是我的恩师，导师永驻我的心中。

张军平　主任医师，教授，博士生导师。1987-1990 年跟随阮士怡先生学习，获得硕士学位。随后入职天津中医药大学第一附属医院，一直在阮士怡先生身边生工作、学习、生活。国医大师阮士怡传承工作室的负责人。

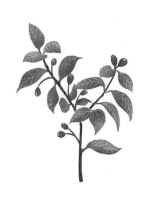

缅怀恩师阮士怡教授 / 郭利平

此时，我怀着十分沉痛的心情追思我敬爱的导师、国医大师阮士怡教授。先生的一生是奉献的一生，为了中医药事业的兴旺、发展，呕心沥血、无私奉献，他是天津市进行中医科学研究第一人，创新性运用"软坚散结法"另辟冠心病防治蹊径，并拓展于防治动脉粥样硬化、延缓衰老，研究成果衍生的系列中成药——降脂软脉灵 I～IV 号方药、千金复脉片、新生脉散片等，疗效显著，至今仍然在临床造福着众多患者，推动着学科的可持续发展，为后世留下一笔笔宝贵的财富。先生在学术领域所取得的成就自有公论，在此不愿赘言，仅欲诉学生之感。

先生离开我们两个多月了，听说他生前早做安排，如有不测丧事一律从简，决不允许收取学生们的"份子"钱，连去世之日都是正值因新冠流行人员不能集聚之时，我们都没能很好地举办一个送别仪式。先生就是这么一个正直、踏实、善良、从不愿意给他人带来麻烦，却总是乐于助人的仁者、智者。三更树摇随鹤唳，残山剩水念好人！说实在的，乍听得先生去世，我并未感到很痛苦，只是有些悲哀、凄楚、失落而已，人生自古谁无死？然能神清体健活过百年者又有几人幸？先生正是健康长寿的典范！真正算得上"寿终正寝"了。记得先生常和我们说，活着就要做一个有用于社会的人，不然就是负担。先生 95 岁高龄之时还坚持门诊，践行苍生大医之实，号召大家好好活着并喊出"度百岁乃不去"的豪迈，103 岁后有些力不从心时才改口又发出"度百岁乃去吧"的无奈，如此崇高的人生境界、超然脱俗的灵命"三观"，令人敬佩。只是今后再也见不到先生了，再也不能和他一起感悟人生、聆听教诲了。老师，您到底去了哪里？难道真的有那么一个叫作"天堂"的空间吗？无论哪里，愿您一切安好！

从小至今我有不少的老师，但只有几个是一生想忘也无法忘却的，先生就属其中。一生光明磊落，问心无愧，为人耿直善良，老实本分，淡泊名利，无私奉献，对于生活和命运的安排从不抱怨，总是顺其自然，随遇而安，而且始终保持着清廉节俭质朴的良好作风。无论是对待亲朋，还是对待同事、患者、邻里，都是助人为乐，广结善缘。您不仅传授我们医学知识，还教导我们做好人的道理，不仅用心血和汗水培育了我们，还身体力行以实际行动为我们树立了榜样，在熟悉您的人们心中，树立起了一面永远飘扬的旗帜。您是我们永远缅怀和热爱的好老师，我们会深深地惦念您，永远永远感谢您。您高尚的人格、对学术的挚爱和谦逊严谨的治学态度永远是我们学习的典范，您的谆谆教诲永远是我们生活的警世恒言，您是我们的骄傲、自豪。

大师已乘仙鹤去，留取美誉照汗青。生老病死是自然界更替的必然法则，在轮回中每个人就像链条中的一环，发挥的只是传承与创新的使命。无情的岁月一天天地逝去，也总是在毁灭着那些完美的记忆，留下的只是些许支离破碎的印记。过去依稀的情景，今天任凭你费尽心思，绞尽脑汁，组合而成的也只是一个个虚幻的梦境了。只有一种深深的怀念与哀思，还时时涌上心头，让人无法释怀，也无法忘记。

先生靠自己的勤劳，开创和打拼出了一片精彩的世界；靠自己的智慧，坚定地走出了一条完美的人生道路；靠自己的信念，始终践行了一部大医精诚的圭臬。人生的话题无穷无尽，生命的历程又岂能一概而论！冬去春来如环无端，达官庶人比肩接踵，只有好人好医生令人永难相忘，成为心中永远的标榜。未来的路，我要用先生教授的知识去照亮，要用先生的德行去影响我的学生，希望他们都能在我这里收获如我在先生那里的收获。我相信榜样的力量是无穷的。

仁者寿、智者知，逝者已、生者继，圆寂终、正果成。

郭利平　主任医师，教授，博士生导师。1988-1991年跟随阮士怡先生学习，获得硕士学位。现为天津市中医药研究院院长，从事中医心脑血管、老年疾病的临床及基础研究。

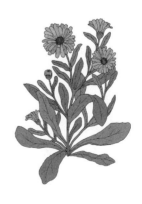

福长里三号，心里的归宿，永远的家 / 段晨霞

2020年2月4日（美东时间晚9点43分）看到张军平师兄的微信通知：导师走了，很安详。天津下起了大雪。我泪如雨下，老师您一路走好！您不想惊动所有人，就让那纷纷扬扬的雪花带去我们每一个人的思念吧。

悲伤中想起福长里三号，那座寂静的二层楼建筑，永远那么安详宁静。不喧哗，不辉煌，但那里曾居住过一代名医阮士怡教授，那里是我们除了门诊外，另外一个讨论科研的会议室。老师每年的生日聚会，在张伯礼大师兄的祝酒词过后，我们"特殊的一大家人"祝老师生日快乐，师母身体健康！昔日的欢声笑语仍旧萦绕在我脑海。对我来说，福长里三号不单单是一个旧时的门牌号，那是我心里的归宿，永远的家。

1989年，我考入天津中医学院，能够从师阮主任，那是很值得骄傲和自豪的。我，又是那个得到他老人家更多呵护的学生。上学期间，急性阑尾炎手术，老师到医院看我，还让晓丽师姐做营养餐给我。后来患肺结核，老师也都时时挂念，叮嘱药物要按时服用。毕业时，为了我在天津胸科医院顺利工作，把我的临时学生户口落在：福长里三号。而且他老人家说："和平区小学是天津最好的，将来你们的孩子就上这里的学校。"老人家想得太周到。从此，我在天津不再孤单。以后漫长的留学生涯，异国他乡，经历过很多的挫折和无奈，但我心中永不畏惧，因为我带着护身符：那个极具珍藏价值的户口本：福长里三号。这25年的海外生活，经历过很多的挫折和困惑，但我们知道在天津有尊敬的老师一直在守护着他的每一个学生，我是那个让他永远多份惦念的体弱多病的学生。一日为师，终身为父，我会铭记老师的谆谆教诲，也会把老师的谦卑儒雅讲述给儿女，那一页户口本：福长里三号，将成为我们的传家宝，记录一位可敬的老人对下一代的无微不至的关怀。

回国期间，我们带着儿女探望老人家，孩子们都很喜欢这位那么cool的爷爷。尤其是女儿，虽然她没能在和平区上小学，但也不辜负阮爷爷的希望，一直是品学兼优的好学生。我想这也是他老人家所期盼的吧。

2018年夏天，我和小高一同前往看望老师。他听力不好，我和小高几乎是在和老人家"喊话"。他依旧那么和蔼可亲，始终关心我们海外学生的生活和身体状况，特意叮嘱：告诉小祝，你们年轻时，都是很努力的好学生，现在也人到中年，也要注意好好休息，不要透支健康。离开老师的家，我和小高很久没说话。30年前，我们刚大学毕

业，老师当时的一言一行恍如昨日，如今百岁老人，心里想的仍旧是他人，惦记着他的学生。

如今恩师仙逝，我将思念藏于心中，记忆中的福长里三号，就像一盏不灭的灯，一直会呵护着我。

段晨霞　1989-1992 年跟随阮士怡先生学习，获得硕士学位。后于日本京都大学医学部取得博士学位。现就职于 Merck 制药，从事科学研究。

师恩难忘——追思恩师阮士怡教授 / 韩煜

难忘慈祥的面孔，难忘曾经的教诲，难忘走过的往昔。

庚子清明，在这寄托哀思的日子里，

借清风一缕，

借明月一轮，

捎去我无尽的思念。

恩师阮士怡教授于 2020 年 2 月 5 日因病去世，正值国内新冠肺炎肆虐，无法亲临拜祭送别，终生遗憾，回忆起与恩师相处的点点滴滴，谆谆教诲，历历在目。

从我成为您的学生，到您离开我们，三十年一瞬如白驹过隙，记忆犹新，往事也像这清明时节的雨滴和落花，不时飘过心头。

作为恩师招收的最后一名研究生，跟随恩师学习的时候，您年事已高，但您对我的专业要求没有一丝懈怠，言传身教，耐心细致，经常教导我要注重四部经典的学习和理解，在诊治病患时要善于观察，仔细诊治，及时总结。在跟随您学习期间，有一次因为长时间做动物实验病倒了，高烧不退，您知道后十分着急，为我亲自开方诊治，督促休息，在您的关心和治疗下，很快恢复了健康。您从来都是把学生当作您的子女一样，无微不至的关爱，当我们无论是在专业学习上还是生活中遇到困难时，您都给予无私的帮助和照顾，当我们在学业上有些许进步时，您都肯定和褒扬，跟您学习期间我在专业水平、学习能力方面都有了显著提升，今生能成为您的学生，是我终生幸事。

您为人谦和谨慎，与人为善，学识渊博，治学严谨，从不计较个人名利，经常教导我们要不断学习，不断进取，认认真真做事，规规矩矩做人，在恩师身上我学到很多可贵的品德。您一直坚持为患者诊治疾病，年事已高仍坚持每周门诊工作，态度平和，医德高尚，医术高超，为众多病患治愈疾病。尤其在跟随恩师门诊过程中，学会了关心病患，耐心诊治，细心观察，及时准确的处理。恩师儒雅的气质，和善的言谈，耐心细致诊治，丰富的临床经验，和蔼的教诲，都深深影响着我，使我在后来的学习工作中受益匪浅。

一个好的老师会影响学生的一生，恩师就是这样一位值得尊重的好老师。恩师离去时，我们这些学生未能为您送行，正值清明之际，我们用心怀念恩师，追思您的教诲，感谢您的培养，也算是对恩师的追悼。

我知道，即便是穷尽所有的词语，也无法表达我对恩师的感激之情，寄托我对恩师的哀思。但有一点请您放心，不管身在何处，身居何位，学生一定会牢记您的教诲，汲取您的情怀，传承您的智慧，发扬您的人格，做一个普普通通但受人尊敬的人。

卅载师生怅别情，绵绵思忆久怀萦。满腔情怀沧桑路，两袖清风淡泊名。

育德育才倾大爱，做人做事鉴真诚。他乡弟子遥相拜，把酒吟诗为送行。

韩煜　1990-1993 年跟随阮士怡先生学习，获得硕士学位。毕业后于天津中医药大学针灸系临床教研室工作。现就职于荷思瑞（美国）健康顾问机构任医学（上海）总监，主要研究抗衰老产品的发展方向。

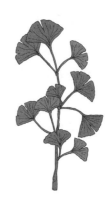

怀念敬爱的国医大师阮士怡教授 / 李明

2020庚子年的新年注定与以往不同，新冠肺炎在中华大地上爆发，武汉严峻的疫情使国人心情沉重。2月5日津门突降大雪，我敬爱的老师阮士怡教授因病医治无效仙逝，片片雪花飘落，点点回忆记起，老师殷切的嘱托似乎依稀萦绕在耳畔，桃李不言，下自成蹊，阮老师在诊室、工作室里对学生们授课时那温暖的身影时时浮现在脑海里，让人不愿相信，这位和蔼的老人已然仙逝。

师生缘于师生情

2010年我有幸正式拜入阮老师门下，在导师张军平教授的安排下，于2009年春天开始在阮老师门诊跟诊，当时就知道阮老师是天津中医界最权威的老中医，是天津第一附属医院老专家。同时，阮老师还是张军平老师的老师，一脉相承，从师承辈分上来说，我应该是阮老师的第四代弟子。带着崇敬的心情跟阮老师出了几次门诊，感觉阮老师诊病用药精当，思路清晰，临床经验丰富，为人和蔼可亲，医德高尚，诊病之余总是抓紧时间给学生讲课。这让我坚定了要成为阮老师弟子的决心，好好地传承阮老师的学术思想，将宝贵的临床经验继承好，发扬下去。于是2010年我成为院级首批名医师带徒阮老师的徒弟，2012年又成为全国名老中医第五批师承传承人。阮老师非常了解而且爱护学生，时刻替我们着想，当时的情景我记得很清楚，阮老师曾关切地对我说："我今年快95岁了，年纪也大，视力和听力都减退了，不能文字上指导你，只能凭脑子里的记忆给你一些指导了。而且你已经是博士毕业，算带艺投师吧，你要结合自己所学再来学习，中医药的发展就靠你们啦。"能得到阮老师亲自指导教授的机会难得，每次老师娓娓道来，倾囊相授，我们细心记录，耐心揣摩，反复思索，原汁原味地继承下来，包括老师留下的临床手稿及资料也是我们学习的材料，但也许是时间和能力所限，在整理老师的材料过程中还是心存遗憾的，也激励我们还要不断地挖掘研究下去。

儒医常怀济世情

阮老师医德高尚，宅心仁厚，常常是治愈、总是去安慰，就是阮老师的行医风格。记得在2012年，门诊曾来过一位小伙子，他得知阮老师还在中医一附院出诊，特意过来看望阮老师。据他自己描述：小时候患病，发热后出现心慌、憋气，看过西医后没有明确诊断，治疗后症状也没有好转，严重影响到他上学及正常生活，而到阮主任门诊坚持喝了近半年汤药病情明显好转，让他恢复了往常的生活和学习，这对他后来的人生有着重要的影响。他现在身体无恙，工作有成，偶然的机会知道阮老师还在出门诊，特意来送了一束鲜花，感谢阮老师当年治好了他的病，用他自己的话说"阮爷爷救了我一命"，红着眼眶说："记得阮爷爷每次看完病，开完药后都不忘嘱咐我：'你这个病问题不大，你放轻松一点。'阮爷爷非常非常温和、谦虚，在我心里，就像自己的亲爷爷一样。"

阮老师总是体恤患者千辛万苦赶来就医，因此不管谁来加号，不管多晚，他都愿意加，从不拒绝任何一位患者，即使在中午 1 点多的时候，他也会把最后一个患者看完才结束上午的应诊。年过九旬的阮老师，前几年依然坚持每周出诊两个半天，几乎是"全勤"的状态，阮老师和患者建立起了如亲人般相互信任的关系，不少患者辗转找其他医生看不好，非要阮老师看病不可。

虽过鲐背之年，仍在杂志、报纸上发表了多篇科普文章，对大众传授疾病预防理念，使中医"治未病"的理念深入人心。常存"上以疗君亲之疾、下以救贫贱之厄"的济世情怀，记得多次在和阮老师交谈的过程中，他对国家健康政策提出自己的看法，认为："中国人在增强身体健康的同时，更要注重智商的提高。特别强调人从胚胎到婴孩的生命早期状态，在很大程度上决定了一生中的潜能和健康素质。"提出要加强孕婴时期的调养，尝试研制养胎健脾益智方来提高婴孩智商，体现了补后天养先天之本的脏腑辨证思维。老年人不仅要长寿，还要健康长寿，不成为儿女的负担。所以，阮老师认为一老一小是全民健康医疗保障重要的环节，而且中医药在这方面能发挥更大的优势，很多百姓都知道药食同源，对预防保健用药的理念接受起来会更容易。

阮老师仁心仁术、淡泊名利，养生必先养德，最怕麻烦别人，能自己做的事情从来不麻烦别人。我印象深刻的是阮老师出诊时已年过鲐背之年，有时候学生们担心走路不稳总会上前搀扶，但阮老师坚持自己走路不需旁人，而且步履平稳。每次出诊，老师都是西装革履，头发梳得整洁又精神，阮老师告诉我们："越是上年纪越要靠自己，能走尽量自己走，不要拄拐棍，腿也是用进废退的"，一方面说明阮老师确实身体康健，另一方面也说明老师不依赖麻烦别人。于弥留之际更不愿意麻烦别人，阮老师看淡生死，从容嘱咐后事从简，这点也让我们泪目怀念。

阮老师从医几十年，一直心系中医药事业的发展，始终强调要创新，中医理论认识的创新，中药研制的创新，从幼承庭训到走上中医之路，再到为中医学的发展呕心沥血，一生始终坚信中医药是中国人面对任何疾病疫情时候的有力武器，我们必当化悲痛为力量，作为传承弟子将秉承阮老师意志，继续为中医的发展贡献自己的力量。

　　李明　2009年始随阮士怡教授学习，为阮士怡教授院级首批名医师带徒学员，2012年全国名老中医第五批师承传承人，在阮士怡教授指导下从事心血管疾病的临床、科研工作。现就职于天津中医药大学第一附属医院心血管科。

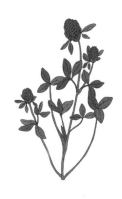

我和老师阮士怡先生 / 程坤

与阮老师的师徒之缘

如果没有第一届中医药传承博士后的学习平台，我作为中医一附院心身科的一名临床医师，怎么也不可能遇到早已蜚声全国的津沽名医阮士怡教授，也特别感谢我的博士生导师张军平老师的鼎力推荐，在 2013 年，40 岁的我有幸遇到了 96 岁高龄的阮老师。其实有点儿遗憾的，当时没有举行正式的拜师仪式，没有正式向阮老师奉茶，也没正式鞠躬叩拜，一如阮老师一贯低调、谦恭的处事风格，在后来 6 年多的师徒情谊中更是深深体会到这些。

印象中的阮老师

按照中国中医科学院传承博士后办公室的要求，我们要跟师出门诊侍诊学习，我调整好自己本科室的门诊时间，固定每周四上午去北院国医堂跟阮老师侍诊学习。

2013 年 1 月开始跟诊，我带着一本厚厚的牛皮笔记本，先和耿晓娟师妹在国医堂汇合，然后两人一同去南门住院部大厅外迎接阮老师，现在想来那是怎样美好的一段记忆呀。

我院派一辆黑色轿车去接阮老师来院出门诊，毕竟 96 岁高龄仍坚持出门诊的，阮老师是我院第一位吧。我和晓娟翘首企盼，辨认着每一辆经过南门前厅的黑色轿车，终于，车停门开，下来一位身材清瘦颀长、头发花白、西服笔挺、举止儒雅、慈眉善目的老者，这就是我的阮老师。我和晓娟每次伸手去扶搀老师，老师都轻声婉拒，"我自己可以的"，我和晓娟仍一边一人轻挽着老师瘦削的手臂，跟随着老师轻缓却稳健的步伐，轻松聊着天向国医堂门诊走去。

国医堂跟诊

每周四上午 8 点之前，北院国医堂阮主任的诊室里已经忙碌起来了，师门的师弟师妹们各司其职，调试电脑准备开诊后敲方录入的，安装录像机准备给阮老师录出诊影像资料的，打印出当天预约患者信息准备诊前工作的，还有开诊后准备写病历记录的，有条不紊，井然有序。待阮老师就座，我们恭敬地围坐在诊桌旁，跟随着阮老师的望闻问切，在浩瀚的中医长河中汲取着取之不尽的营养，甘之如饴。

阮老师的中医大家风范，体现在每一位前来就诊患者的诊疗之中，老师问诊语声轻缓平和，态度和蔼亲和，从无高声训诫怨怼之言，让患者如沐春风。面对患者带来的厚厚的检验报告资料，老师手持放大镜一丝不苟地仔细浏览，从无厌烦之意。常常会遇到一些絮叨烦人的患者，我们几个学生都急得坐立不安、抓耳挠腮了，老师仍不急不慌，耐心回答，那是怎样宽容大度的宰相胸襟呀！

阮老师的精湛医术为患者带去福音，也让我们跟诊学生收获颇丰，总有一种大彻大悟的感觉与说不出的满足感，以至于后来我在心身科门诊面对繁杂的心理疾病患者，每每心中难以忍受，甚至有要放弃的念头时，阮老师那握着放大镜仍仔细查看患者资料的画面，老师面对每一位患者时的那种沉稳与平和等诸多画面跃然浮现于脑海中。

诊后课堂

每周四上午看完大约 20 个预约号后，大都已近中午 12 点了，但我们的跟诊并未结束，后面紧接着就是阮老师的诊后课堂。我们几个学生围坐在老师周围，如众星捧月般，听老师娓娓道来。

通过每次的诊后课堂，我们了解了阮老师的由工转医的行医历程、与中医的不解之缘，在那样艰苦的医疗条件下，老一辈的中医前辈们仍砥砺前行，为中医药发展不懈努力，当时落后的中医科研条件并未阻挡阮老师的科研热情，老师克服重重困难，不断突破创新，研发出了以补肾抗衰片为代表的一系列院内制剂及著名的活血保心丸，也就是现在已上市 30 余年闻名全国的通脉养心丸。

阮老师和我们一起讨论典型门诊病例，一一解答我们提出的疑惑，给我们详细讲述自己的临证治疗理念、学术思想的渊源，以及对中医辨证论治的独特看法，对临证常用方药特点的研究与观点，老师深厚的学术造诣大大开拓了我的中医诊疗思路。

学术访谈与节日拜访

我们并未满足于每周四的诊后课堂学习，按照博士后出站要求，学术访谈又多次约到了阮老师家中和南院的国医大师工作室。

阮老师的家和老师的风格极其相符，朴实无华、简约整洁、书香萦绕，有年代的厚重感。李明、晓娟和我组成了"铁三角"，每年 2 月份老师生日前夕、教师节、春节前夕，成了我们仍约定俗成的集体访师时间。买上一束鲜花、提上鸡蛋、牛奶，就像女儿们回自己的娘家一样期待与渴望。

每次去拜访阮老师都很开心。近百岁的老师精神矍铄，滔滔不绝，思维敏捷清晰，多次谈到自己在中医药预防心血管疾病方面的学术思想及科研思路，对自己一些未完成的科研成果心存遗憾，指导我们多研究某些中药的独特疗效，鼓励我们不断创新发现。

阮老师的四女儿我们称为"四姐"。四姐常常和我们念叨，"我爸经常拿着放大镜看那些中医古籍，研究中药药理的最新研究进展，嫌自己看得慢，还经常让我念给他听"。

阮老师多次提到要完善升华他之前的学术思想及研究成果，他认为当时的研究有时代的局限性，毕竟已经过去半个世纪之久了，现代人的体质、生活方式、生活节奏都有了很大的改变，之前的研究成果需要再次开发创新，治疗理念也要紧跟时代步伐，与时俱进，传承中求创新，不能墨守成规。就拿补肾抗衰片来说，如果有机会，我想加减几味更适合现代人体质的中药，把它重新研发一下。

期颐之年的国医大师，仍孜孜不倦地博古论今，笔耕不辍，精益求精，中医药科研之路从未停歇，阮老师严谨的治学态度、开阔的中医科研思路、活到老学到老的学习精神，无不深深激励着我在中医之路上不断努力前行。

验方赠弟子

阮老师常与我和晓娟说，"我也没太多时间了，也没有太多的东西教给你们"老师学贯中西，通达古今，是第二届国医大师。老师桃李满天下，博学多才之弟子不胜枚举，尤以工程院院士张伯礼最为出名。阮老师的谦逊仁厚之德行让我们这些弟子们敬仰不已。

2014 年阮老师被评为第二届国医大师，国医大师阮士怡传承工作室随后成立了，阮老师得空就会来新院区的工作室给研究生们讲课。2015 年 9 月 19 日，那一次来工作室，阮老师带来了自己的四张验方要赠予我们三个学生，治疗慢性心衰方赠予李明，糖尿病方赠予耿晓娟，抑郁症方赠予我（另一个秘方给了导师张军平教授）。

手捧着凝聚了老师几十年临证经验与心血的验方，我们三个何其荣幸与自豪，捧在手中的又何尝不是老师赋予我们在中医药传承与创新之路的厚望与嘱托呀！老一辈中医人对中医药的发展殚精竭虑、呕心沥血，作为后辈的我们又该如何扛起肩上这副重担呢？

痛别恩师

阮老师被聘为第一届中医药传承博士后合作导师时已 96 岁高龄，有幸随师侍诊近 2 年，4 年的博士后在站工作以原汁原味归纳总结传承老师的学术思想为主，同时将导师的学术理念创新应用到自己的心身疾病的临床工作中，扩展了我在中医药治疗心身疾病的诊疗思路。

2017 年 2 月，阮老师百岁寿诞暨学术思想研讨会在我院南院学术报告厅举行，老师在主席台上发言，依然思路清晰、机敏睿智。当天争相与百岁国医大师合影留念的中医界大咖、国内外赶来的师门弟子们络绎不绝。阮老师就像一棵参天大树，聚拢着老中青几代中医人，为不断发展壮大中医药事业而努力奋斗。

阮老师的身体健康始终牵扯着我们的心，却每次都能化险为夷，让我们一直沉浸在"神仙老师"的幻想中，却不知好好珍惜与老师的每一次相聚。几年间，传承博士后的微信群里不时发来多位博士后导师仙逝的消息，抢救名老中医宝贵学术经验的任务刻不容缓，我们这些学术继承人在与时间赛跑。虽然我已于2017年顺利完成博士后出站工作，发表了4篇导师学术思想、临证经验的学术论文，但总感觉自己在导师的学术思想传承创新方面差强人意，总想着有一天等自己经验成熟了，自然有能力更好地去总结提炼、发展创新阮老师的宝贵经验，却不承想阮老师终究离我们而去，不再给我们面对面学术讨论交流的机会了。

2020年2月5日，在那个大雪纷飞的日子，104岁的阮老师永远离开了我们。再也没有拜访老师的机会了，再也不能聆听恩师的教诲了。

程坤 副主任医师。2013—2017年跟随阮士怡先生学习，为阮士怡教授传承博士后。于天津中医药大学第一附属医院心身科工作，从事心身疾病的临床与研究工作。

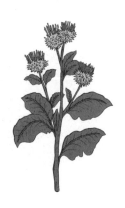

祭导师阮士怡先生 / 耿晓娟

2020 年 2 月 5 日上午，因为新冠病毒疫情守在家中的我正诧异于天津竟然下起了许久不见的鹅毛大雪，而后突然收到阮士怡先生离世的消息。一时间泪目痴痴，竟不知如何答复。

拜在先生门下是在 2013 年初，虽然传承博士后的入站工作真正启动是在 2013 年底，但我们却偏得了先生这一年的教诲。还记得第一次拜见先生是在先生家，当时想着要与自己相差整整一甲子的先生见面真是诚惶诚恐。然而见到先生后，我整个人就放松了。先生面容清癯，穿着整洁，白发整齐而贴顺，但他还是用手整理了一下头发。（后来我发现，在门诊开始前，他也常会做这个小动作，那表示他要调整最好的状态，开始工作了。）先生态度和蔼地招呼我们坐下，亲切地询问我们工作的情况，了解博士后入站后的相关工作要求。那时先生快要过 96 周岁的生日了，但是他头脑灵活、思路清晰，言语动作永远是不疾不徐，声音也总是不高不低，我不禁在心中暗想——真是位老神仙啊！那场景仿佛就在昨天。

那以后一年多的日子里，没有特殊情况每周都会跟先生在天津中医药大学第一附院的国医堂出门诊。先生的门诊号总是一号难求，就经常有患者来央求加号，而且有一些是外地的患者。对于那些挂不上号的患者，先生常常心软地让再加号。他不希望患者白走一趟，也希望能让我们看到更多的病例，却毫不顾忌自己的疲惫。无论门诊上来的患者是什么样的人，先生都是温和有礼，不卑不亢。跟随先生学习，我不仅是学得医术，更明白了大医所应具备的品性。从先生的身上我感受到了谦谦君子的温润如玉、虚怀若谷。

遇到典型的患者时，先生会耐心地给我们这一大群跟诊的学生们讲诊疗思路和用药。开始，我也经常问先生"您为什么用这个药不用那个药？"的问题。先生总是耐心回答，但也总是要加上一句，不要局限于一法、一方、一药。学生愚笨，好久才真正领会先生的意思。先生工作作风严谨，为了我们两个博士后，先生定期会准备一些专题来讲给我们听，但那时他的眼睛因为黄斑变性，视力有些受损，于是他就让四姐作他的眼睛，帮他查找资料，念给他听。现在想来真是愧对先生当初的良苦用心。

作访谈时，我们经常要去先生家里，每每一坐就是两三个小时。通过访谈，我发现年已期颐的先生却有一颗年轻的好奇心。他关心国家大事，关心医学发展的前沿，关心大学和一附院的发展，关心学科的发展。作为医学工作者，他想到的不仅仅是治好一个患者的问题，而是从社会的层面去考虑如何更好地促进社会的发展。面对中国迈进老年社会的现状，先生说人光是长寿是没用的，还要健康，否则只会给社会带来负担、拖累子女，于是他想了很多方法去发掘推广中药抗衰老的应用途径。只是他的思想观念在当时过于超前，很多新鲜而有意义的想法囿于时代没能实现。先生喜欢琢磨医学问题，也经常鼓励我们要创新。先生，请您放心，学生在心中记下了，也会努力去实践！

我有时也会问先生各种天马行空甚至是八卦的问题，先生都会认真回答我。比如我问先生喜欢读哪些非医的书籍，有没有偶像？先生告诉我他喜欢作家冰心的文学作品；他崇拜的偶像有两位，一位是内分泌学家和教育家朱宪彝先生，另一位是中医大家陆观虎先生。后来有一段时间我因为工作压力大，经常熬夜，觉得记忆力下降了，于是半开玩笑地问先生："老师，如果用脑过度，会不会提前痴呆？"先生很认真地回答我说："脑子一定要持续用，用不坏。但也不能一下子用得太过。"先生，学生明白您是提醒我要一直努力，且要张弛有度！

先生性格温和却又强韧，做事勤奋严谨且自律有度。青年时代所接受的西医教育使先生具有严密的逻辑思维能力，同时又有深厚的中医学底蕴。先生重视中草药的现代药学研究进展，但又不似一般的西学中医生那样罗列处方。他一直尝试着寻找中医与西医二者结合的平衡点，并取得了卓越的成就。学生以前觉得您一直在，我时不时就可以去打扰您，向您请教。没想到今日却只能抱憾跟随您的时间太短，努力不够。

时光飞逝，留在学生脑海里的还是您伏案看诊的身影、学术会上侃侃而谈的情景、百岁寿辰时怡然的笑容，还有给我们讲课时郑重的神情。可是先生您如今却永远离开我们了。您的离开，天地素裹为您送行，

盼您从此了无牵挂，永登极乐！

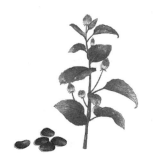

耿晓娟　2013-2017 年跟随阮士怡先生学习，为阮士怡教授传承博士后。现就职于天津中医药大学文化与健康传播学院，从事医史文献研究工作。

第二章

育德育才，情系医稷

一、崇礼明德，心系患者——歌颂医道

遗风杏林 / 国医大师阮士怡传承工作室

哀呼阮师，驾鹤仙逝；功德圆满，亦免不伤。

津降大雪，痛别洒淅；遥望追思，悲怀动衷。

追师幼时，杏林庭前；寒热温凉，济世心发。

军阀混战，惟命时艰；读书不倦，灯下安宁。

追师少年，奔苏赴京；上下求索，立志为国。

日军侵华，哀鸿遍野；弃工从医，强民体魄。

追师为学，衷中参西；北医名校，西学满成。

顺时应势，探路岐黄；拜师赵陆，大道遂扬。

追师为医，躬行济世；望闻问切，年至鲐背。

理法方药，仁术普施；简便廉验，有口皆颂。

追师为人，德高而寿；高山仰止，景行行止。

科普惠民，仁心所现；笔耕不辍，智者乐学。

追师执教，以德御才；学术放任，循循善诱。

春风化雨，桃李满园；晚辈膝前，承先生志。

五脏相因，创心脾肾一体观；防治康养，护生命周期可全。

心衰脉损，育心保脉法康安；脾肾亏虚，补肾抗衰片常求。

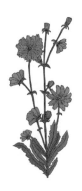

冠心病发，通脉养心丸速服；动脉硬化，降脂软脉辨证施。

建院创科，为津沽中医立命；科研中医，绘新医药学华章。

承蒙雨露，幸甚之至；国医逝去，风范永存。

国医大师阮士怡七日祭

大国医——缅怀国医大师阮士怡先生 / 庞树朝

国破山河少年时，心系苍生悬壶志。

待到旭日东方红，博极医源汇中西。

妙手回春有仁术，承古启今开新章。

终身未敢尝懈怠，笔耕不辍许岐黄。

临证洞明探究竟，科学练达是文章。

传道解惑循循诱，倾囊授业无人及。

桃李芬芳满天下，建言献策在期颐。

恬淡虚无大国医，一生挚爱是杏林。

庞树朝　天津中医药大学 2017 届博士研究生，在读期间参与阮士怡教授学术思想的临床与基础研究。现就职于天津中医药大学第一附属医院急症部。

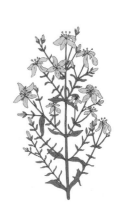

言传身教，润物无声 / 王爱迪

我于 2012 年在天津中医药大学攻读硕士研究生学位，成为张军平教授门下的学生，当时张教授负责国医大师阮士怡教授的传承工作，于是我也进入到阮士怡教授工作室中，有幸跟随阮老师出门诊，听阮老师授课，帮助李明师姐、耿晓娟师姐和老师们记录整理阮老师每次门诊中的病历。在三年的跟诊和学习过程中，阮老师的一言一行，仁心仁术，使我获益良多。

当时阮老师已是 95 岁高龄，仍然坚持以每周一次的频率在天津中医药大学第一附属医院国医堂出门诊。我跟诊 3 年，阮老师无论寒冬酷暑，从无一次缺席门诊，每次到出门诊的日子，阮老师总是提前来到国医堂，衣衫整洁，白衣挺括，一头银灰色的头发，更显得智慧而矍铄。

在阮老师的门诊，每个患者都需要先经过弟子们进行病史采集，写好门诊病历后，才来到阮老师的门诊进行诊治。但每次阮老师都要亲自再详细询问患者的情况，必要时会进行触诊，查看患处病情。阮老师的眼睛患有黄斑变性，看报告时需要戴着眼镜同时再用放大镜才能看清，但他每次还是不嫌劳累逐一查看患者的报告。弟子们怕阮老师眼睛累，就在旁边帮他念报告，重点的化验结果阮老师都会再次提问和确定。开好方子后，还会提醒患者饮食调摄和需要的注意事项。阮老师说话徐徐道来，从不急躁，当看到比较典型的病例，阮老师会在患者完成门诊后和弟子重点阐述他辨证思路和用药意图，所以每个患者都需要 20 分钟左右才能完成。国医堂门诊是预约制，每次预约 10 人，对阮老师来说，工作量已经很大了，但是每当有患者来求诊，弟子们怕阮老师劳累进行请示时，阮老师总是说"加一个吧，没关系的"，让弟子们很是心疼。每次门诊前弟子们都会提前沏好茶，但后来我发现阮老师看诊时其实喝水很少，也从不再看诊的过程中上厕所，我想这可能是多年门诊养成的"坏习惯"吧。阮老师对待患者耐心细致，如春风拂面，以亲身言行为弟子们上课。

在看诊结束后，阮老师总是喜欢和弟子们聊聊天，这是弟子们最开心的时刻了，每到这个环节我们都纷纷拿出小本开始记录。阮老师思路清晰，有时会以疾病为切入点，讲述他对疾病的看法和治疗经验；有时会讲一些对中医经典古籍的感悟见解和养生心得；有时会就他最近关注的中医科研进展，为我们讲中医现代药理等内容；有时他也会对我们这些小辈讲医无止境，鼓励我们要更加勤勉。授课完毕，阮老师的门诊才算全部结束，弟子会把阮老师送上车，阮老师从没有架子，有一次我上前搀扶，阮老师对我说"没关系，不用搀，我自己可以的"，坚持自己上车。弟子们陪着他将他送上车后，他都会对弟子们说"谢谢，谢谢，快回去吧"。

老子有言"大音希声"，阮老师虽无疾声厉色，但他的一言一行，如润物无声，渗透到了每一个弟子的心中。直到今天，阮老师的神态，他每次在探讨中医时眼中闪烁的光芒，都印在我的心中，历历在目。这样一位和蔼而慈祥的老人，我的师爷，年逾百岁仍然对中医事业孜孜不倦。他走过战火纷飞的年代，怀着一颗济世救民的心励志学医，见证了民族的腾飞和中医事业的再次起航，也为发展中医事业奉献了自己的全部精力。现在我进入临床工作，当我每每遇到困难时，我会想起阮老师的精神和他对青年的希望，激励着我沿着他的道路，为中医事业尽自己的一份绵薄之力，才不辜负跟随阮老师学习，听老人家教诲的那些日子。

王爱迪　天津中医药大学 2015 届硕士研究生，在读期间跟随阮士怡教授学习，参与阮士怡教授学术思想整理与临床基础研究。现就职于天津医科大学总医院中医科。

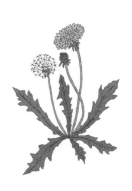

承先生志，精岐黄道，通中西术，济人间世 / 马惠宁

2011 年我初入师门跟随导师张军平教授开始了研究生阶段的学习，在导师的安排下我有幸跟随仰慕已久的阮士怡先生门诊临证学习。自此，每周四上午在国医堂跟随阮先生门诊便成了我一周中最期待的时候。

初次跟随阮先生门诊，我的内心既兴奋又紧张，担心这样一位德高望重的先生可能会不易接近，但见到了阮先生便被他温润儒雅的气质所折服，打消了我之前的顾虑。阮先生那时虽已鲐背之年却仍然精神矍铄，穿着一身有些年代感的西装，身材纤瘦却透着坚毅的风骨，银灰色的头发一丝不乱，着实一副谦谦君子般的学者风范。跟随阮先生门诊时我主要负责誊抄处方、摄录诊疗视频、整理门诊病历资料等工作。阮先生在国医堂每次门诊患者限号十人，但时常会有外地远途患者慕名而来，阮主任都会为患者加号，我们这些跟诊的弟子们看在眼里既感动又心疼。每次上午门诊结束都要将近午后一点，门诊结束再晚阮先生都会结合病例悉心为学生讲解，启发弟子们勤思广学、自由探索，阮先生还会不时向我们了解最近学习到的新知。

阮先生家与我家相距较近，我常于门诊结束后陪阮先生一起回家，这便有了更多接触到阮先生日常生活的机会。每次送阮先生回家，先生下了车从不让别人搀扶，总是要自己拄着拐杖步入家门。阮先生年逾九旬仍然坚持每天学习，笔耕不辍，保持着阅读思考的习惯。先生平日吃饭定时定量、饮食有节、注重营养均衡，几乎从不在外就餐，对油炸食品、饮料等从不沾染。力所能及的事情阮先生都是尽量亲力亲为，记得有一次去家中看望先生的时候，先生正在厨房中刷碗，不时还张罗招待来拜访的学生们。我想正是这些日常生活中高度自律的习惯练就了阮先生独特的气质与风貌。

"和而不同"是阮先生一生为人处世的原则。常听导师张军平及阮先生家人讲起先生一生在工作和生活中从来没有与人起过争执，这听起来有些不可思议，人这一生怎么会有不闹情绪发脾气的时候呢？但与阮老师接触之后便能够理解，这是一种长期积淀下来的涵养，是对他人的包容与仁善。"和"并不代表阮先生会轻易放下自己的原则，尤其在学术上，只要是利于学科与事业发展的意见阮先生都十分坚持，阮先生主张中西医互学互鉴，致力于医学科学、中医药现代化及健康事业的发展。

2012 年适逢阮先生九十五周岁，在导师张军平教授的带领下，我参与了《阮士怡教授学术思想研究》一书的编撰工作，在编写这本书的过程中我更加深入了解了阮先生立

志从医的一生，也系统梳理和学习了阮先生的学术思想。"治病必求于本""正气存内，邪不可干""不治已病治未病"这些大道至简的话常常挂在阮先生的嘴边，他时常提醒着我们这些后辈中医人不能忘本，要回归经典、重视传承。阮先生在继承中医经典的基础之上还充分借鉴现代科研成果，临证处方用药轻灵、组方精简而力专，临床常获良效。阮先生勤求古训、汇通中西，最早创建了中医心血管病、中医老年病等学科，提出了"益肾健脾、软坚散结""育心保脉"等心脑血管病、老年病等的疾病防治理念。阮先生研发的"补肾抗衰片""降脂软脉灵""通脉养心丸"等一系列卓有成效的中药制剂现在依然广泛应用于心血管病、老年病等疾病的防治。阮先生十分重视疾病中血管功能的保护，认为做好血管功能的调护可以解决大部分慢性病的问题。先生对于血管结构和功能、血液状态以及微循环的养护理念对于当前"慢病时代"下疾病防治的临床与科研具有重要启发，丰富完善了中医药血脉理论的内涵。

近两年阮先生常于家中静养，我们与先生接触的机会便少了一些，每年教师节我们随导师张军平一起于家中看望阮老师时，阮先生总是热切地关怀我们的学习与工作近况以及遇到的问题，这让我们十分感动，也备受鼓舞。阮先生对于晚辈的无私关爱如家中的老人一般，总觉得阮爷爷会一直在那里，在那里等着我们可以时常回去看看。2020年2月5日10点15分，天公雪哀，我心中最亲爱的阮爷爷，那个我以为可以经常回家就能去看望的、一直会坐在那里娓娓道来的爷爷静静地走了，一时间觉得这是个错觉。这一天恰恰也是我的生日，这个巧合使我谨记先生之志，在今后的工作生活中活出先生的英魂。

时值全民抗击新冠肺炎疫情之际，悲痛交加，遵先生遗愿未举行遗体告别，阮先生的弟子们各自奋战在岗位上，当好人民的卫士，不辱使命。张伯礼校长奔赴武汉前线在方舱医院指导抗疫工作，业师张军平教授利用微信公众服务平台带领学生们做好患者的健康管理，同门师兄弟姐妹们有的驰援武汉前线、有的在发热门诊坚守各自岗位。阮先生就是在国家民族危难之时志雪国耻而发心学医的，当下正是国家和人民考验我们的时候，也是我们弘扬阮先生遗志之时刻。

如今我工作于天津市第四中心医院（前身为铁路中心医院），这是阮先生学成后最早工作的地方。在这里仿佛总能看到先生年轻时期意气风发的样子，这种气息时刻熏染着我，让我珍惜时间，把青春和汗水洒在脚下的路上。我所在的中医科作为一个综合性医院的特色科室收治的大多是老年病、心血管疾病、呼吸系统疾病等病患，在临床中发挥中医药的优势常常能收到意想不到的效果。我有幸跟随阮先生学习，在专业、处世、生活等各方面都受益匪浅，阮先生是我继续前行的领航人，学习和工作中每当遇到难题我都会想：阮先生如果遇到这样的情况会如何处理。在先生最初工作的地方，缅怀先生，承先生之志，我当沿着先生前进的路继续砥砺前行。

先生长逝，天人同悲，精神永存，吾辈共勉。

马惠宁　天津中医药大学 2017 届博士研究生，在读期间跟随阮士怡教授学习，参与阮士怡教授学术思想整理与基础研究。现就职于天津市第四中心医院。

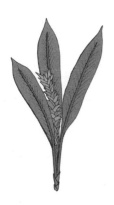

传承精华、守正创新中追忆百岁国医阮士怡教授／漆仲文

庚子始新，发生了太多难以抹去又与我们中医人息息相关的事件。庚子年正月十二，我们会永远铭记这个日子，享年104岁的国医大师阮士怡教授永远地离开了我们，但他对病人的真心、攻克疾病的决心、钟爱临床的热心、牵挂中医的公心将一直激励着我们中医人。就在这一天，沉寂许久的海滨上空洒下了难以割舍的雪花，将阮士怡教授的中医初心梦带回《黄帝内经》的字里行间。

初识阮爷爷是在2015年的夏天，看到了这位像是邻家长辈的大师，谈吐间流露着中医人的平和、友善与智慧。恰逢在找寻研究生导师的逆境中，眼前看到的种种，让我坚定跟随这个团队的决心。更是有幸进入团队，参加国医大师工作室建设、国医大师书稿编撰及大师学术思想的挖掘工作。每一次在爷爷家中、工作室的聆听都感受到这位智者的"德者寿"；每一次视频的回看更是对阮爷爷心系中医的赞叹；每一次手稿的整理、病案的收集都体会到阮爷爷对中医的传承与创新；每一次导师的故事让我们看到爷爷心系全民健康的初心；每一次教师节的探望成为我们的一份荣耀，领悟到阮爷爷的德才兼备、学术放任的学生培养理念。几次对国医大师工作室的验收、成果申报、课题鉴定，看到了一位世纪苍生大医在为医、为师、为学、为人方面的点点滴滴，以及他的仁心仁术、国医风骨。

真心：大医精诚、心系民生

阮士怡教授医术精湛，对患者认真负责，满腔热情，对家庭困难者经常给予资助，其高尚的医德有口皆碑。虽担任内科主任多年，但他仍谦虚谨慎，遇疑难杂症不能自行解决者，即请有关方面专家会诊，从不傲慢独行、贻误病情，体现了大医精诚的崇高品德。2014年底，98岁的阮士怡教授不再出诊，可脱下白大衣的阮士怡教授依然心系患者，常给临床一线的学生打电话，询问门诊情况和患者的治疗进展，力图用毕生的医学知识为广大群众解除病痛，造福苍生。

决心：衷中参西，攻克中医科研新路

阮士怡教授从医70余载，是我国现代中医医院的奠基者，也是我国中西医结合领域的开拓者。阮教授学贯中西，积极提倡将现代医学方法和科学手段融入中医药传统工作当中。他认为，中医理论与现代科学方法结合进行研究将是中医理论新的飞跃。对于中医现代化的发展，关键在于用现代科学方法研究中医实质之所在，应在实践中逐步探索前进。1982年天津市中医研究所成立，阮教授任副所长及心血管病研究室主任，成立了实验室，进一步运用现代医学方法和科学手段研究传统中医药学，取得了一系列科研

成果。推动中医、中西医结合学科分化与发展，创建天津中西医结合心血管病学科，创建天津中西医结合老年病学科。

热心：钟爱中医临床，突破理念

阮士怡教授遵从《黄帝内经》，强调治病必求于本。在老年性疾病尤其心血管疾病成果颇丰。他学贯古今，创新中医理论防治心血管疾病。倡导"益气养阴"法治疗冠心病，研制通脉养心丸，上市 30 余年，疗效显著；创立"益肾健脾、涤痰散结"法干预老年内科疾病，研发系列医院制剂，造福患者，包括研制了补肾抗衰片、降脂软脉灵 I～IV 号方药、粘脂饮等院内制剂，受到患者一致认可；提出"软坚涤痰强心"法治疗慢性心力衰竭，开辟了心衰治疗的新途径。此外，新生脉散片也获得了"重大新药创制"科技重大专项的支撑——中药新生脉散片治疗心力衰竭临床研究，在以往研究成果基础上，进一步优化新生脉散片制剂工艺，制定质量标准，更好地服务患者。在健康中国 2030 大背景下，阮士怡教授提出"育心保脉"的防治理念，对于心系疾病的防治策略提出了全新的认识。

公心：心系中医，传承有道

"以德御才，德才兼备"是阮士怡教授培养学生的基本要求。他常教育学生："当一名医生，必须要医德和医技并重，要善于站在患者的角度体贴患者的痛苦，要视病人如亲人，不使用大方大剂，更不能对患者疾言厉色，要勤于做患者的除病者和疏导病人的宽慰者。"

"学术放任、鼓励实践"是阮士怡教授所奉行的教育方针，授业解惑，传承有道，因材施教，倡导学术自由及鼓励技术创新让他的弟子们在各自的专业领域有更多的机会实现突破和创新。使学生们既具备传统中医看待疾病的思维，又具有从事现代科学研究的能力，为学生进行中医药临床、基础研究打下了坚实的基础。阮士怡教授将自己的科研思路、方法及临床经验毫不保留地传授给自己的学生，培养毕业的研究生目前均在国内外生命科学的各个研究领域和教学、临床中发挥着骨干作用。

大师远去，芳德勋后。

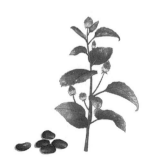

漆仲文　天津中医药大学 2021 届博士研究生。在读期间跟随阮士怡教授学习，参与阮士怡教授学术思想整理及基础研究工作，参与"国医大师阮士怡"系列丛书的编写。现于中国中医科学院西苑医院从事博士后研究工作。

下篇　第二章
育德育才，情系医稷

二、碎玉片金，罗缕纪存——学术拾遗

怀念国医大师阮士怡教授 / 郭晓辰

对阮老师的了解是从 2009 年开始的，那年我拜入导师张军平教授门下，而阮老师就是张老师的硕士生导师，因张老师的缘故，我有幸跟随阮老师出诊，以及参与张老师先后负责的 2 项阮士怡传承工作室项目，因此对阮老师行医、处事、为人及学术造诣都有着较为全面的了解。

在阮老师的影响下，导师张军平教授也十分重视对研究生科研思路的培养。2010 年初，张老师就让我们练习撰写国家自然科学基金标书，然而当时作为科研小白的我却是一头雾水，要从何入手呢？考虑到导师在动脉粥样硬化领域有着多年研究基础，而平时他在门诊也经常给心血管病患者处以补肾抗衰片，患者反映疗效颇佳，因此我选定动脉粥样硬化为病种以及补肾抗衰片作为研究对象。但是接下来要研究什么具体内容呢？我想起补肾抗衰片是阮士怡教授根据自己数十年临证经验研制的，那么为何不先去系统学习一下阮老师研究思路及成果呢？于是我认真研读了所有作者为阮士怡的文章，其中除了发表在正式科研杂志的论文外，也不乏阮老师退休以后撰写的科普文章，如：《另辟蹊径治疗动脉粥样硬化》《高血脂是致动脉硬化的主要因素吗？》《关于中医科研的几点看法》。这些文章都在反复阐述这样的观点：动脉粥样硬化是很多疾病的致病源，也是人体退化的关键。我们防治动脉粥样硬化，单从降低及调理血脂入手，收效甚微，而中医讲求整体观，如从固护正气、保护动脉内皮细胞着手，遵从中医整体观的理论，辨证论治，另辟蹊径进行深入研究，或可收到防治动脉粥样硬化的效果，从而降低心脑血管疾病的发病率。承袭阮老师的学术理论，我又阅读了很多关于动脉粥样硬化形成机制的文章，渐渐地，我的标书假说成形了：补肾抗衰片对动脉粥样硬化有效干预的机制是否可以通过抑制血管内皮细胞凋亡、保护内皮细胞而实现？经过一轮轮地修改，最终这份标书在我工作以后成功获得了国家自然科学基金的资助。这是在继承阮士怡教授学术思想基础上的一点收获，特别感谢在标书设计过程中阮老师对我研究思路的启迪与帮助。

2010 年 9 月至 2011 年 2 月，我有幸和其他同门一起在我院国医堂跟随阮老师出诊，使我在初步了解阮老师的学术理论后又能进一步深入进行临床实践的学习。当时阮老师虽已 94 岁高龄，但仍然精神矍铄、思维敏捷，讲话不疾不徐，诊疗之余将自己的经验

体悟对学生一一道来。他认为在四诊当中，首重问诊，问诊不清就不能做出正确的诊断和鉴别诊断，在老年病治疗中问诊尤其重要，因此阮老师对患者问诊十分细致耐心。作为医者，阮老师医德高尚，医术精湛，深受患者及家属的爱戴，但他从不以"名医"自居，认为为患者解除病痛是自己义不容辞的责任。他传承了赵寄凡、陆观虎用药轻灵、遵守经方的临证用药特点，处方从无大方大剂，充分发挥中医简、便、验、廉的优势，却每每奏效，屡起沉疴。阮老师常说："病人不富裕，应尽量用有效且便宜的药物。"可见其医德的高尚，真正弘扬了大医精诚、仁心仁术、尊重生命、精益求精的职业精神。

2011年6月末，我顺利通过硕士研究生答辩，迎来了自己的毕业典礼。我穿着硕士服和其他同门在医院拍照留念的时候，恰好遇到阮老师结束国医堂门诊准备坐车回家休息，因此有幸和阮老师一起合影留念。他非常高兴地祝贺我们毕业，并嘱咐我们在走上工作岗位之后要边临证边学习，不断提高自身中医诊疗水平。

毕业之后，由于我留院工作，仍有很多机会协助导师参与阮老师的学术思想传承工作。2011年下半年至2012年初，参与申报阮士怡全国名老中医药专家传承工作室，筹备阮士怡教授学术思想研讨会暨95岁寿辰庆典活动，协助出版书籍《阮士怡教授学术思想研究》；2013年参与申报国医大师；2014年阮老师获得国医大师称号后参与构思国医大师阮士怡系列书稿。在这段时间里，团队系统挖掘阮老师的学术思想，如进行专题访谈、归纳整理手稿、总结临床病例等，和阮老师有了更多的交流。阮老师始终心系国泰民安，为国家的健康政策和中医药的教育事业建言献策，百岁之际仍不断完善自己的学术思想，对内科常见的慢性系统性疾病提出了自己鲜明的学术观点——即五脏一体观，对心血管疾病又创新提出"益肾健脾、育心保脉"法，并把其晚年潜心凝练的经验药方赠予学生们。

步入晚年，阮老师虽患眼疾、体力下降，但这些都没有影响他对读书和写作的坚持。除每天阅读医学书籍，仍笔耕不辍，科普大众。阮老师认为长寿固然重要，但更重要的是健康。医生的目的是努力让患者保持健康，告诫后学要重视预防，加强患者的健康教育，把临床救治的重点前移到预防、养生阶段。他在《开卷有益—求医问药》《家庭中医药》等杂志先后发表了如《养生应从孕胎开始》《"预防为主"的科学真谛》《漫谈健康长寿》等文章，旨在提高全民健康水平，让中国老年人保持健康的长寿，生活更加有质量。阮老师在日常生活中也很讲究养生之道，认为养生重于治病，经常运用中医药知识自我保健防病，年近百岁依然可以每周出诊服务于患者。我通过对阮老师养生保健理论及方法的归纳总结，撰写了《阮士怡教授养生思想初探》一文，获得第四届全国中医药博士生优秀论文奖，后发表在 2013 年 5 月《中华中医药杂志》上。

2014 年 9 月，我所在的心血管科于天津承办了第十二次全国中西医结合心血管病学术会议暨冠心病中医临床研究联盟第四届学术研讨会。在大会开幕式的前一天，我突然接到科室安排的任务：负责随车接送阮老师出席开幕式。我清楚地记得，那天送阮老师返回至家门口下车后，阮老师开口对我说："谢谢你啊！你们平时工作这么忙，还麻烦你来接送我，今天是周末，耽误你的休息时间了。"这番话语出乎我的意料，让我内心受到很大的震撼，也成为我记忆中尤为深刻的一幕。作为 97 岁高龄的国医大师，阮老师却如此关爱晚辈，每每回忆起，我都久久不能平静，由此阮老师谦和慈爱、设身处地为他人着想的精神可见一斑。

如今阮老师虽已跨鹤归仙，离我们远去，但音容宛在，教诲永存。难忘那遒劲有力的笔迹书写的部部手稿，难忘那废寝忘食的读书场景，更难忘那翩翩儒雅的身影。在无限怀念阮老师的同时，我们所能做到的，就是秉承大师的学术思想，沿着先生开创的道路，不断继承创新地走下去，全力发展中医事业，造福更多百姓。

郭晓辰　天津中医药大学 2014 届博士研究生，在读期间跟随阮士怡教授学习，参与阮士怡教授传承工作室建设工作，阮士怡教授学术思想的研究工作。现就职于天津中医药大学第一附属医院心血管科，从事心血管疾病的临床与基础研究。

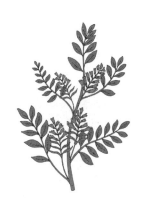

悼可敬的阮爷爷 / 任晓晨

　　思绪无法迅速回到某年、某刻、某个场景，它们都纷乱的，一齐涌入脑海。阮爷爷是老师的老师，研一的时候曾有机会侍诊左右，当时阮爷爷已经九十多岁，眼睛也不太好，每周仍有出诊，他总是用放大镜费力却细致地看着患者的各种化验检查结果，安静地查舌诊脉，诊间还会给我们讲他对中医理论的理解。后来，阮爷爷身体不大好，门诊就这样停了，我们只能去爷爷家里，听他讲中医，问些我们不理解的问题，以整理他的学术成果，启迪自己的思想。有次，我竟然很不懂事地把自己整理的部分稿件，发给了阮爷爷，他拿着放大镜，在书桌前花了好长时间，才一字一句地把稿子改完。当得知稿件修改过程后，我十分自责，让一个年近百岁的老人如此吃力的工作，我真是个不懂事的"熊孩子"。如今想来，那竟然成为我与阮爷爷最近距离、最长时间的接触，也是为数不多的独享阮爷爷教诲的时光。此后，每逢节日、生日，老师总是会带着些"孩子"前去拜望。我以为阮爷爷早就忘记我了，可是我一提到他给我改过的那个稿子，他便立马想起了我，往事幕幕，恍如昨日。

　　曾以为时间会永远对这样一个慈祥的老爷爷仁慈，但今日，阮爷爷还是安静地走了，伴着津城漫天的白雪。在新冠病毒肆虐的如今，我们无法为阮爷爷举行追悼仪式，但也恰恰随了老人的愿—不愿给别人添麻烦，只想安静地离开。敬您，爱您，不忘记您。

　　任晓晨　天津中医药大学 2016 届博士研究生，在读期间跟随阮士怡教授学习，参与阮士怡教授学术思想整理与临床研究。现就职于天津中医药大学第一附属医院内分泌科。

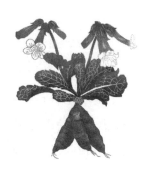

追忆国医大师阮士怡／王晓景

庚子年初，阮爷爷仙逝。那一天，天津大雪纷飞，天地之间白茫茫的一片，似乎是在为阮爷爷送行。那些跟诊、听课、编书的日子还历历在目。

跟诊抄方

阮爷爷给患者看病时，很安静耐心地询问病情过程，然后辨证处方，念药味和克数，学生就往电脑里录入。阮爷爷经常嘱咐患者服药的注意事项和疾病日常的防护要点。

除了感受到阮爷爷的仁德仁爱之心，在学习处方用药方面，也收获颇多。阮爷爷很重视《黄帝内经》里的三点：治未病、正气存内和治病求本。在辨病辨证时非常重视鉴别诊断，在治疗老年病和心血管疾病方面，形成了"益肾健脾、涤痰软坚散结""育心保脉"的总体治法，同时注重中药的现代药理作用。通过学习，在导师的指导下，我撰写并发表了3篇文章。

聆听授课

工作室定期举办国医大师授课，邀请阮爷爷来医院的工作室给学生们讲课，或者是学生们去阮爷爷家中聆听学习。即使是年事已高，看书上的文字需要借助放大镜，他仍然会很仔细地问大家想听哪方面的内容，会提前认真备课，并且平时会让家人帮助阅读前沿的文献和书籍。阮爷爷每次给我们讲课，写好文稿，思路清晰，他经常嘱咐我们，要认真读书、踏实做科研、心里装着老百姓。

阮爷爷时常把老百姓的健康挂在嘴边，他希望我们能够做好临床、科研、教学，同时也希望我们帮助更多的老百姓了解中医、运用中医药知识做好健康防护。电视台的健康科普栏目邀请阮爷爷录制健康讲座节目，他会耐心地讲解一些疾病的中医药治法，介绍一些日常保健中药配方。

撰稿编书

为了更好地传承国医大师阮士怡教授的仁心仁术，工作室在导师张军平教授的带领下，开始整理阮爷爷的学术照片资料、手稿资料、临诊病案资料、访谈视频资料等，出版了画册集、手稿集、病案集、访谈录等书籍。

编纂《国医大师阮士怡》画册集时，恰逢阮爷爷百岁寿辰。筛选到画册中的每一张照片，都经过阮爷爷和导师的同意。画册中的标题字句、排版思路，均与导师及工作室同门反复讨论修订。因为不能出差错，我时常把自己关在屋里茶饭不思地反复修改。

《国医大师阮士怡医案精粹》的编纂历时半年多，面临二十世纪九十年代前的原始病案不全、诊断标准不一、现有病案汇总如何整体定位等问题。但经过与阮爷爷、阮爷爷的女儿、导师及邀请的各位专家开会反复讨论后，最终一一确定，并且在同门兄弟姐妹们分工合作下，整理、分析、修改并完成定稿。

时光流转，转眼间我已经走上工作岗位将近两年了，现在在天士力研究院，负责药物的临床研究。中国损失了一位伟大的国医，我们痛失了和蔼可亲的爷爷。斯人已逝，以承为祭。愿阮爷爷安息，我们谨记您的教诲，秉承大医精神，自强、开拓！

王晓景　天津中医药大学 2018 届博士研究生，在读期间跟随阮士怡教授学习，参与阮士怡教授学术思想整理及临床研究，参与"国医大师阮士怡"系列丛书的编写。现就职于天士力控股集团有限公司。

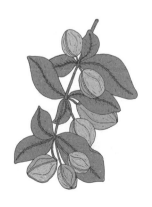

追念阮士怡先生 / 谢盈或

自 2012 年，我有幸跟随阮士怡先生出诊，并进入工作室与各位同门为传承阮先生临床经验和学术思想并肩努力，转眼已近 8 年。近日阮先生仙逝，让我等悲恸不已，许多往事至今仍时时浮现眼前，着实令人感慨、感动，难以入寐。

我与阮先生的不解之缘

2012 年，是个很特别的年份。这一年，阮士怡先生重新回到天津中医药大学第一附属医院国医堂出诊，这是他退休 16 年后重新出山。而这一年，我被大学保送攻读硕士学位，拜张军平教授为师，进入师门学习，得以有幸跟随阮先生出诊。

第一次在诊室里见到阮先生，面前的他满头银发，精神矍铄，貌有壮容，和善慈祥，气度不凡。这位中医界的神奇人物，虽已过鲐背之年，却拥有炯炯有神的目光、敏捷的思维、灵活的动作、挺直的脊背。

由于工作和专业的关系，参加每周的门诊、各种学术交流会、跟着老师到阮老师家中拜访等事宜和活动，所以我与阮先生接触得比较多，关系也更近些。我能向这位国宝级的中医大家求学问难，这是上天的恩赐。在随阮先生学习期间，先生毫无保留地传授经验，而且像对待亲属晚辈一样疼爱我。这种地利、人和之便，不仅使我提高了医术，更让我领略到阮先生勤学苦练、博采众方的寻医之道，谦卑和善的行医之风，精湛严谨的科研精神和为医者的大爱之德。

倾心临床，仁心妙术

阮先生将毕生的精力和心血，无私地奉献给了他钟爱的中医药事业。随师侍诊多年，先生治病疗效显著，屡起沉疴，活人无数。临证诊余，每逢聆听先生讲课都捆载而归，先生引经据典，来源、出处丝毫不差；辨病辨证清晰、深刻，中西医并重；中药配伍准确、独到。在惊叹先生惊人记忆力的同时，我也体会到先生背后付出的辛苦。

2016 年，我在参与编写《国医大师阮士怡手稿集》这本书的时候，"看到"了那个年轻、勤奋、刻苦、认真、踏实的阮先生。在面对卷帙浩繁的手稿时，我翻阅着那些泛黄的纸张，辨认着那早已模糊的字迹，看到的并不是冷漠枯燥的文字，而是一幅幅生动的画面：一位求学路上，勤学苦练的青年学子；行医途中勤求古训、博采众方的仁心医者。阮先生将学习内容整理成手掌大小的卡片，方便记忆和携带；又将较系统的学习内容整理成"折纸笔记"，随时学习；茶间饭后不时回想往日就诊患者的症状，将处方随手写在日历的背面、案头的纸片上，反复思量，他日再诊时得心应手。医学事业早已融入了阮先生的生活，先生对医学的专注，早已达到如痴如醉，废寝忘食的程度。也正是数十年如一日的积累，才有了日后精研心血管疾病、精通中医内科杂病的阮教授，和通脉养心丸、补肾抗衰片等久经思辨、千锤百炼而成的名方成药问世。

潜心育人，薪火相传

阮先生辛勤医教七十余载，躬身奉献于中医教育事业，桃李遍布海内外。先生不仅是一位医德高尚、医术精湛的中医学家，还是一位出色的教育家。自执教以来，其编写教材，传道授业，一丝不苟；登堂宣讲，条分缕析，循序渐进，深入浅出；教书育人并重，严中有爱，赏识个性，鼓励质疑，使后学自信进取。

我与先生相识的这 8 年，虽然是他人生的暮年，但是由于承担了国家名老中医传承工作和国医大师工作室项目，担任着国家中医药管理局传承博士后合作导师和全国老中医药专家学术经验继承工作指导老师，先生仍然承担了很多工作。我已数不清聆听了多少次先生的学术讲座，但我历经了先生从站着讲，到开始坐着给我们讲课，再后来坐轮椅来与我们交流。我无数次听过先生对于重点病例、疑难病例的讲解分析。2015 年，我在《中医杂志》上发表的第一篇论文"阮士怡从脾肾立论治疗冠心病经验"，就曾得到先生的亲自指导和批改。2017 年，我们编写《国医大师阮士怡医案精粹》时，先生还对数百份记载他诊病的经典医案一一作以亲笔点评，对整理出的验案，逐字逐句以朱笔修改。一字一句、一笔一画，回想起来，让我们直觉这位慈爱的师长对弟子门生们的关怀、庇佑和激励，鞠躬尽瘁，春晖遍地。

2015 年 9 月 22 日，已近期颐之年的阮先生，在一次思想研讨会上慷慨赠方，将晚年潜心凝练出的 4 张药方，"育心保脉防治冠心病方""慢性心衰方""老年抑郁方""糖尿病方"，赠予了弟子和学生们。百岁之际他仍不断完善自己的学术思想，对内科常见的慢性系统性疾病提出了自己鲜明的学术观点，提醒告诫我们要重视预防，加强患者的健康教育，把临床救治的重点前移到预防、养生阶段。今朝阮先生将毕生经验倾囊相授，他日我等后继学子，必将感怀师恩、师德，悉数用于临床，救死扶伤。

老骥伏枥，惠民济世

半个多世纪来，阮先生经历了中医事业的坎坷曲折。先生曾说在新中国成立初期，中医有 157 万人；80 年代，中医的人数只有 27 万。当时的人们不重视中医，国内出现崇洋媚外的思潮，中医历尽挫折，生存艰难。先生一直为中医学的继承与发展呕心沥血，为国家的健康政策和中医药的教育事业建言献策。

　　阮先生晚年的思维非常敏捷活跃，在谈话中常表现出对他无比挚爱的中医事业的担忧，也特别关心中医事业的发展，百岁高龄仍然订阅、精读中国中医药报，时时关注国家中医药领域的最新动态和发展。先生常对我们讲："发扬中医，是我们的责任，任重而道远。我有一些经验，愿意没有保留地教给你们，而你们还要多思考，更深入地挖掘、创新。"这样的教诲，始终萦绕在我的心中，鞭策着我不断努力。

　　阮先生不仅如此教育后辈，更是亲力亲为，常常为中医事业建言献策，更从基层关心百姓健康问题，在《老年时报》《开卷有益》《家庭中医药》等报纸期刊上发表科普文章 65 篇，向大家普及疾病的相关知识。

　　大师风骨，耀泽后人，伟绩长驻，教诲永存。阮先生虽已驾鹤仙逝，但其音容笑貌将永远留在我们心里。先生医德高尚，医术精湛，淡泊名利，谦和仙雅，为医家之典范，杏林之榜样；治学严谨，造诣精深，为后学之楷模。追慕先生一代儒医、大师风范，继岐黄青囊之绝学，承发展创新之使命。

　　谢盈彧　天津中医药大学 2019 届博士研究生，在读期间跟随阮士怡教授学习，参与阮士怡教授学术思想整理及临床研究，参与"国医大师阮士怡"系列丛书的编写。现于天津中医药大学中医学院，从事中医药教学科研工作。

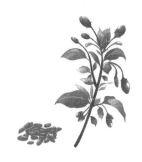

追忆逝去的老人——阮先生 / 周欢

阮先生，我们叫了多年的"阮爷爷"，于庚子年正月十二，驾鹤仙逝。

那天，雪下得欢快，给死寂的津沽大地带来了些许跳跃和希望，我凝视窗外，仍在为不断蔓延的疫情忧心，因为我的家乡正被瘟毒肆虐。晌午时分，我翻开手机，师门群里闪出两行字："导师阮爷爷走了，很安详。天地悲悯，雪花飘飘"，短视频里，依稀可见白雪夹裹的一附院住院楼。我瞪大眼睛，重读了一遍，信息没错，爷爷选择了这个日子与世界告别，就在他躬耕数十载的地方。我压抑许久的情绪终于决堤了，痛哭起来，为爷爷的离世，也为祖国的灾难。只有雪还在雀跃，看似无意也有意，我们是那么地无能为力。

爷爷的手稿集、画册、录音，被我一一翻找出来，记忆之门瞬间打开，那一刻，我不曾觉得爷爷已经离开。

刚入师门时，爷爷已是97岁高龄，偶尔还会出诊，每次都被一群人簇拥着。他并不能记住我们每个人的名字，但这毫不影响我们对这位鹤发老者的敬仰。我总能看见爷爷身上折射出的光，慈祥而庄严，干净而隆重，淡泊而从容。我知道，那是历经岁月、醉心岐黄的智慧之光，是悬壶济世、宅心仁厚的侠义之光。

鹤发银丝映日月，丹心热血沃新花

印象中，爷爷是善讲的，即使有时体力不支，他也乐于把自己的心得感悟分享给大家，一字一句，很慢、很慢。我们听得用心，生怕有任何遗漏，因为传进耳朵的每一个字，都是老人用毕生知识酝酿出来的智慧，书本上学不到。他偶尔不经意的一句漫谈、一个提醒，就可能解开我们心中困惑已久的谜团，激荡起无限的思维火花。

一位深居简出的老人，对医学、对世事理解得如此通透，只能说，他从未放弃思考、放弃学习，他一直在用自己的方式，继续为自己钟爱的事业、自己牵挂的学生发光发热。昏黄的灯光下，一位拿着放大镜，时而读书、时而记录、时而思考、时而紧锁眉头、时而面带微笑的老者形象又跃然脑海，我想，这就是爷爷退居后日常的生活写照吧。任何深刻的道理，总能经爷爷之口，变得那么通俗易懂。

流金岁月铸哲人，杏林春暖济苍生

历史洗礼过的人物，厚重中带着从容，那是岁月沉淀出来的气质；历史铺陈出来的思想，传承中富含创新，那是思考演绎出来的哲学。爷爷就是这样一位历经岁月又不断思辨的哲人。早年接触爷爷的学术思想，"益肾健脾、软坚散结"根深蒂固，多数院内制剂如补肾抗衰片、降脂软脉灵系列几乎均依该法而立。益肾健脾以扶正固本，可固内皮、强心肌；软坚散结以荡涤攻逐，可化痰（脂）浊、瘀毒，两法合用，扶正祛邪、防微杜渐，疗效斐然。

然近几年，爷爷不断跟老师提起他要重改组方的想法，欲弱化祛邪而专注扶养，"育心保脉"一词酝酿出世。记得第一次听到这个提法时，我特别兴奋，简单四个字，道出了中医药在心血管防控领域的核心切入点。多年来，团队一直专注于血管的研究、斑块的研究，但临床真正需要解决的问题确是心肌供血的问题、心力衰竭的问题，血管和心肌之间，还是需要理论桥梁的。而且，心体自身亦是一个结构和功能齐备的脏器，抛开心肌治血管，或者抛开功能谈结构，都是不符合中医整体观念的。因为，人类的健康和疾病并非单纯的生物学问题，它们总是与精神因素、功能失配密切相关。

爷爷提到，中医药学也需要与时俱进，同样是胸痹病，往常人胸痛者众，而现代人并无这般典型的表现，随着人们疾病意识的提高，阿司匹林、他汀及多种活血药已成为家庭常备，而且，目前的血管介入治疗已相当成熟，鲜少再出现以前的那些急危重症患者了。所以，医学干预的模式也应该由"治病"向"防病""康复"方向转变。"育心保脉"就是站在哲学的高度告诉我们，在现代医学技术如此发达的今天，我们中医药人可以做些什么，以及如何去做。在中医医理的指导下，良好的疗效最终取决于药。爷爷深谙中药药理，常常会冷不丁地说出某某药对改善心肌供血效果好，可作育心之用，需长治久服。我们就是在爷爷和老师的不断提点下，慢慢成长，慢慢成熟。

这天终究来了，纵然有准备，但仍然不能接受。爷爷毕生心血都是在研究衰老，并一直以高度的自律在践行养生，上天，还是在这个大雪飘飘的上午，带走了与病魔抗争多日的爷爷。也许是爷爷自己累了，也许是老天心疼爷爷。总之，爷爷走了，只留下漫天飞舞的雪花……

谨以此篇献给逝去的老人——阮先生，他曾经惠泽过整个津沽大地，他曾经照亮过无数徒子徒孙的心田……爷爷，请慢走！

周欢　天津中医药大学 2016 届博士研究生，在读期间跟随阮士怡教授学习，参与阮士怡教授学术思想整理及临床研究。现就职于南开大学附属医院。

煦阳白雪——追忆阮老 / 张琴

这个冬天注定是个不平凡的冬天，全国新冠肺炎肆虐，即使是春节，举国上下也毫无欢乐祥和之气。2月5日，阴霾数日的天空下起了纷纷扬扬的大雪，清扬洁白的雪花竟与暖阳同现天际，仿佛温柔地缓解了人心的悲凉，覆盖了人间的病苦。朋友圈里也终于久违的呈现一丝欢愉的气氛。而在这个特殊的日子，一位慈祥的老人却静悄悄地离我们而去，清扬的雪花仿佛是他在向生活的尘世、热爱的亲朋好友做最后的告别。蜚声全国的津沽名医、国医大师——阮士怡教授离开了我们。身沐暖阳，手捧雪花，心底却源源不断地浮现出和这位可敬的大师、慈祥的老人相处的点点滴滴。

四年前在导师引荐下，我有幸追随阮老师学习，来到阮老师家中聆听他亲自授课。这对于我来说是件无比幸运的事情，期颐之年的阮老师亲自传道授业，作为一名中医小辈何其有幸。虽内心雀跃不已，却十分忐忑。阮老师高龄，体力精力有限，让一位近百岁的老人亲自授课是否困难重重？怀揣雀跃、忐忑之心，我第一次见到了阮老师。

初见阮老师，我印象极深。那是在阮老师的工作室，他端坐在工作桌前，精神很好，满头银发纹丝不乱地梳在脑后，面容清瘦，目光温和，像爱惜自己的孩子一样时时环顾着我们。而我们虽满心期待能聆听阮老师的教诲，又担心自己过急过多的提问会让阮老师疲惫。阮老师好像明白我们这些小辈的心思，缓缓地将目光游走在我们每个人身上，鼓励我们大胆地提问。每位学生的问题他都十分认真地倾听解答。在接近两个小时授课解惑的过程中，阮老师细致入微、谦虚坦诚、毫无保留。慈祥和蔼、谦虚严谨，是阮老师给我留下的第一印象。

随后我们被邀请至阮老师家中学习，每次均是晚间开始，阮老师总是早早地吃完晚饭等候我们，拄着拐杖站在门口迎接我们的到来、送我们离开。讲课通常一讲就是两三个小时，在这期间他连一口水都不愿意喝，毫不停歇地回答我们提出的各种临床问题。有时候我们实在过意不去，请阮老师歇一会儿，喝口水，可他总是微笑着摆手拒绝，又兴致勃勃地继续讲授，言语低沉，却思路清晰。我想，哪怕我们平常的课堂45分钟教学，也有中间休息的时间呀。难以想象一位近百岁老人凭着多么强的意志和热情，才能坚持如此长时间的工作。阮老师尽其所能地总结自己多年在防治老年病及内科杂病方面的心得体会、理法方药、临证病案、求学经历、治学之道，拿出自己的笔记、资料，一一展示给我们看，所有东西毫无保留地讲授给我们。我记得在讲课进行到第3次的时候，他的女儿悄悄告诉我们，阮老师这段时间对自己的授课要求提高了，每天都会翻阅书籍、做一些笔记。其实那时候阮老师视力已经很差了，需要举着放大镜长时间伏案，颤抖着翻书、写笔记，而他平常是难有如此大的精力坚持伏案工作的。当我们劝他不要那么操劳、注意身体时，阮老师会略有歉意地说："我年龄大了，记忆力不好了，很多东西记得不太准确了，翻翻书再学习学习。"

学习的过程中，阮老师对于学术上的问题十分严谨，有时候我们会将自己总结的学习体会汇报给他，对于一些论点，他觉得是正确的会鼓励肯定，对于部分问题，他也会认真而严肃地进行纠正，不会过分夸大，也不会随意地下定论。他在回顾以前行医历程时，屡次谈及因为当年的诊治水平有限，很多病人都没有救过来，言语之间，充满悲悯和遗憾。

在最后一次讲课结束后，阮老师仍像往常一样，缓缓起身，拄着拐杖立在门边，一一将我们送别，目光温和地拂过我们每一个人，轻轻地摆摆手。那也是个二月，是我记忆中对阮老师最后的定格！

作为一名学术斐然的国医大师，阮老师亲身践行了大医精诚的杏林品质。而作为一位可敬的前辈长者，阮老师留给我的是温暖慈祥、清雅高洁，一如那冬日煦阳、清风白雪。

张琴　天津中医药大学第一附属医院肝胆科副主任医师，2016 年曾随阮士怡教授学习。

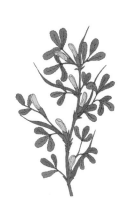

三、弦歌不辍，发人深馈——后学之思

《国医大师阮士怡手稿集》再读有感 / 方子寒

《国医大师阮士怡手稿集》自 2016 年 11 月编写至今，已三年有余。每每翻阅，都有一份历史的厚重，一种时代的光荣。所谓厚重，是这一部书里收纳了国医大师阮士怡教授求学八年、工作七十余年、从事医教研一生所留存下来的手稿，历经近百年收藏，饱含岁月沧桑。所谓光荣，是本人有幸参与书稿的编录工作，作为一名中医人，肩负着传承中医、发展中医的光荣使命，承载着文以载道、薪火相传的时代责任。

犹记得起笔撰写之初，我还是天津中医药大学的一名在读研究生，面对着阮老师家中卷帙浩繁的手稿，不免有些踟蹰、彷徨，甚至退缩，生怕自己能力无法担此重任，有负阮老师和导师的厚望。但当我一页页翻阅过泛黄的纸张，一点点辨认清楚模糊的字迹后，我们看到的并不是冰冷枯燥的医学文献，也不是老生常谈的大众科普，更加不是粗制滥造的文字堆砌，我看到的分明是一幅幅生动的画面：写满备注的教科书、学习笔记，是一位年轻的学生在求学道路上负笈前行；字迹工整的门诊处方、病历记录，是一名敬业医者在诊室中为患者排忧解难；密密麻麻的实验记录、手写投影片，是一位严谨的研究员在实验室里兢兢业业、埋头苦干；精心准备的课题申请书、项目汇报稿，是一位胸有成竹的科学家在会议上指点江山、侃侃而谈；笔走龙蛇的报刊底稿、书法作品，是一位精神矍铄的长者，在书房案牍前安然静坐，笔耕不辍。每一个景象，都印刻着一道时光的痕迹；每一幅画面，都保留着一丝岁月的温存。昔时的鲜衣少年，逝去的白发长者，是仁心医士，是科学先驱，也是时代典范、杏林楷模。阮士怡教授的一生，是为振兴祖国医疗事业奔波劳倦的一生，也是见证了中医药走向现代化、国际化，辉煌灿烂的一生。

就本书而言，内容依照阮教授生平履历，按时间顺序排列不同时代的手稿，让读者更能体会到年代更迭、岁月变迁，也展现了阮教授对中医事业一以贯之，不离不弃。细论书中内容，触动我最深的有三处：

一者，"为医"。医生可以是一门谋生糊口的职业，也可以是一份毕生追求的事业，生而平凡，但能在平凡的岗位上全神贯注、全力以赴便是在创造不凡。这也正是阮教授对于中医药事业的态度。阮教授时常用案头的纸片来记录获取的零碎知识或稍纵即逝的科研灵感，以便日后总结；茶间饭后仍不时回想往日就诊患者的症状，将处方随手写在日历的背面，反复思量，他日再诊则得心应手。从"折纸笔记""日历处方"等细节可以看出，阮教授对医学的热爱早已融入了生活，抑或是说阮教授对医学的专注，已达到如痴如醉、废寝忘食的程度。也正是数十年如一日的积累，才有了日后通脉养心丸、补肾抗衰片等久经思辨、千锤百炼而成的名方成药问世。

再者，"为师"。这部手稿集让我们重新见到了一些"旧物件"，如手写的往来书信、反复批改的论文以及手绘幻灯胶片等。这些，在如今的互联网时代背景下不免有些"过时"，并已逐渐被电子邮件、PPT等现代化办公技术所取代。不可否认，网络带给人们更多的是便捷，但未免少了一分情感的温度。而翻看到阮教授给学生毕业论文的批改痕迹、给学生小张（导师张军平教授）投稿意见的书信、晚年仍为身边弟子亲手书写的四张处方等等，一字一句、一笔一画，都让我们想到了这位慈爱的师长对弟子门生的关怀、庇佑和激励，传道授业、鞠躬尽瘁，方成桃李满天，春晖遍地。

三者，"为人"。这一点也是给我感动最深的。在本书的最后一部分，辑录了阮教授晚年的一些书法作品。铁画银钩、笔墨纵横，体现了阮教授对生活的无限热爱。阮教授临摹作品多数为杜甫、李商隐、温庭筠等人的诗词，更是为其科学严谨的医疗工作者形象增添了几许儒生雅致和仙风道骨。除临摹外，阮教授还会将自己的一些人生感悟赠予学生，看着弟子们逐渐成长，也有了各自的学术成就，阮教授欣然将诗句改写成"强欲从君无那老，借因卧病解朝衣"来表达自己对后生晚辈的鼓励和避路让贤的豁达；面对名利世俗的诱惑，阮教授写下"金钱和权势是人生两种最沉重的负担，最不开心者往往过剩地拥有它们"，朴素的言语之中，透露着阮教授历经沧桑后的平静淡泊。也正是这些作品的流传，让我们得以从多角度、深层次了解这位德高望重的国医大师。百岁老人，一代儒医。情系岐黄，孜孜不倦，坚守初心无悔，从容走过百年。

《礼记》曰："博学之，审问之，慎思之，明辨之，笃行之。"阮教授用其七十余年的从医生涯为我们彰示了何为勤求古训、何为悬壶济世，让我们看到了一位国医大师面对知识的虚心严谨、面对病患的宅心仁厚、面对学生的耐心恳切。我辈正值年富力强，当思踵事增华、锦上添花；未来前途无限，亦必丹漆随梦、杖履相从。追慕阮士怡教授等中医先辈的大师风范，继岐黄青囊之绝学，承发展创新之使命。

再次拿起这本《国医大师阮士怡手稿集》，仿佛又看到了那些薄如蝉翼、微微泛黄的纸张，便如同手捧着珍贵的古籍文物，或是精致的珠宝玉器，小心翼翼，又激动万分。摩挲着书稿中模糊的字迹，就好像在和这位德高望重、慈祥和蔼的世纪老人面对面交谈，听他讲述着这悠悠百年的星移斗转、沧海桑田，不禁忘身于外，醉心其中。

　　　　　大师远去，生者如斯；

　　　　　前仆后继，代不乏人。

　　　　　弟子何知？敬启丹青；

　　　　　幸甚至哉，一纸传情。

　　方子寒　天津中医药大学 2019 届硕士研究生。在读期间跟随阮士怡教授学习，参与阮士怡教授学术思想整理及基础研究工作，参与"国医大师阮士怡"系列丛书的编写。现就职于中国生物技术发展中心。

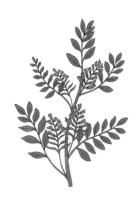

春华秋实术法垂范千年 / 贾秋瑾

国医大师阮士怡教授践行"悬壶于世济苍生"的梦想，守望医学 75 载，97 岁高龄时还亲自为患者把脉开方、会诊重症、解惑疑难，是我国中西医结合领域的开拓者之一。

初见阮教授时，老人家的儒雅气质、大家风范深深地吸引了我，言谈举止中无不透露着淡泊。可以说，面对他的人，暴躁的能够安静，傲慢的懂得自谦，轻浮的知道自重，失衡的少了烦恼。虽然阮教授年事已高，但那次还是给我们这些晚辈上了重要的一课，我们一行人围坐在他的身边，认真地聆听，内心激动，受益匪浅。阮教授重视人才的培养与传承工作，奉行"将毕生所知所学授予好学求知之才"的理念，授业解惑，传承有道。我辈是何其幸运进入师门，受到阮教授的教诲，导师的教导。仍记得当日大家争先恐后地与阮教授合影，请老人家于《国医大师阮士怡手稿集》扉页亲笔签名，然后小心翼翼地将手稿集保管好，下决心一定要好好拜读。

读罢阮教授手稿集，感悟良多，崇敬之情油然而生，阮教授的精与神、学与用、行与果无不一一体现其中，值得我辈细细品茗。

纵观手稿，其中有阮教授学习之笔记，诊病之处方，学余之总结，实践之研究，育人之箴言，流利有力的行书，写在一沓沓稿纸之上，一字一句，集腋成裘。稿纸已泛黄，这是一叠年深月久的记忆，更是一位国之大医的成才之路。

阮教授厚文化，崇经典，重实践，善总结，勤思考，修仁德，乐传承，吾辈当效之。观后，书写感悟如下：

历代名医，无不拜师学艺，阮教授亦是如此。跟师学习，侍诊抄方，耳提面命，当下即可得导师指点迷津，遂能记忆尤深，传承百代。文以载道，学医者，当学好文化，崇尚经典，重视理论的学习。阮教授医籍学验俱丰，几无偏颇，常习之并勤总结。临床不是简单地遣方用药，而是要有辩证法的思维，看似一张简单的处方，实则蕴含了丰富的中医内涵。阮教授不仅运用中医辨证施治的方法服务患者，也借助现代科学手段究其病因，潜心科研，务求真知，勤于临床，重于实践，进与病谋，退与心谋，诊治入微，心系百姓，时有新意，不忘初心。

大师千古，精神永存！

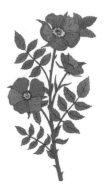

贾秋瑾　天津中医药大学 2020 届硕士研究生。在读期间参与阮士怡教授学术思想的临床及基础研究工作。

第三章

苍生大医，润物无声

忆邻居阮士怡先生 / 周清音

字如其人

现在的大夫们应该向行业的老前辈学习，尤其是前辈的书法、方药配伍，单说写的文字都有收藏价值。在过去，大夫的字若是潦草，患者家属看过，信任度就降低了。老前辈们的很多方面都值得学习，尤其是细节上，真正体现个人的道德修养。比方说这两天我们提到的国医大师阮士怡老先生，他就是这样，字非常清秀规整，这也是君子风范！

忆往昔，匆匆岁月

我和阮士怡教授相识于1958年，那年我结婚，来到了原意大利租界区天津双安里八号，冯玉兰的家。双安里有两排胡同，都是有前院，有后院，有前门，有后门，两层小楼，阮教授住在前排胡同二号，他们全家经常从后门经过。冯玉兰的家住在后排的八号，恰恰与阮教授的家门相对，几乎天天碰面，30多年的邻居，所以对阮教授是有点儿了解的。今天我想说的是阮教授的过往，以表达我对他的缅怀之情。

阮教授1917年2月出生于河北省的丰南县，他不是一开始就学了医。1935年，他就读于北京大学工学院，当时正值日本侵华时期，看到国人就医难、体质差，教授就萌生了弃工学医的想法，于1940年考取了北京大学医学院，6年学习期满，研究生毕业。他的夫人是章秀玉，两人是同学，毕业以后都来到天津工作。阮士怡教授学的本是西医，1955年的天津市政府位于先前的建设路41号，在中医门诊部的基础上扩建成的天津市立中医医院就在多伦道93号。在当时，是国内比较大的中医医疗机构，由郭沫若先生题的牌匾，由名中医陆观虎出任院长，赵继凡为副院长，为了壮大医疗队伍，相继调来了董晓初、张方宇、沈金山和李玉伦等人，还有张艳婷、马耀轩等名医也来坐诊。由于当时的中医缺乏科研方面的经验，病房管理也差强人意，为了解决上述问题，1956年调来了阮教授，还有王荣英、刘贤成，共三名西医，以加强科研力量。1957年，由内科大夫周兆武、刘文成担任骨干组建了中西医结合研究室，阮士怡教授担任了当时的科室主任。1958年7月25日，天津市委决定将中医医院归属于天津中医学院，为中医附属医院，于8月31日正式更名为天津中医学院附属医院，也就是阮教授贡献了他一生的地方。

儒雅百姓医，彬彬待客亲

阮教授为人谦和，无论谁来看病，总是细心地倾听，谨慎地处方。他一生秉承的原则是"医乃仁术，德者居之，俯首甘为百姓医"，只要来看病，不管是达官显贵，还是平民百姓，他都热情接待，诊后总是亲自送病人到门口，有时候半夜三更有人敲门、喊叫"阮大夫、阮主任"，他也不拒绝，立即穿衣出门应诊。作为邻居，这种喊声我习以为常，因为它不仅是叫醒了阮教授，也吵醒了我们，这是常有的事。也因此阮教授在年轻的时候就患上了失眠症，据他的女儿阮玮瑛说，阮教授的失眠症，有时候吃一片药都不行，艾司唑仑这类安眠药得吃上三四片。他也曾说过："我呀，长寿主要是因为心态好，我什么事都想得开。"我的小姑子和阮玮瑛是同学，所以经常上他们家去，他们家常吃的是蒸鱼或是炖鱼，还有就是核桃和大枣儿。

矍矍大国医，通脉养心药

2014年，阮士怡教授被授予"国医大师"的称号，而且报纸上刊登：热烈庆祝通脉养心丸研制者阮士怡获"国医大师"光荣称号。可我前几天听一个老先生说，"通脉养心方"是董晓初的方子，顿时我心生疑惑，给阮教授的大女儿阮玮瑛打了电话询问情况。她解释道，通脉养心方是董晓初的，但"通脉养心丸"制剂是她父亲研制的。这时候我就明白了，董晓初去世后，他的这个药方已沉眠于医案箱底之下，失去了它原本的生命力，阮教授是董晓初的同事，比他小约10岁，是阮教授把这个方子救了出来，研制成了丸药。通脉养心丸原名是"651丸"，后来由于医院销量太少，乐仁堂要走了这方子，自此上市广泛应用。

一身素衣着，款款待他客

什么叫雅士？什么叫斯文？什么是君子之风？阮教授的言谈举止就是很好的答案。阮教授身材中等偏高，体态匀称，讲话总是慢条斯理的，对人和蔼可亲，从不高声亮嗓，走步也很稳。他们家是我们胡同里的三高家庭，第一，夫妻学历高；第二，夫妻工资高；第三，夫妻声望高，因此大家都非常羡慕和尊敬这个家庭。尽管家庭优越，阮教授一家从未表现出优越感，总是平易近人，生活也相当简朴。虽然有四个女儿，按理说人也不算少了，但从来没听过大声喊叫、训斥、吵闹的声音。不管天气多热，阮教授仍穿着半袖，从来不穿那无袖的背心，天气热就拿着个蒲扇扇一扇。因为我们两家窗户对着，总能看见，要是送人离开，衣服总是穿戴整整齐齐。再谈谈阮教授的爱人章秀玉同志，是河北区妇幼保健院的院长，也是一个大家闺秀，但衣服总以素色为主，一头乌黑的及肩直发，抿在耳后，也是这么稳稳当当。即使是八十年代开放了，全家人仍保留一贯朴素的作风，也没添什么彩色的、比较讲究的服装。许多人不知道的是，他们家有台缝纫机，谁用这台缝纫机？是阮教授，他用缝纫机缝缝补补，还能做出窗帘。阮教授是学习西医出身的，做点针线活，对他做手术缝合方面是有帮助的。

虚怀若谷中，儒雅之气存

我 52 岁那年，有一天下午，心里不好受，勉强上完了第二堂课，赶紧就下来了，趴在桌子上动不了。校领导见状一时没了主意，是回家还是到医院去？我说：“回家！”回到家中，让我爱人守在窗边，等阮教授下班，将他请来。躺在床上的我正要起，阮教授说：“别起，你躺着我更得看。”阮教授就坐在我的床边诊脉，用听诊器查过心脏，告诉我说：“现在心律不正常，是房颤。”阮教授的字清秀且工整，给我开的药方不大，几味药，只开了两剂，还开了他带来的两种西药。后来我问，有没有中成药，他给我介绍了三种。我只记得其中的两种，通脉养心丸和柏子养心丹。开完了药，又跟我爱人交谈了一番，待阮教授离开后，再瞥一眼椅子上的那块布平整如初，一点儿也不折，一点儿也不歪，即使放到现在，谁能做到这一点？他人起身后椅子上的布总是皱皱巴巴，唯独阮教授还能保持那么平整，这即是君子之风。

恰逢疫情时，感恩大医情

回想起阮教授的离开，恰恰是在疫情紧张的时候，倘若不是特殊时期，会有多少学生、弟子，还有同行、亲友为他折柳送行。借此机会表达我对阮教授的怀念之情，也愿他一路走好。

风云际会处，致敬大国医

我同阮教授一家是三十多年的老邻居，关系很近，远亲不如近邻，近邻不如对门，所以一点一滴，回忆起来都特别清晰。让人很难忘的一位老先生，让人很敬仰的一位老先生。所以又想起来那么一句话“才不近仙者不可为医，德不近佛者不可为医”，大医必有大德。阮士怡老先生，不愧为国医大师，老人家学养深厚，腹有诗书气自华。西医出身，转学中医的经历很难得，是清末到民国天津的医务界、医学界一大奇谈。遥想那时，八方能人会聚，中医、西医、中西医结合的高人相聚于此，可谓是历史的风云际会，造就出这样一个空前绝后的时代，成就了这样一位名垂青史的大国医。

　　周清音　作家冯育楠先生的夫人，天津铃铛阁学校教师，与阮士怡教授互为邻居三十余年。本文为周清音老师在电台谈阮士怡教授的录音整理。

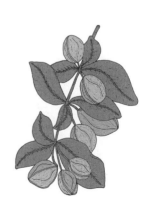

思绪如细雨——悼国医大师阮士怡 / 罗根海

惊悉国医大师阮老仙逝，甚是震惊和悲痛。望他的家人们和他的弟子们，节哀顺变，多加保重，共度时艰。把他未竟的事业做好，是他的期许，也是对他最好的悼念，在这一点上，我和你们都一样。罗根海敬悼并赋诗一首，深表哀悼之意。

《泪雨》

大师永别离，

难掩泪雨飞。

播爱何惜累，

化雪山川醉。

罗根海　教授，博士生导师。曾任天津中医药大学医史文献研究中心副主任，从事中国医史文献研究。为《国医大师阮士怡手稿集》的编写提出宝贵建议，为《国医大师阮士怡临证访谈拾粹》封面题词。

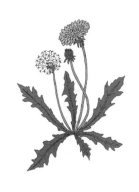

承先生遗志，弘岐黄之道 / 陈宝贵

阮士怡大师恬淡一生，深耕岐黄，精于医道，弟子数人成大器，如伯礼院士、学美教授、军平教授等已是栋梁。吾崇敬先生久矣！对先生学术真谛虽领悟不多，但也略知一二，最深刻者当属先生治中风和胸痹，尤其是对动脉粥样硬化之血管壁斑块辨识，人皆活血化瘀，而先生首提化痰软坚散结，皆可获效。吾学此法用于临证，亦获效颇多，如此收获，皆阮老之神教也。还有很多心得，不尽数矣！然，一代宗师不幸仙逝，吾辈不胜哀痛之致！今后决心继承先生之遗志，传承创新发展岐黄学术之道，为人民健康努力奉献！

陈宝贵　主任医师，教授，博士生导师。全国第三批、第四批名老中医学术经验继承工作指导老师，曾指导阮士怡教授学术思想相关课题的工作。

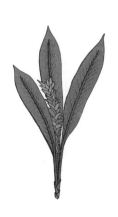

追忆国医大师阮士怡教授 / 宗金波

2020 年 2 月 6 日上午惊悉，第二届国医大师阮士怡于 2 月 5 日上午因病去世，享年104 岁。阮士怡先生深受学生敬重，医术高超，医德高尚，平易近人，令我难以忘怀。阮士怡教授在中医界鞠躬尽瘁工作 70 余年，将自己的毕生精力奉献给了中医药事业。阮士怡教授的逝世是我国中医药事业重大的损失，他将永远活在学生和中医界人士的心中。阮士怡先生的无私奉献、育人育才是学生对老师的评价，学生深知老师用爱心帮助学生为中医工作铺平了道路。

天津市的老百姓可能还记得，天津市枫叶正红（医院）门诊于 1993 年正式对外开诊。当年我作为医院院长，将阮士怡、李一民、林友、李浩、孙玉玲、董显庸等天津中医学院和天津知名的医学专家请到枫叶正红门诊指导坐诊。短时间内，在阮士怡教授和天津市各级领导的帮助下，天津市枫叶正红（医院）门诊在天津市和周边省市红了起来。已经 70 多岁的阮士怡教授每周安排一天出诊，他平易近人、不厌其烦，医术高明，医德高尚，深受患者的好评。

记得在一次枫叶正红（医院）门诊为天津马列学习组和天津市的老领导义诊，阮士怡教授很早就来到现场，时任天津市委副书记的房凤友，老领导吴振、张再旺，原副市长人大常委会副主任、党组副书记李中垣，原天津市人大常委会副主任石坚向阮士怡教授致意，在现场向阮教授询问了健康相关的问题。李中垣和石坚看到我说："你这么年轻（当年我 39 岁），为什么开老年医院？"我回答道："我早晚也得老呀！"阮教授骄傲地说："这是我的学生，以后会有前途。"后来我出国了，22 年间在瑞典发展中医取得了点滴成绩。一晃，如今的我已经 66 岁，真的进入了老年的行列。

我出国以后，几次回国时到天津阮士怡教授的家里去看望他。每次到家都看到老人家手拿着医学专著和书籍在研究学习，他看到我总是关爱地说："你这么忙还来看我。"回忆起阮士怡教授的教诲和音容笑貌好像就在昨天。

阮士怡教授的逝世是中国中医界和天津的巨大损失，学生们失去了一位卓越的老师，患者失去一位德高望重的医学专家。阮士怡教授，我们永远怀念您。

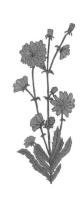

宗金波　中国侨联海外委员，瑞典中国中医药集团董事长。曾跟随阮士怡教授学习。

春秋度百岁，尽终其天年，国医精神存 / 张其梅

阮老耄耋之年形体康健，精神矍铄，养生有道。奈何天癸有竭，精气渐衰，阮老数次于我科住院治疗而尽终其天年。然阮老住院期间的音容笑貌、大家风范依然历历在目。

生活方面，阮老平易近人、宽容慈祥、善于交谈，医护都喜欢这位和蔼可亲的老人。一开始医护都特别敬畏这位国医大师，问诊和操作比较谨慎和畏缩，沟通交流也很慎重，但是和阮老接触久了才发现他是一位可亲可近的长者。阮老在精神状态好的时候也会与大家分享饮食起居、延年益寿的养生秘诀。

治疗方面，阮老与医生互相交流，拟订方案，遵嘱执行。阮老学贯中西，是中国中西医结合领域的开拓者，治学严谨，医术精湛。他常常和医护商讨自己的病情，斟酌检查和用药，并且严格按照最终定下的医嘱服用药物，配合医护诊疗。

学术方面，阮老言传身教、治学严谨。住院期间，阮老赠送经验传承书籍予科室诊疗医生并署名寄语，同时给医护介绍自己的学术思想和诊治经验。阮老会亲自开具自己服用的中药处方，并结合病情给后辈传道授业，进行方药分析和用药经验讲述，医生后辈们受益匪浅。

庚子年初，阮老因心力衰竭于我院心脏重症监护室（CCU）抢救无效去世，我科少了一位德高望重的大医，医院少了一位开院元勋，中医界少了一位中医泰斗，后辈哀痛不已。但阮老的勤求古训、宽待患者、乐观心态成为激励后辈前行、追求医学高峰的动力。

张其梅　主任医师，硕士生导师。天津中医药大学第一附属医院心血管科病区主任。曾参与阮士怡教授住院期间的治疗。

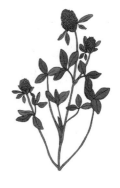

纪念阮老——阮士怡 / 李沐涵

初遇阮老

2018 年在阮老住院期间，安排我作为阮老的特护。起初，我只知道这位老先生是一名国医大师，并没有再详细地了解。而对于安排我作为阮老的特护，我内心也是有些诚惶诚恐。阮老是一位百岁的老人，个子不高，瘦瘦的，虽然皮肤上面长满了老年斑，但也能看得出皮肤很白净。阮老总是穿着一件白色的衬衫，很干净也没有一丁点的异味，外面套着病号服，病号服的右边口袋里永远装着一块干净的蓝色花边的帕子。一头白发总是梳得那么利索，每次从病床上躺久了坐起来的时候也会将自己的头发用一把木制的小梳子梳理整齐。

照顾阮老

对于这样一位有着很高学术造诣的老先生，一开始我是不太敢与之交谈的。一是怕影响他休息，二来则是不晓得他喜欢听些什么。阮老非常细心，似乎可以看出我的顾虑，便会主动询问我的名字，亲切得就像自己的爷爷，说完我的名字后，他会点点头好像在说我记在心里了。阮老的耳朵有些背，每次都要戴上助听器，我们说话的时候要在耳边说才可以听得清；他的眼睛看人也不是很清楚了，但是每次都不会把我认错，亲切温和地叫着我："小李。"他的床头桌上永远都会摆着一本书、一个笔记本，抽屉里放着一个放大镜和一支钢笔，一有精力他便会让我帮忙扶他坐在床边抑或是轮椅上用放大镜看书写笔记，还自嘲老了，写的字歪歪扭扭像蜘蛛在爬一样。我说："爷爷，我可以看看您的笔记吗？"当我一页一页翻看的时候，内心涌上来的是敬佩，一位百岁老人，仍在学习医学知识、中医知识，可见他的内心是多么热爱自己的事业，真的是活到老、学到老。

阮老的待人接物十分周到，对身边每一个人总是那么彬彬有礼与谦和，什么事情都不想让别人帮忙，怕麻烦别人。记得有一次阮老心律失常发作，大夫们安排戴上监护，因为阮老有多年的失眠病史，戴上监护以后就更休息不好了，他跟我商量可不可以摘下来，还特别说了一句："小李，我不会让你为难的。"听到爷爷这么说我也没有办法了，他自己已经很难受了，还时时刻刻想着别人。每每到主任和医生快查房的时间，阮老就会说："小李，把监护给我戴上吧。"我心里非常感动，他总是怕麻烦别人并且有一颗善良与感恩的心，怕我被主任批评。就这样我们相处了近一个月的时间，爷爷出院的时候为了感谢我，送给我两本书，上面还有他的亲笔签名，至今我还珍藏着。

阮老是最洁白的一片雪花

去年阮老身体情况不好了，住进了心脏重症监护室（CCU），刚巧那时的我正调到这里工作，看见他较之前在病房的样子简直判若两人，插着管子吹着呼吸机，还下着胃管和尿管，全身肿得像吹了气儿的皮球。每当我给他进行护理操作时，以往与他在病房相处的一幕一幕就会在脑海里闪现，内心是心疼与无奈。2020 年的 2 月 5 日，我忘不了这一天，因为在这一天下了这个冬天最大的一场雪，在这漫天大雪中送别了阮老，悄无声息的，就好像天空中落下的雪一到地面就化了。阮老就像这洁白无瑕的雪花，是一位拥有智慧、善良、感恩之心的学者，他干干净净地来又干干净净地走，我想这就是他的一生吧。

李沐涵　天津中医药大学第一附属医院心血管科护士，曾参与阮士怡教授住院期间的护理工作。

记国医大师阮士怡百日追念

犹记得津门那一场大雪落下的声音，阮士怡教授离开我们已有百日了，三个月的时间在与新冠肺炎疫情的抗争中倏忽而逝。如今形势向好，大地回春，万物繁茂，然而新冠肺炎疫情余孽未消，我们只能通过线上的方式，对这位成就斐然的世纪老人再一次给予最深切的缅怀。

阮士怡教授年轻时正逢社会变革、时局动荡。面对积贫积弱的祖国和人民，阮士怡教授毅然弃工从医，将人民的健康作为自己毕生的追求。通过系统的学习与实践，阮士怡教授在求学阶段掌握了扎实的西医基础理论与科研思路方法，后又离职参加学习班，成了当时"西学中"队伍中的一员。在数十年的临床工作中，阮士怡教授将中医理论与西医基础一再融合，逐渐形成了"心脾肾"三脏一体观的学术思想，将现代医学研究融入中医药的辨治理念，并在此基础上提炼出"益肾健脾、软坚散结"治法，真正做到了"中医为体，西医为用"。阮士怡教授始终强调，"治病必求于本"，而疾病究其根本，就在于人体正气的亏虚，亦即所谓的"正气存内，邪不可干"。因此，阮士怡教授准确地把握住脾肾二脏作为先后天之本的特点，治疗多从益肾健脾角度切入，"正盛邪自去，邪去正自安。"

若说脾肾亏虚是心系疾病发病之本，那么痰浊瘀血所致的脉道壅塞即为心系疾病发病之标。阮士怡教授在临床经验的基础上，对中医理论进行了大胆创新，将血管内皮损伤、脂质沉积所致动脉粥样硬化斑块与中医"癥瘕积聚"的概念联系起来，在益肾健脾的基础上加以海藻、昆布、鳖甲等咸寒之品，临床中取得了很好的疗效。现代医学研究亦证明，动脉粥样硬化斑块局部炎性反应活跃，而炎性的特征与中医之"热毒"之征相符。因此采用咸寒之品，咸以软坚消癥，寒以清热散结，从而减少痰脂浊毒在脉道的黏附与沉积，维持脉道通畅。

正是在阮士怡教授学术思想的基础上，对于心系疾病的共同转归—心力衰竭，团队将阮士怡教授的临证经验总结为"育心保脉法"。不同于传统治疗心衰之"强心、利尿、扩血管"，育心保脉法转变思路，通过调和气血、调畅脉道，滋养心之本体，发挥心体自身之功用。由于心血、心体等有形有质而属阴，心气无形无质故属阳，所谓"阴在内，阳之守也，阳在外，阴之使也"，心气需依附于心体方能行血。若心体失养，血凝脉涩，则气无所附。故云"育心"，以期与"强心"有所区别。

　　阮士怡教授不仅是一位仁心仁术的国医大师，对于从医路上的后辈们，他亦是谆谆育人的引路者。对门生，阮士怡教授重视中医思维和科研能力的培养，实行学术放任，鼓励创新；即使到了晚年，阮士怡教授对慕名而来的晚辈们也总是不吝赐教。这位被大家亲切地尊称为"阮爷爷"的百岁老人，用沧桑的嗓音，一字一句地传递着自己的所思所感，以及对祖国医学发展的殷殷期望。赤子之心拳拳，令人深深为之动容。

　　在不断打磨、雕琢学术思想之余，阮士怡教授的夙愿仍是提高全民健康水平。烈士暮年，壮心不已，阮士怡教授利用闲暇时间，先后在《老年时报》《开卷有益·求医问药》《家庭中医药》等报纸、期刊中发表科普文章七十余篇，都是从实际生活中的细节下笔，有医学价值，却又不故作高深，致力于将"未病先防、既病防变、瘥后防复"的理念推广至千家万户。另则，阮士怡教授又于95岁高龄将毕生所学凝于几个小小的经验方中，献方于民。

　　闭目细思，阮士怡教授留给我们的宝藏是无穷的。无论是乱世中立志、以国民健康为己任的抱负，还是七十余载坚守临床一线的热忱，抑或是不慕荣利、安贫乐道的豁达，以及情愿倾尽毕生所学而为祖国和人民贡献光和热，年过期颐仍心系祖国医学事业发展的赤诚，都是我们精神的灯塔、前进的方向。

　　阮士怡教授是一个时代的缩影，有千千万万这样的人在各自的领域深耕细作，敢为人先，守正创新，立德树人，才成就了我们今天的祖国。作为新生力量的我们，继承了前辈们砥砺奋进所创造出的一切，自当奋力前行，方为不负韶华。

国医大师阮士怡传承工作室

2020.5.15

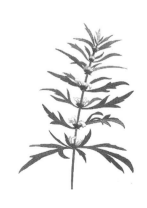

⚭ 第四章 ⚭

青衫拭泪，深寄哀思

悼念我最亲爱的父亲阮士怡 / 阮玮瑛

2020 年 2 月 5 日上午 10 点 15 分，您驾鹤仙逝，永远地离开了我们。我悲痛万分，谨以此文祭奠缅怀我最爱的父亲。

我是父亲的大女儿，我的出生给父亲带来了快乐。不知何故，我从小就体弱，孩童时我非常爱哭。可能是不舒服吧。母亲告诉我，夜间我经常不好好睡觉，哭闹不止，为了哄我，父亲抱着我在屋子里转圈，日复一日，竟然把一双皮拖鞋磨透了底。这是何等的爱心、何等的耐心、何等的细心！这是伟大的父爱，父亲，我爱您。

父亲 1955 年响应党和政府的号召，参与了天津市中医院（一附院的前身）组建工作，并成为该院第一批大夫。父亲从北大医学院毕业，是西医出身。工作之余，拜老中医为师刻苦学习祖国医学，并脱产参加了天津市第三期"西医学习中医研究班"的学习。您认为：中医学凝聚着深邃的哲学智慧和中华民族几千年的健康养生理念，并有着丰富的实践经验。中医学是一个伟大的宝库，是打开中华文明的钥匙。深入研究和科学总结中医药学对丰富世界医学事业，推进生命科学研究具有重要意义。在您的指导下，母亲、我、妹夫分别脱产三年，系统地学习了中医知识。在以后的临床实践中，我们能两条腿走路。一些西医比较棘手的病患，如慢性心肌病患者，加上中医治疗后左心房、左心室、右心房回缩，室间隔厚度，左心室壁厚度均变薄，左心室射血分数提高，患者不适症状及心电图检查结果均好转。萎缩性胃炎伴肠上皮化生患者服药后萎缩性胃炎逆转，肠化生消失。

45 岁时，我因患卵巢癌进行了手术治疗。50 岁因病提前退休后，我意志消沉，不求上进，认为我这辈子就算完了。父亲知道后批评了我的想法，他说："经过手术及治疗，你已经基本治愈，要振作起来，重新工作，把学的知识用于对患者的服务中，这样才能不辜负党和人民对你的培养，不能虚度下半生。"在父亲的教导下，我又恢复了门诊，直到现在。

所谓"上工治未病"，父亲始终把疾病的预后放在首要地位。您把一些疾病的有关知识告诉大众，经常在《今晚报》和《开卷有义》等杂志上投稿。父亲让我帮他整理书写一些中年老人常见病、多发病的病因、症状、治疗方法等科普文章。写完后，父亲每天都会仔细阅读，认真修改。您常说，相比给患者诊治，让患者不生病、少生病更重要。一个好的医生不仅仅是治愈疾病，更重要的是把预防疾病的知识普及大众。您的这种超前观点对"头痛医头""脚痛医脚"的一些医疗现状的改变起到了至关重要的作用，也给"一切向钱看"的庸医一击。

父亲是我的长辈，是我的导师，也是我的同仁。作为长辈，您和蔼可亲，对我们姊妹呵护备至；作为导师，您严厉认真，对您的学生倾其所有；作为同仁，您敬岗敬业，对您的患者无微不至。您留给我们的是今生乃至后世取之不尽，用之不竭的财富之源、精神之源、力量之源。

父亲，您的一生是平凡的一生，普通的一生，但在我的心目中，您的一生是伟大的一生。宇宙无限大，人生无限小，您在这有限小的人生空间里，将您高尚纯洁的品德升华到无限大的宇宙之中。您失去的是衰竭的躯体，升华的却是永恒的灵魂。您是我们的榜样，是我们的骄傲，是我们终身追随的目标，是我们一直学习的榜样。父亲，您永远活在我们心中。

阮玮瑛　阮士怡教授的女儿。

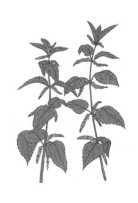

思念我的父亲 / 阮玮莉

父亲是在新冠肺炎期间安静地离开了我们，这么长时间过去了，我的心仍然是不平静的，满脑子都是父亲的音容笑貌。昨天，我两岁多的外孙对我说："我最喜欢去你家了，因为你家有你，还有太爷。"我听后一阵心酸，强忍着泪水告诉他太爷没有了。他又问我太爷哪里去了？我真不知道该如何回答孩子的问题，也许是孩子看我迟疑了，他跟着说："哦，太爷是病了去医院了吧？"我心里在说："太爷是病了，病得太重了，重得无法回到这个世界、永远离开了我们。"

父亲离开我们已经两个多月了，我还是觉得那样的悲伤和恍惚。他的声音时常还响在我的耳畔，他的笑容还在我的脑海里浮现，他的身影在我的眼前仍然还是那么清晰，一切都仿佛还在昨天，万千思念，让我时常伤心流泪。亲爱的父亲，我非常想念您。在我眼里，父亲是一个普普通通的父亲，却给我们留下了很多宝贵的精神财富，朴实的情感，正直的性格，勤劳的身影，无私的奉献。父亲情系患者注重医德，对工作兢兢业业。在我的记忆里，父亲总是忙忙碌碌的，每天很早去上班，很晚才回家，我们家的晚饭父亲经常是缺席的。偶尔节假日在家，一旦单位有事，不论白天黑夜，下雨下雪，他都会第一时间回到单位。虽然每天下班很晚回家，深夜他经常还在查资料，就是这样，数十年春秋孜孜以求地专注医学研究。我帮他整理东西的时候，时常能看到患者写给他的感谢信。"当一名医生，必须要医德医技并重，站在患者的角度体贴患者的痛苦，视病人如亲人，勤于为病人缓解压力，做病人的除病者和疏导病人的宽慰者"。父亲经常这样教育他的学生，"我肩上承载着一个责任，就是用我毕生所学的医学知识为广大群众解除病痛，驱逐病患困扰"。不断更新是父亲一生的追求，老年的他眼睛患眼疾，经常是戴着眼镜，手里拿着带灯的放大镜在写字台前看书学习，他说人一定要更新，中医也要更新，否则会落后。在九十多岁高龄的时候，他更新了学术思想，非常注重中草药的现代研究。他还经常让我带他去图书大厦买参考书，在书店一待就是半天。

六十多年间，父亲一遍一遍和我讲得最多的是他的童年非常艰辛，年幼时生活清贫，从小受家庭熏陶，跟在叔祖父身后学习中医药知识，看着叔祖父为他人看病，耳濡目染。但生活所迫无奈又去当了学徒，一边做工，一边学习。考入北京大学医学院后正式踏上医学之路，但是上学的时候没有经济来源，经常吃不饱饭，他和伯父经常一起去找熟人借一两元钱买点东西充饥，也可能就是因为这样，父亲对得来不易的学业特别珍惜，加倍努力学习，以优异的成绩毕业并考取研究生班，成为当时的佼佼者。我长大后，父亲经常要我多学习各种知识，多看书，不管学习什么以后都会有用。经常和我说的一句话"学而不思则罔，思而不学则殆"。告诫我不求大富大贵，不求名利，但是要做一个对社会有用的人。父亲坚持了一生的学习，也希望我们学习一生，以他的言传身教告诉我学习对人生是至关重要的。父亲对我们非常关爱。父亲四十多岁时我才出生，我又是家里最小的女儿，父亲自然对我格外疼爱，父亲从来不打骂我们。但是，有一次，我的姐姐欺负我，父亲却一反常态地打了姐姐，这是我第一次也是唯一一次看到父亲打人，这也印证了父亲对我深深的爱。我出生以后没多久赶上困难时期，当时父亲和母亲都已经是高级知识分子，政府发给他们两个人特殊的餐证，每人每天可以领到一份饭，他们都舍不得吃，带回家来给我们，看到我们兴奋地抢着吃，父亲自己饿着肚子也很开心。父亲对我们十分亲切，少有严厉的一面，但是对我们的教育从没有一点懈怠，稍有时间就会检查我们的作业，看我们的成绩表，平时很少发脾气，遇到事情都是非常耐心地给我们讲道理，告诉我们怎样做是对的，怎样做不对，从不训斥责骂。

父亲非常简朴，对我们也很严格。经常教育我们不能浪费，只要东西没坏就不要换新的。他用的脸盆、漱口杯，都用了几十年，衣服、袜子有小洞都是自己缝缝补补。他告诫我们要节约，特别不能浪费盐和水，有的时候菜做得有点淡，去厨房拿了盐之后剩了一点也要求我们放回去，不能浪费。净水器的废水不能倒掉，要去涮墩布擦地。这些虽然非常细小的事情，一般人不在意的东西，父亲都很在意，他认为这些是人生命中必不可少的东西。

父亲对患者格外地和蔼、温和、无私，不管亲朋好友还是素不相识，不管是领导还是普通人，都一视同仁，仔细倾听患者叙述，对于患者的检查和化验报告都亲自过目，耐心讲解病情。他说："有病已经很痛苦了，要做患者的心理疏导，解除患者焦虑情绪，是我们当医生的责任，有助于患者的恢复。"由于父亲不厌其烦地为患者讲解病情，很多患者都很愿意和他说话。我的家，也因此热闹非凡，患者登门来访，络绎不绝，有时连门都关不上。有位患者家境拮据，自从父亲为他诊病后，几十年来多次命悬一线，都要求父亲诊治，无论患者在哪个医院，父亲都是有求必去，为了表达父亲对他的救命之恩，每年大年三十，他都包好饺子送来。

父亲把毕生的精力贡献给了祖国医学事业，最终是累了，去了另一个世界，从此天堂多了一位好医生。他并没有走远，一直在默默地看着我们。我怀念我的父亲，深深感恩他的养育，我将谨记他的叮嘱，做一个善良的人，一个坚毅的人，一个有用的人。

阮玮莉　阮士怡教授的女儿。

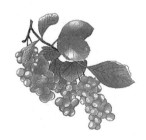

忆外公 / 张馨幻

小时候因为我家离得较远，对外公的印象并不深刻，只知道他是个有名的医生，医术高医德好，病人都争着找他看病。从小听妈妈讲起外公工作上的一些琐事，以及如何待人处事，我觉得这些也能算言传身教，间接对我为人处世的原则有一定影响。

与老人的相处是在近几年开始增多，因为我不只是他的外孙女，还成了他的"同事"，彼时他已九十多高龄。每次去看他，他总会跟我问起单位的人和事，可以看出，他对医院的深厚感情，虽然已退休多年，但仍心系医院的大事小情，以自己是一名中医人而自豪。听我说说医院现在的事，再给我讲讲他们以前，如何在资源匮乏的情况下一步步实现发展，也正因为如此，一点点拉近了我们爷孙间的距离。

外公对医学的研究从来没有间断过。他的书架上面摆满了医书，每每去看他，总是见他坐在写字台前，开着那盏小台灯，拿着高倍放大镜，读那些厚厚的医书。他98岁那年，还让我去医院他的工作室把新购入的医书医典带回家看，方便他了解最新的医学动态。他的处方也不是一成不变的，这么多年一直在与时俱进。

这是一个和善的老人，让人愿意与之亲近。都说老人容易脾气古怪，我家老人绝不会如此。记忆中的他总是那么不疾不徐，脾气好得不像话，我是从没见过他与谁红过脸吵过架。他还以他为例，指导我教育子女不要脾气过急，要懂得因势利导，循循善诱，否则只能事倍功半。想想我们连一个孩子都教育不好，而老人一辈子带出了无数优秀的徒弟、学生，也是得益于他的教育理念吧。

他对待学术认真严谨，对待工作认真负责，对待自己严格自律，对待他人却无限关爱。他永远是那么积极向上，乐观勇敢，这就是我的外公，一个无数次创造奇迹的人。您的一生，真的像蜡烛一样，点燃自己，照亮别人，一辈子如此干干净净。每次想到您，仍会不自觉落泪，从此，愿您所到之处处处为美景，所遇之人人人为好人。外公，您一路走好！

张馨幻　阮士怡教授的外孙女。

附录一：年谱

业医篇

1917 年	出生于河北省丰南县（现唐山市丰南区）
1938 年	考入北京大学工学院
1940 年	考入北京大学医学院
1944 年	完成北京大学医学院本科教育
1946 年	完成北京大学医学院研究生教育
1946 年	任天津市铁路总医院住院医师
1951 年	任振华医院（现天津市第五中心医院）主治医师
1955 年	奉调协助中医医院（现天津中医药大学第一附属医院前身）建院工作，任中医内科学研究室主任
1956 年	师从天津名医赵寄凡、陆观虎教授
1964 年	进入天津市第三届西学中研究班系统学习中医
1973 年	任天津中医医院中医内科学大内科主任
1975 年	任天津中医院副院长兼任天津市中医研究所副所长
1985 年	荣获天津中医学院第一附属医院突出贡献奖
1986 年	荣获天津市卫生局"从事中医药工作三十年奖"
1988 年	荣获中国中西医结合研究会"坚持中西医结合工作三十年贡献奖"
1991 年	享受首批国务院政府特殊津贴
1993 年	被天津市卫生局授予"天津市中西医结合事业做出突出贡献者"称号
2011 年	被天津市卫生局授予"天津名中医"称号
2013 年	荣获天津市中西医结合学会"天津市中西医结合事业突出贡献者"称号
2014 年	荣获"国医大师"称号

科研篇

1981 年	天津市卫生局课题"益气养阴法—651 丸防治冠心病心绞痛临床与实验研究"荣获天津市科学技术进步二等奖，丰富了益气养阴法治疗冠心病的内涵
1987 年	申报国家自然科学基金 （天津市第一份中医药类国家自然科学基金申请书）
1988 年	天津市卫生局课题"益肾健脾、涤痰散结法治疗冠心病"，荣获天津市人民政府科学技术进步三等奖
1989 年	天津市卫生局课题"益肾健脾、涤痰复脉法治疗心律失常的临床及实验研究"，获天津市人民政府科学技术进步三等奖
1989 年	荣获天津市科学技术委员会"天津优秀科技工作者"称号
1991 年	天津市卫生局课题"益肾健脾、涤痰散结法——补肾抗衰片延缓衰老的临床及实验研究"，荣获天津市人民政府科学技术进步二等奖
1991 年	天津市卫生局课题"软坚涤痰强心法新生脉片治疗慢性心衰临床与实验研究"，荣获天津市人民政府科学技术进步三等奖
1991 年	阮士怡教授提出"软坚涤痰强心"的治疗法则，研制了新生脉散片，推动中医药治疗慢性心衰的发展，获得天津市科学技术进步三等奖。新生脉散片也获得了"重大新药创制"科技重大专项的支撑——中药新生脉散片治疗心力衰竭（气虚血瘀水停证）临床前研究
1992 年	荣获天津市卫生局优秀科技工作者称号
1996 年	天津市卫生局课题"疏肝活血方药对动脉粥样硬化细胞学影响的实验研究"，荣获天津市卫生局医学科技进步一等奖
1996 年	天津市卫生局课题"益气养脉法方药防治动脉粥样硬化的实验研究"，荣获天津市人民政府科学技术进步三等奖及天津市卫生局医学科技进步一等奖
2004 年	天津市卫生局课题"益气活血软脉方药对老年动脉硬化影响的临床与实验研究"，荣获天津市人民政府科学技术进步二等奖
1997 年	天津市卫生局课题"补肾软坚法方药防治动脉粥样硬化的实验研究"天津市卫生局医学科技进步一等奖
2004 年	荣获天津中医学院"先进科技工作者"称号
2005 年	天津市卫生局课题"中药对肾虚型动脉硬化的临床与实验研究"，荣获中华中医药学会科技进步三等奖

教学篇

1980 年	被评为教授，主任医师，研究生导师，天津市高教卫生系统评审委员会委员
1991 年	荣获天津中医学院"七五"表彰
1992 年	荣获天津中医学院"七五"表彰
1994 年	荣获天津市卫生系统"伯乐奖"
1999 年	美国世界传统医学科学院授予阮士怡教授"美国世界传统医学科学院传统医学荣誉博士"称号
2007 年	荣获天津中医药大学第一附属医院"伯乐奖"
2010 年	天津中医药大学首批"名医师带徒"导师
2012 年	入选第五批全国老中医药专家学术继承指导老师

附录二：带教学生名录

硕士研究生：

1979 级：张伯礼、王化良

1984 级：张培

1985 级：王学美

1986 级：何聪、李艳梅

1987 级：祝炳华、张军平

1988 级：郭利平

1989 级：段晨霞、徐宗佩、高秀梅

1990 级：韩煜

师带徒学员：

王竹瑛、马连珍

郭玉兰、马广信、马昭明

马增华

冯辉、宋平、郝文洁

传承博士后：

程坤、耿晓娟

学术继承学生：

李明